ROBERT STEINBACHER | ALEXA LÊ

BODY ART

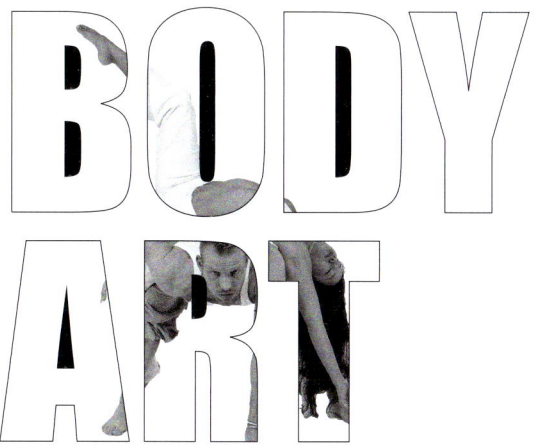

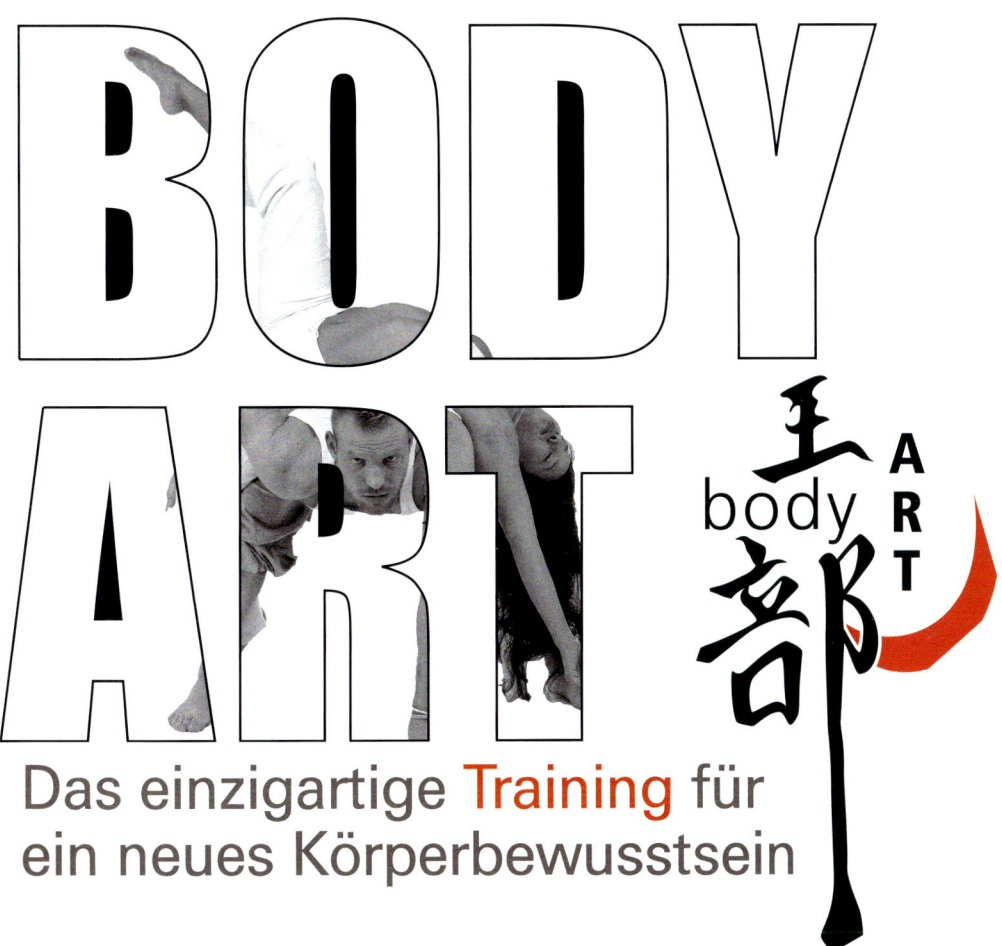

ROBERT STEINBACHER | ALEXA LÊ

BODY ART

body ART

Das einzigartige Training für
ein neues Körperbewusstsein

riva

Bibliografische Information der Deutschen Nationalbibliothek:
Die Deutsche Nationalbibliothek verzeichnet diese Publikation in der Deutschen Nationalbibliografie; detaillierte bibliografische Daten sind im Internet über http://d-nb.de abrufbar.

Für Fragen und Anregungen:
bodyart@rivaverlag.de

1. Auflage 2011
© 2011 by riva Verlag, ein Imprint der FinanzBuch Verlag GmbH
Nymphenburger Straße 86
D-80636 München
Tel.: 089 651285-0
Fax: 089 652096

Projektabwicklung: Birgit Dauenhauer, Regensburg
Redaktion: Birgit Dauenhauer, Jutta Friedrich
Umschlaggestaltung, Layout: Ruth Botzenhardt
Umschlagabbildung: Andreas J. Focke
Satz: satz & repro Grieb, München
Druck: Firmengruppe APPL, aprinta druck, Wemding
Printed in Germany

ISBN 978-3-86883-053-8

Wichtiger Hinweis
Sämtliche Inhalte dieses Buches wurden – auf Basis von Quellen, die der Autor und der Verlag für vertrauenswürdig erachten – nach bestem Wissen und Gewissen recherchiert und sorgfältig geprüft. Trotzdem stellt dieses Buch keinen Ersatz für eine individuelle Fitnessberatung und medizinische Beratung dar. Wenn Sie medizinischen Rat einholen wollen, konsultieren Sie bitte einen qualifizierten Arzt. Der Verlag und der Autor haften für keine nachteiligen Auswirkungen, die in einem direkten oder indirekten Zusammenhang mit den Informationen stehen, die in diesem Buch enthalten sind.

Weitere Informationen zum Thema finden Sie unter

www.rivaverlag.de
Gerne übersenden wir Ihnen unser aktuelles Verlagsprogramm.

Dieses Buch widmen wir all jenen,
die das bodyART-Training über die vielen Jahre hinweg
begleitet und das bodyART-Team und uns dabei
unterstützt haben, diesen Weg weiterzugehen. Es ist aber
auch für diejenigen, die jetzt über dieses Buch den
Zugang zum bodyART-Training gefunden haben und bereit
sind, sich von heute an auf das Training einzulassen
und die Veränderungen von Körper und Geist zu spüren.
Wir wünschen uns, dass Sie dieses
Trainingsbuch auf dem Weg zu einem neuen
Körperbewusstsein begleitet.

ALEXA LÊ UND ROBERT STEINBACHER

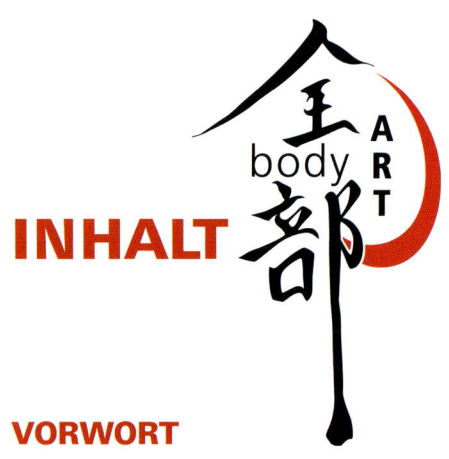

INHALT

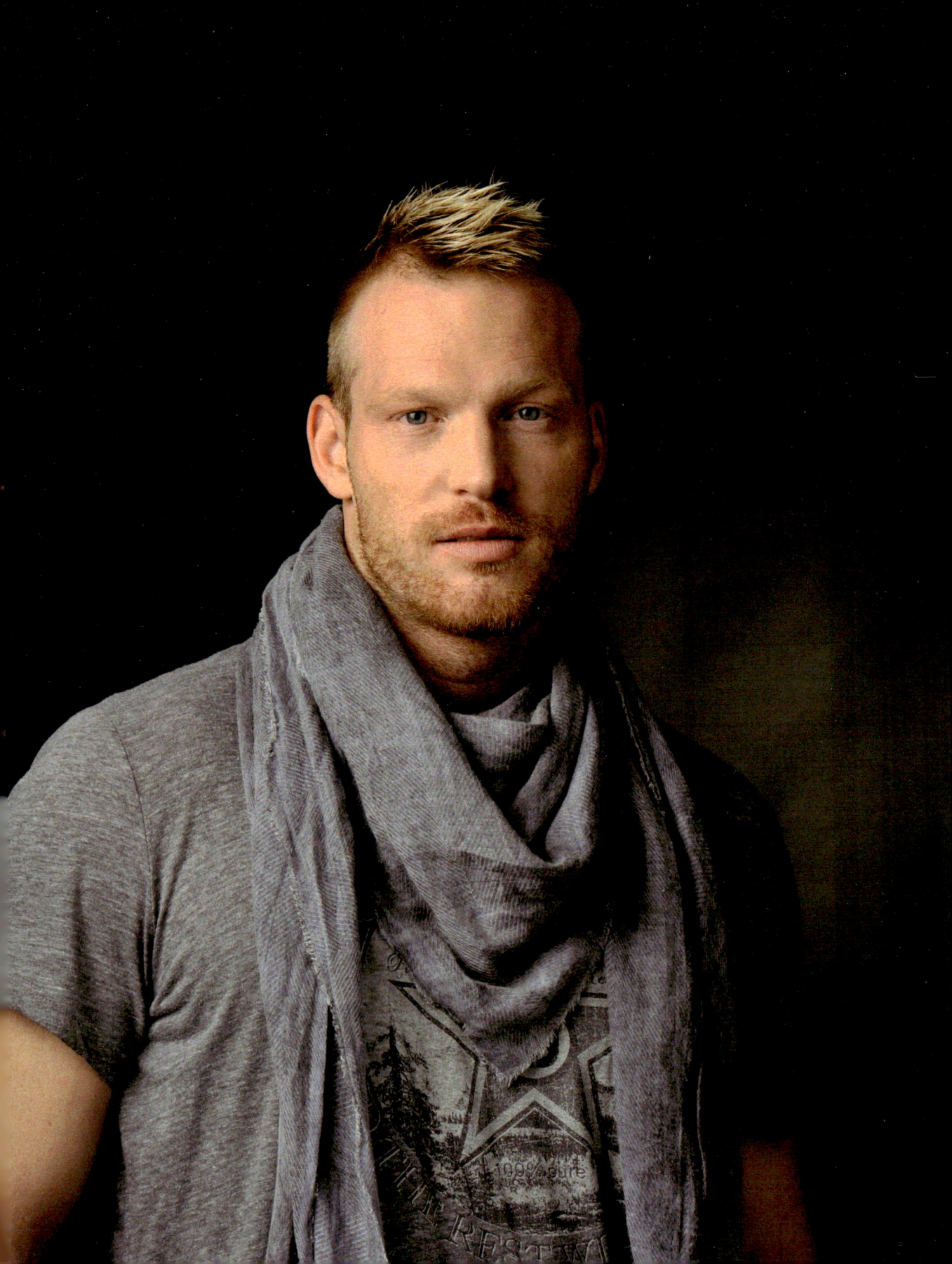

VORWORT

Tanzen war und ist schon immer meine Leidenschaft und wird es auch bleiben. Die ersten Weichen für meine spätere Tanzausbildung wurden bereits in jungen Jahren als Kunstturner gestellt; darüber bekam ich den Zugang zur Fitness- und Aerobicszene. Anfang der 1990er-Jahre wurden Aerobic, Fitness und Bodybuilding in Europa so richtig populär, die Fitnessbranche boomte. Ich ergriff also die Chance und machte neben meiner Ausbildung zum Erzieher, die ich in einem heilpädagogischen Zentrum für körperlich und geistig behinderte Kinder in der Nähe von Salzburg absolvierte, auch eine Ausbildung zum Fitness- und Aerobictrainer. Obwohl ich sehr gerne mit den Kindern arbeitete, ihre motorischen Fähigkeiten förderte und mich zusätzlich im bewegungstherapeutischen Bereich weiterbildete, war eine Seite meines Herzens immer dem Tanz verschrieben. Mit Leidenschaft unterrichtete ich deshalb nebenbei in Fitnessstudios als Tänzer und Choreograf und absolvierte 1993 eine weitere Ausbildung an einer renommierten Tanzakademie in New York.

Ziel meines Unterrichts war es immer, meine Begeisterung an all die Menschen weiterzugeben, die meine Kurse besuchten. In den sogenannten Toningkursen stemmten wir zu lauter Musik kleine Hanteln und zogen an Stretchbändern, um die weiblichen Problemzonen zu bearbeiten. Auf einer Plattform, die sich Step nannte, stiegen wir zudem auf und ab, um noch mehr Fett zu verbrennen. Die Teilnehmer versuchten, sich mit mir im Takt der Musik rhythmisch zu bewegen, und schwitzten dabei ihren Zielen entgegen: abzunehmen und fit zu werden.

Aufgrund meiner Erfahrung in der pädagogischen Arbeit mit körperlich und geistig behinderten Kindern wurde mir jedoch bald bewusst, dass diese Art des Trainings zwar Spaß an der Bewegung brachte, aber nie wirklich etwas an der Form des Körpers verändern würde. Was mich aber noch viel mehr beschäftigte, war der Gegensatz zwischen behinderten Menschen, die sich nach Bewegung sehnten und deren Körper in ihrer Funktion stark eingeschränkt war, und »gesunden« Menschen, denen das körperliche Bewusstsein abhandengekommen war und die ihren Trainer nur allzu gerne für ihre nicht vorhandenen Trainingsfortschritte verantwortlich machten.

Auf der einen Seite gibt es Kranke und Behinderte, denen es wegen ihrer körperlichen und geistigen Einschränkung nicht möglich ist, mit Gleichgesinnten zu spielen, sich richtig zu artikulieren oder einfach nur normal zu laufen. Auf der anderen Seite sind wir gesunde Menschen, die zwar

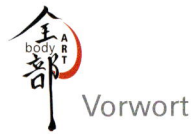

über all diese Fähigkeiten verfügen würden, sie aber oft nicht einmal im Ansatz erkennen, weil uns das Bewusstsein dafür verloren gegangen ist. Ich habe mich damals oft gefragt: Was will der gesunde Mensch eigentlich? Wonach sehnt er sich? Jeder Mensch hat einen ihm angeborenen Drang nach Bewegung, der ihm durch äußere Zwänge nach und nach abhandengekommen ist. Was kann ich als Trainer und Therapeut dafür tun, dieses elementare Bedürfnis wiederzuerwecken? Als mir die Antwort klar war, wusste ich, dass ich den Menschen helfen wollte, ihren Körper wieder

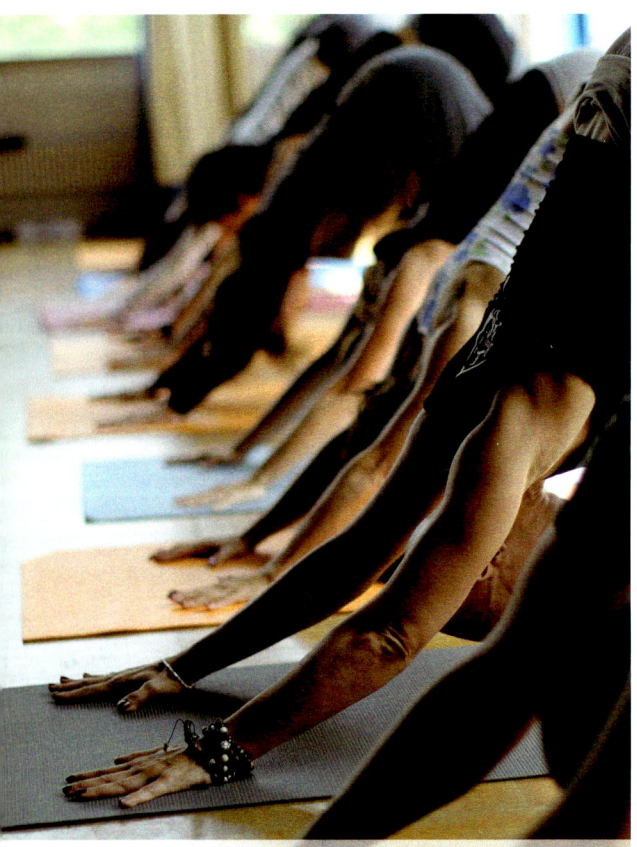

Die besondere Atmosphäre während des Trainings mit den Teilnehmern fasziniert mich immer noch.

wahrzunehmen – auch anzunehmen – und das Bedürfnis und die Sehnsucht nach Bewegung zu leben. Dies war die Geburtsstunde von bodyART, einer Trainingsform, die es dem Menschen ermöglicht, seinen Körper in all seinen Funktionen wieder uneingeschränkt zu nutzen und gleichzeitig zu formen.

Zu dieser Zeit hatte ich bereits mehrere Jahre Erfahrung als Trainer, Tänzer und Bewegungstherapeut auf internationaler Ebene gesammelt. Ich habe viele Bewegungen, Übungen und Ansätze aus der Bewegungstherapie so verändert und weiterentwickelt, dass sie für den gesunden Menschen leicht umsetzbar waren. Eine Therapieform hat mich dabei besonders fasziniert: Do-In (gesprochen: dau-in). Do-In ist eine Form der Selbsttherapie und bedeutet ursprünglich »Selbstbeherrschung und Ausrichtung des Körpers«. Sie stammt aus China und wurde in Japan fortgeführt. Die Übungen dieser fernöstlichen Art der Physiotherapie, bei der der Mensch als Einheit von Körper und Geist, Organen und Muskelketten betrachtet wird, soll Blockaden lösen und die Energie, das Qi, in unserem Körper wieder zum Fließen bringen. Dehnübungen und die richtige Körperhaltung sorgen für mehr Beweglichkeit, eine bessere Atmung und kurbeln das Herz-Kreislauf-System an. Genau da setzt auch das bodyART-Training an. Es erfasst den Menschen als Ganzes, sowohl innerlich als auch äußerlich, geht weit über ein muskuläres Training hinaus und unterstützt ihn im alltäglichen Leben.

In meinen ersten bodyART-Stunden setzte ich noch viele Hilfsmittel ein wie Hanteln, Balancekissen, Bälle und Stretchbänder, bis mir bewusst wurde, dass all diese zusätzlichen Geräte gar nicht notwendig waren: Der Mensch braucht nichts außer sich selbst, seinen eigenen Körper.

Nach und nach begann ich also, alle Zusatzgeräte wegzulassen und die Übungen nur mit dem eigenen Körperwiderstand und durch Balance durchzuführen. Anfangs habe ich alle Übungen und Positionen an meiner Großmutter erprobt. Denn wenn meine Großmutter in ihrem Alter in der Lage war, die Übungen problemlos umzusetzen, war mein Training nicht altersbegrenzt. Als ich schließlich so weit war und die ersten bodyART-Übungen im Fitnessstudio in mein herkömmliches Krafttraining integrierte, stiegen die Teilnehmerzahlen plötzlich explosionsartig an. Mein Training war ein Erfolg, weil die Teilnehmer eines sofort spürten: Die Übungen forderten sie zwar heraus, aber sie veränderten sie auch innerhalb kurzer Zeit. Zum einen ist da die Verantwortung für den eigenen Körper, zum anderen das konsequente Durchführen und die Konzentration auf die Körpermitte. Vielen Menschen fällt es leichter, sich auf Hilfsmittel zu verlassen statt auf sich selbst. Sie brauchen Impulse durch Zusatzgeräte, Wiederholungszahlen, laute Musik und die Motivation in der Gruppe. Bei vielen Sportarten ist dies durchaus hilfreich und der Spaßfaktor dabei extrem hoch. Die daraus entstehende Dynamik hilft dem Trainierenden, sich zu motivieren und leichter an seine Grenzen oder vielleicht sogar darüber hinaus zu gehen. Wenn es aber um Körperbewusstsein und funktionelle Weiterentwicklung geht, muss der Mensch wieder lernen, nach innen zu hören, sich als eigenständige Person zu erkennen, sich zu disziplinieren und dadurch zu verbessern. Das gilt nicht nur für bodyART, sondern auch für das gesamte Dasein des Menschen. Mein Ziel war es, mit meiner Methode den Menschen während des Trainings dabei zu unterstützen, auch seine innere Ruhe und Kraft zu finden. Da die Atmung in vielen Therapieformen eine zent-

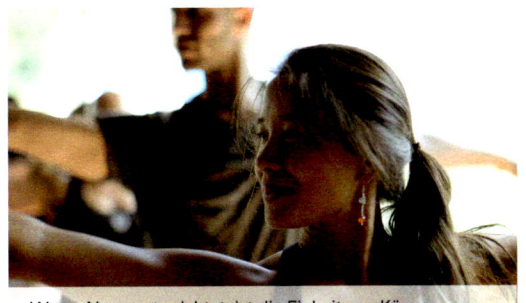

Wenn Alexa unterrichtet, ist die Einheit von Körper, Geist und Seele mehr denn je spürbar.

rale Rolle spielt, lag es auf der Hand, die Atmung während des gesamten bodyART-Trainings als wichtiges Bindeglied zwischen Körper und Geist miteinzubeziehen.

Anfangs nahmen mich viele Kollegen und Freunde nicht ernst, da gerade Trainingsformen wie Bodybuilding, Aerobic und Gymnastik voll im Trend lagen. Aus Überzeugung habe ich jedoch das bodyART-Training diesem Trend einfach entgegengesetzt. Ich habe von Beginn an daran geglaubt und nicht eine Sekunde gezweifelt, dass dieses Training den Menschen verändern kann. Wenn meine Übungen so vielen Kindern, Behinderten und gesunden Menschen helfen, werden sie sich irgendwann weltweit durchsetzen. So begann ich 1994 mit den ersten Ausbildungen und gründete eine kleine Schule im Raum München. 1998 erhielt ich ein Engagement als Tänzer und Trainer in der Schweiz. Dort suchte ich mir so schnell wie möglich eine aus Mitgliedern zusammengestellte Testgruppe für das bodyART-Training. In meinem neuen Kurs fiel mir eine Teilnehmerin besonders auf: Alexa Lê.

Alexa ist ausgebildete Shiatsu- und Esalen-Masseurin. Esalen-Massage ist eine Form der Ganzkörpermassage, die aus sanften und fließenden Streichungen über den gesamten Körper und

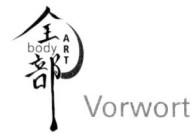

tiefer Strukturarbeit an Muskeln und Gelenken besteht. Es werden Spannungen gelöst, das lymphatische System wird angeregt, und der Körper entspannt sich. Nach jahrelanger Assistenzarbeit am European Institute of Esalen Massage leitet Alexa heute selbst Sitzungen in Shiatsu und der Esalen-Massage in ihrer eigenen Praxis in Zürich. Auch sie begann schon früh mit dem Tanz, vorwiegend mit Hip-Hop, Jazz-Funk und Modern Dance. Beeinflusst durch ihren vietnamesischen Vater, der Tai-Chi und Zen-Meditation praktiziert, stieg ihr Interesse an Qigong und Shiatsu, und sie begann mit den entsprechenden Ausbildungen bereits im Alter von 20 Jahren. Ein paar Jahre später folgte noch eine Qualifizierung zur Yogalehrerin. Alexa zu treffen und mit ihr zusammenzuarbeiten, war ein großes Glück für body-ART, denn mit ihrem Wissen über die fernöstlichen Therapieformen haben wir das gesamte bodyART-Programm neu definiert und jede Übung anatomisch und energetisch strukturiert und studiert. Sie kann also von einer energetischen, anatomischen und physiologischen Seite betrachtet und belegt werden. Des Weiteren haben wir erarbeitet, wie jede Übung pädagogisch sinnvoll angeleitet, vermittelt und funktionell aufgebaut wird und wie Trainierende in jeder Position korrigiert werden können. Unterschiedliche Schwierigkeitsstufen gewährleisten ein sicheres, effektives, gesundheitsorientiertes Training für jeden. Durch Alexas jahrelange Erfahrung im Shiatsu war das Ergebnis phänomenal und von einer Qualität, die ich als überaus große Bereicherung für bodyART empfinde.

So gründeten wir, beflügelt durch den Erfolg, 1998 die erste offizielle bodyARTschool in Zürich und ließen bodyART als Marke eintragen. Im Jahr 2005 folgte die bodyARTschool in Ismaning bei

München. Bis heute wurden Hunderte von Trainern ausgebildet und lizenziert. Das bodyART-Training hat sich auch weltweit etabliert. Mittlerweile gibt es Ausbildungszentren in Österreich, Großbritannien, Belgien, Polen, Ungarn, Griechenland und Lettland. Als einziges europäisches Trainingskonzept schaffte es bodyART 2010 sogar in die USA.

So wie ein Baum nur durch seine Wurzeln wächst, so ist auch die bodyARTschool gewachsen: langsam und mit Qualität. Um den fernöstlichen Ansatz zu vertiefen, ließen sich alle bodyART-Ausbilder zusätzlich zu Yogalehrern ausbilden. Umgekehrt haben sich höchst erfolgreiche Yogalehrer von uns zu bodyART-Trainern ausbilden lassen. Denn im Yoga und in der Bewegungstherapie liegt ein Ursprung des bodyART-Trainings; die integrierten energetischen Bewegungen orientieren sich zudem an den Meridianverläufen und kommen aus dem Tai-Chi und Qigong.

Der religiöse Ansatz soll dabei ganz bewusst im Yoga bleiben, jedoch ist der Erfahrungsaustausch mit Yogalehrern sehr wichtig, um das bodyART-Training noch freier werden zu lassen. Diese Freiheit spiegelt sich darin wider, dass das Training für einen Teilnehmer durchaus eine spirituelle Erfahrung sein kann, für einen anderen ist es eine muskuläre Grenzerfahrung, wiederum ein anderer entwickelt sich über den Bewegungsfluss und die Atmung weiter. Die unterschiedlichen Einflüsse haben wir ganz bewusst so gewählt, denn jeder soll seinen individuellen Zugang zu seinem Körper finden.

Die permanente Kooperation mit Spezialisten aus verschiedenen Bereichen, wie etwa der Rehabilitation, der Physiotherapie oder dem Yoga, bildet das Fundament und die Inspiration für eine konstante Weiterentwicklung. So ist das bodyART-

Training ein Konzept, das nie aufhört zu wachsen. Wir tragen durch immer neue Konzeptentwicklungen den sich ständig verändernden gesellschaftlichen Bedürfnissen Rechnung, wie etwa mit den Fortbildungen bodyART Best Age, body-ART für Kinder oder bodyART Relax. Jeder, der bodyART trainiert, wird sich unweigerlich mit seinen körperlichen und geistigen Grenzen, aber auch seinen Fähigkeiten auseinandersetzen und dadurch weiterentwickeln. Dieses Wachstum wiederum wird sich über das körperliche Training hinaus in den Alltag übertragen und zu mehr Lebensfreude und Lebensqualität führen. Das bodyART-Training ist der Schlüssel zum Erfolg für eine nachhaltige Bewegungsveränderung des

Körpers – das rege internationale Interesse, gut besuchte Kurse und unzählige zufriedene Teilnehmer geben mir recht.

Worauf ich besonders stolz bin, ist die mehrfache Auszeichnung des bodyART-Trainingskonzeptes mit dem ECA (East Coast Alliance) World Fitness Award in New York in verschiedenen Kategorien. Tausende von Teilnehmern auf internationalen Kongressen haben mich durch ihre Wahl bestätigt. Das motiviert mich, diesen Weg weiterzugehen, und dafür bin ich sehr dankbar.

In diesem Sinne viel Erfolg und Spaß beim body-ART-Training!

Ihr Robert Steinbacher

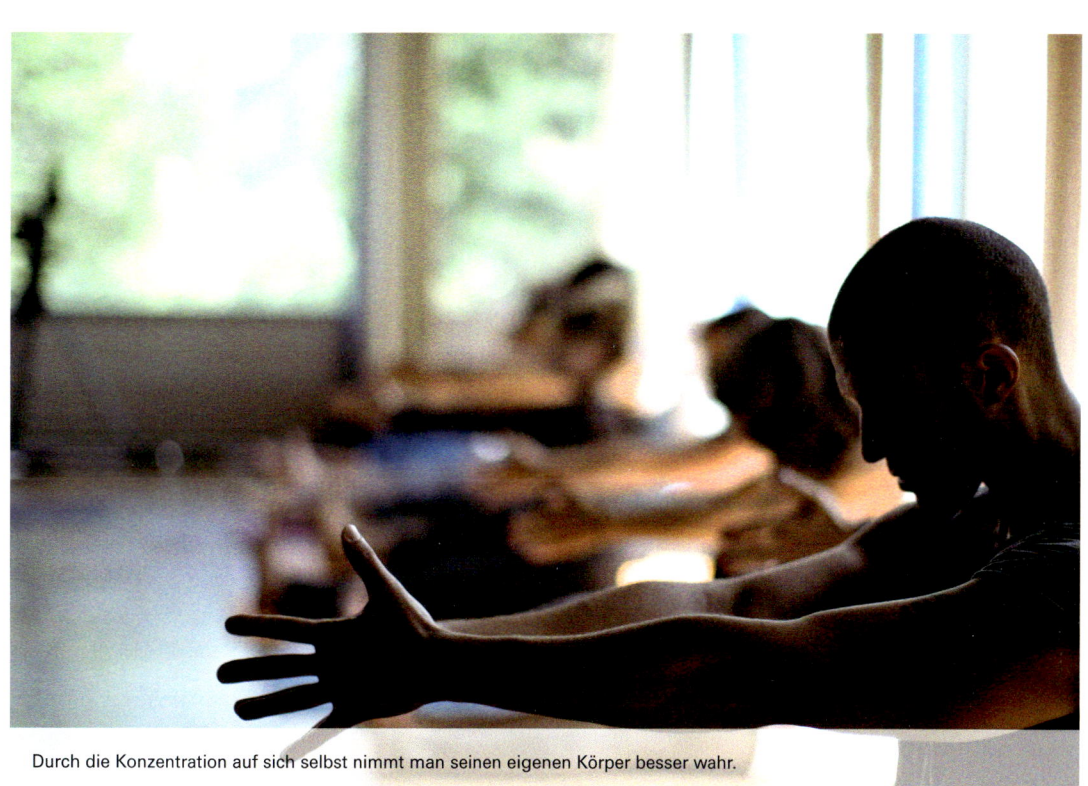

Durch die Konzentration auf sich selbst nimmt man seinen eigenen Körper besser wahr.

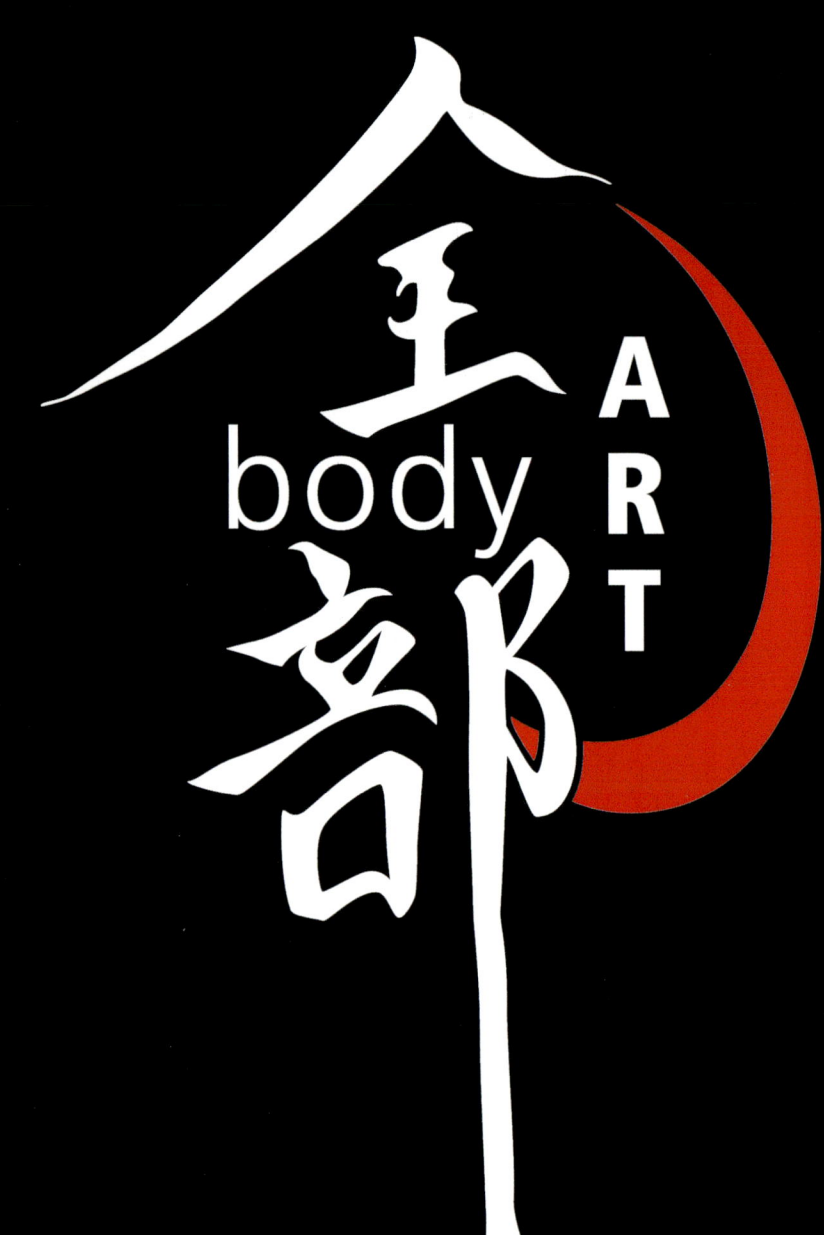

EINFÜHRUNG

WAS IST DAS BODYART-TRAINING?

Heutzutage findet der Mensch im Alltag wenig Raum und Zeit, um seinen angeborenen Bewegungsdrang zu leben und sich auf körperlicher Ebene auszudrücken. Kinder suchen durch Bewegung, Gestik und Spiel ganz natürlich ihren Ausdruck. Ihre Energie scheint grenzenlos, und ihre Körper sind geschmeidig. Auf dem Weg zum Erwachsenwerden gibt der Mensch nach und nach seine Spontanität und den freien Ausdruck der Gefühle auf. Körper und Geist spiegeln diese Enge oft in Steifheit, Verspannungen und Unflexibilität wider. Herrschte jahrelang die Meinung vor, dass gesellschaftlicher Wohlstand und beruflicher Er-

folg der Schlüssel zu Glück und Zufriedenheit seien, so wissen wir inzwischen, dass der Mensch wieder zur Ruhe kommen will, einen Ausgleich sucht zur Hektik, von der er durch Beruf und Familie umgeben ist. Hierin ist wohl auch der Grund für den starken Zulauf zu ganzheitlichen Trainingsformen wie dem Do-In, Tai-Chi, Qigong, der Meditation oder den verschiedenen Formen von Yoga und Pilates zu sehen.

Auch wenn der jeweilige Ursprung dieser Trainingsformen sehr unterschiedlich ist, haben sie doch einiges gemeinsam: Durch Atmung und Konzentration sowie bewusstes und langsames

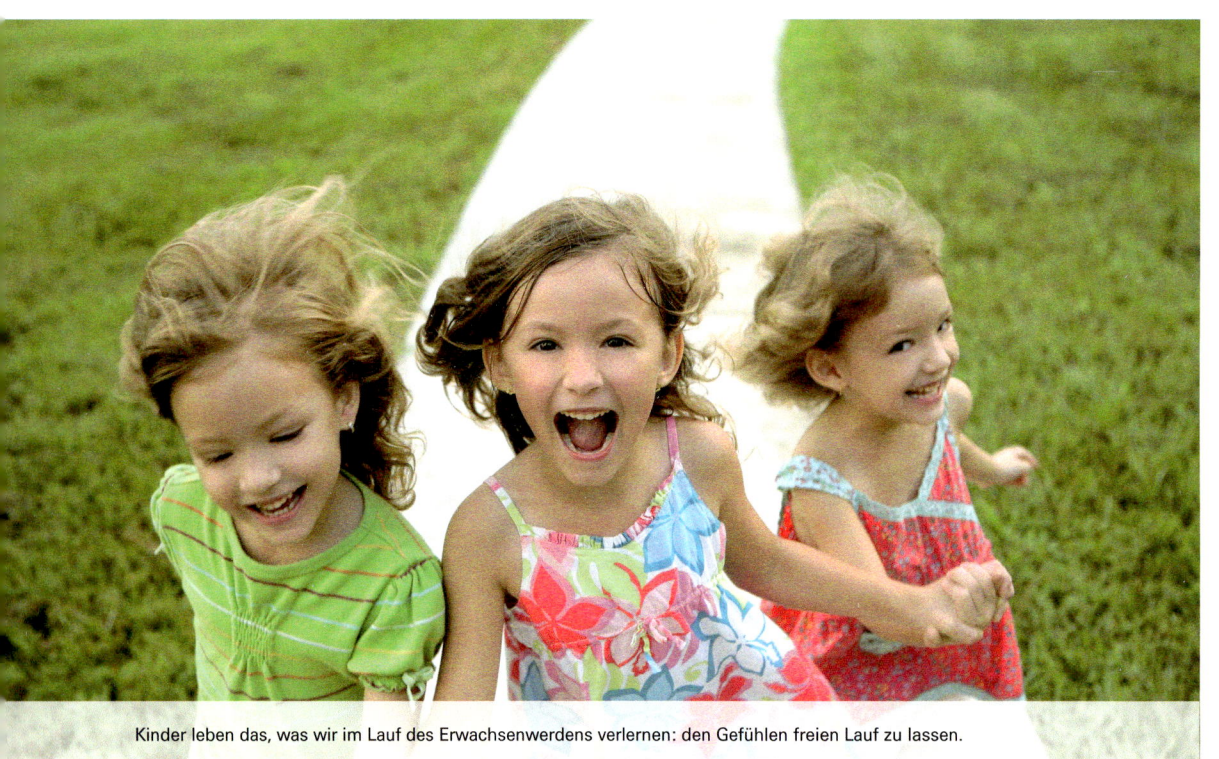

Kinder leben das, was wir im Lauf des Erwachsenwerdens verlernen: den Gefühlen freien Lauf zu lassen.

Bewegen entspannen sich Körper und Geist. Der Ausführende nimmt sich die Zeit, sich ausschließlich mit sich selbst zu beschäftigen, hört nach innen und stellt so einen Ausgleich zum Alltag, der überwiegend fremdbestimmt ist, her. Das führt zu mehr Ausgeglichenheit und Zufriedenheit. Und genau hier setzt das bodyART-Training an. Fernöstliche Trainingsformen sind oft strengen Regeln unterworfen, die einen traditionellen, oft auch spirituellen Hintergrund haben. In der westlichen Welt sind diese nur für wenige Menschen zugänglich und nachvollziehbar. Das bodyART-Training holt den Menschen dort ab, wo er gerade steht, und gibt ihm die Möglichkeit, sich über die körperliche Aktivität zu spüren.

DER MENSCH – EINE EINHEIT AUS KÖRPER, GEIST UND SEELE

Im Laufe von Tausenden von Jahren hat sich der Geist stetig weiterentwickelt, während der Körper in seiner ursprünglichen Form mehr und mehr an Funktionalität verloren hat. Diese Diskrepanz, verbunden mit großer psychischer Belastung, führt zu stressbedingten Beschwerden, die sich im menschlichen Haltungsbild deutlich manifestieren. Wir gehen davon aus, dass jeder Mensch viel zu seinem eigenen Wohlbefinden beitragen kann. Das setzt jedoch voraus, dass ein Interesse am eigenen Wohlbefinden und auch die Bereitschaft, aktiv etwas dafür zu tun, vorhanden sind. Durch das herausfordernde bodyART-Training entdeckt der Teilnehmer ganz »neue« Muskeln und Bereiche am eigenen Körper. Viele der durchgeführten Bewegungen werden im Alltag nicht mehr erfahren, da der Mensch seinen Bewegungsradius kaum weiter als zwischen Bett, Auto und Bürotisch ausdehnt. Denken wir aber zurück, welchen körperlichen Belastungen der Mensch noch vor 100 Jah-

ren ausgesetzt war, wird einem schnell bewusst, was Funktionalität im übergeordneten Sinne bedeutet – sei es durch die einfache Fortbewegung zu Fuß oder das Erledigen verschiedener Arbeiten, die zu damaliger Zeit noch zu einem großen Teil manuell verrichtet wurden. Heute hat sich der Einsatz des menschlichen Körpers vor allem bei uns im Westen sehr verändert und auf ein Minimum reduziert. Der Körper ist für viele Menschen zu einem Fortbewegungsinstrument für den über alles herrschenden Kopf geworden. Er wird aber auch dafür benutzt, sich in der Gesellschaft zu präsentieren und Bestätigung zu finden. Durch das neue Bewusstsein für diese Problematik ist der erste Schritt zur Veränderung gemacht. Wird sich der Übende zum Beispiel bewusst, dass er Mühe hat, aufrecht zu stehen, und dass seine Schultern nach vorn hängen, überträgt er das in seinen Alltag und versucht, seine Haltung zu ändern. Durch ein gezieltes Training verbessert sich bereits innerhalb weniger Wochen das Wohlbefinden, und der Trainierende bekommt mehr Energie im Alltag. Jetzt beginnt das herausfordernde Training Spaß zu machen, da seine Wirkung das alltägliche Leben erleichtert. Erfährt der Mensch am eigenen Leib, dass er selbst zu seinem Wohlbefinden beitragen kann, wächst die Motivation von allein. Das Vertrauen, selbst darüber entscheiden zu können, was mehr oder weniger guttut, kommt zurück. Der Mensch findet wieder zu Selbstverantwortung und Eigenständigkeit.

Das bodyART-Training als funktionelles und gesundheitsorientiertes Ganzkörpertraining ist der Schlüssel zur Wiederherstellung eines ursprünglich natürlichen körperlichen und mentalen Zustands und wird damit den Bedürfnissen unterschiedlichster Zielgruppen gerecht: vom Kind bis zum älteren Menschen, vom Spitzensportler bis

17

> »So wie wir unser Leben
> heute gestalten, so wird unser Leben
> morgen aussehen.«
>
> *Chinesisches Sprichwort*

zum Rehapatienten. Der permanente Einsatz des ganzen Körpers, kombiniert mit längeren Haltezeiten, fordert einen starken Willen und eine große Portion Bereitschaft, mentale und körperliche Grenzen annehmen und erfahren zu wollen. Der Trainierende, der sich dieser Herausforderung stellt, wird schon sehr bald belohnt. Er spürt Veränderung und Fortschritt sowohl auf körperlicher als auch auf mentaler Ebene.

DIE BEDEUTUNG VON YIN UND YANG

Das bodyART-Training erhält seine Intensität aus der Synergie der polaren Kräfte, die im Fernen Osten als Yin und Yang bekannt sind. Ein wichtiger Aspekt aus dem Prinzip von Yin und Yang ist, dass das eine ohne das andere nicht existieren kann. Ohne kalt gäbe es keine Definition für warm, ohne hoch gäbe es keine Definition von tief und so weiter.

Das Symbol von Yin und Yang stellt zwei stilisierte Fische dar, die permanent in Bewegung sind und einen kleinen Anteil des Gegenpols in sich tragen: den andersfarbigen Punkt. Im übertragenen Sinne könnte die Aussage sein, dass nichts im Leben so beständig ist wie der ewige Wandel.

Der weiße Anteil symbolisiert die Yang-Energie, die immer einen Yin-Anteil, den kleinen schwarzen Punkt, in sich trägt. Im Gegensatz dazu repräsentiert der schwarze Anteil die Yin-Energie, die ohne Yang-Anteil nicht existiert.

Yang steht unter anderem für Aktivität, Wärme, Stärke und damit im Training für Anspannung und Einatmung. **Yin** dagegen wird mit Passivität, Kälte, Ruhe und damit mit Entspannung und Ausatmung in Verbindung gebracht.

Diese Eigenschaften können sich verändern, je nachdem, in welches Verhältnis, in welchen Vergleich man sie setzt. Hätte man beispielsweise drei Gläser Wasser, eines gefüllt mit heißem, eines mit lauwarmem und eines mit kaltem Wasser, so kann das lauwarme Wasser mal Yang im Vergleich zum kalten Wasser und mal Yin im Verhältnis zum heißen Wasser sein. Genauso verhält es sich im bodyART-Training. Nach jeder intensiven Übung folgt eine weniger intensive, nach jedem Rückbeugen folgt ein Vorbeugen, nach jeder Hochbewegung eine Tiefbewegung … Die Struktur einer Übungseinheit ist so aufgebaut, dass Yin und Yang immer ausgeglichen sind.

Unser heutiges Leben, der Leistungsdruck, die eigenen Erwartungen und die anderer erfordern viel Yang-Energie. Können wir diese nicht mit Ruhe, Entspannung oder ausreichend Schlaf (Yin-Energie) ausgleichen, fühlen wir uns unwohl und sind unzufrieden. Schenken wir diesen Sig-

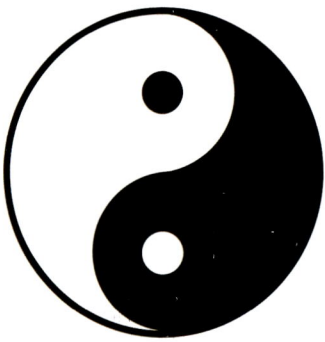

Während des Trainings findet immer ein Ausgleich zwischen Yin und Yang statt.

nalen keine Beachtung, kann unser Körper im schlimmsten Fall mit Krankheit und Depression reagieren.

Das bodyART-Training hilft uns, diese Dysbalancen auszugleichen. Der Trainierende erfährt also eine ausgleichende Wirkung auf Körper, Geist und Seele und gleichzeitig einen energetisierenden Effekt. Alles, was den Menschen umgibt und worüber er sich definiert, spürt und wahrnimmt, entspringt dem Vergleich der zwei entgegengesetzten Kräfte des Yin und Yang. Folgende Beispiele sollen diesen Ansatz verdeutlichen:

- Ich fühle mich im Gegensatz zu heute Morgen müde und schlapp.
- Mein Vater erscheint neben seinem Bruder eher klein.
- Dieser Sommer ist im Vergleich zum letzten wärmer.
- Heute fühle ich mich im Training gelenkiger als vergangene Woche.
- Das Einatmen fällt mir im Vergleich zum Ausatmen schwerer.

Es gibt Menschen, die grundsätzlich eine höhere Spannkraft im Körper besitzen. Ihre Muskeln sind oft straff und unter Spannung. Ihnen fällt alles, was mit Kraft zu tun hat, leichter als den Menschen, die im Gegensatz zu ihnen zwar gelenkig, aber weniger kraftvoll sind. Eben diesen Personen fallen Dehnpositionen leichter und kräftigende Übungen schwerer.

Das bodyART-Training ist bewusst zwischen den zwei entgegengesetzten Kräften aufgebaut. Es findet immer ein Wechsel zwischen Anspannung und Entspannung, Ausdehnen und Zusammenziehen, Einatmen und Ausatmen, Hoch- und Tiefbewegungen statt. Über diesen Ansatz findet

jeder Teilnehmer im Training seine Herausforderung, aber auch seinen Ausgleich.

Wenn die Energie im Körper nicht fließt, sind Körper und Geist verspannt. Dies ist in unserem äußeren Erscheinungsbild sichtbar, denn der Körper ist das Spiegelbild unserer Seele. Das körperliche Befinden beeinflusst unsere geistige Verfassung und unsere seelische Befindlichkeit. Werden Blockaden durch Bewegung gelöst, fühlen wir uns energetisiert und lebensfroh.

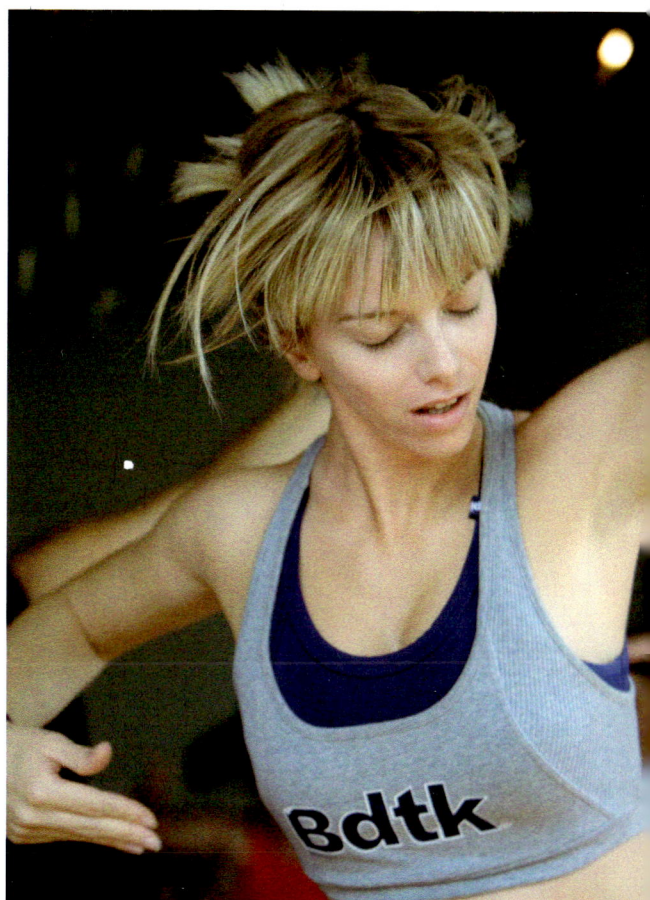

Je mehr die Energien im Körper fließen, desto freier sind Körper und Geist auch während des Trainings.

EINFLÜSSE ANDERER TRAININGS- UND THERAPIEFORMEN

Das bodyART-Konzept wurde und wird stetig verändert und dadurch auch dem Zeitgeist immer wieder angepasst. Die Einflüsse und ganzheitlichen Ansätze anderer Trainings- und Therapieformen sind nicht nur im Trainingskonzept, sondern auch in den speziell entwickelten body-ART-Übungen (→ Kapitel 2, ab Seite 98) zu finden. So gibt es beispielsweise Übungen, deren Ursprung im **klassischen Krafttraining** liegen. Hierbei unterscheidet man Übungen, bei denen die Muskellänge verändert wird, von denen, die die Muskelspannung verändern. Dynamische Kraftübungen, die einen Widerstand überwinden, wie zum Beispiel beim Hanteltraining, verändern die Muskellänge. Statische Kraftübungen, die gehalten, also stabilisiert werden, verändern die Spannung in der Muskulatur. Im bodyART-Training wird die Muskulatur in allen ihren Arbeitsweisen angesprochen, sowohl in der Dynamik als auch in der Statik, um den vielfältigen Ansprüchen im alltäglichen Leben gerecht zu werden.

Andere Übungen berücksichtigen das Wissen der **Physiotherapie**. Bis Anfang der 1990er-Jahre sagte man dazu noch Krankengymnastik. Dieser Begriff verdeutlicht wohl besser, auf was die Physiotherapie abzielt, nämlich die Bewegungs- und Funktionstüchtigkeit des Körpers wiederherzustellen, sie zu verbessern oder auch zu erhalten. Eingeschränkt wird sie oft durch Unfall, Krankheit oder angeborene oder im Alltag angewöhnte Fehlhaltungen. Dadurch entstehen muskuläre Dysbalancen, die es auszugleichen gilt. Meist ordnet ein Arzt physiotherapeutische Maßnahmen an. Doch Physiotherapeuten behandeln auch präventiv. Hierbei ist ebenfalls die Verbindung zum bodyART-Training zu suchen. Durch die jahrelange Zusammenarbeit mit Ärzten und Physiotherapeuten, die bestimmte Übungen und Yogapositionen hinsichtlich ihres physiologischen Nutzens analysiert und weiterentwickelt haben, wird im Bewegungsablauf des bodyART-Trainings der physiotherapeutische Ansatz so integriert, dass die unterschiedlichen Schwierigkeitsstufen die Funktionsweise des Körpers optimal unterstützen und so zur Selbstheilung beitragen beziehungsweise einen Heilungsprozess in Gang setzen, etwa wenn es um Rückenschmerzen geht. Deshalb kann der Teilnehmer während des Trainings auch selbst entscheiden, wie weit er aufgrund seiner derzeitigen körperlichen Konstitution gehen kann, um positive Auswirkungen auf seinen gesamten Bewegungsapparat zu erzielen.

Der physiotherapeutische Ansatz wiederum ergänzt in vielerlei Hinsicht Übungen aus dem **Yoga**. Yoga ist eine jahrtausendealte indische Lehre, eine Lebensphilosophie, aus der sich im Laufe der Zeit die unterschiedlichsten Formen entwickelt haben. Einige Richtungen legen ihren Schwerpunkt auf den philosophischen und medi-

»Härte und Steifheit sind die Gefährten des Todes, Weichheit und Zartheit die Gefährten des Lebens.«

Laotse, chinesischer Philosoph

tativen Ursprung des Yoga, während sich in der westlichen Welt im Laufe des 20. Jahrhunderts vor allem der auf Körperübungen (*Asanas*), Atemübungen (*Pranayama*) und Meditation reduzierte, körperbezogene Ansatz des Hatha-Yoga etabliert hat. Ziel des Hatha-Yoga ist es, durch die Arbeit an Körperhaltungen und Atmung den Geist und die Psyche zu beeinflussen, um auf das feinstoffliche Energiefeld des Menschen einzuwirken. Dabei nimmt der religiöse und spirituelle Ansatz im Yoga einen großen Raum ein, der im bodyART-Training jedoch keinerlei Berücksichtigung findet.

Die oft sehr anspruchsvollen Körperhaltungen aus dem Yoga werden im bodyART-Training so verändert, dass sie für Einsteiger und auch Nicht-Yogapraktizierende ebenso durchführbar sind. Die Basis dafür bildet der traditionelle Sonnengruß (→ Info Seite 22) mit bestimmten aufeinanderfolgenden Haltungen. Ergänzt mit zahlreichen Zwischenschritten, ergibt sich im bodyART-Training ein erweiterter Sonnengruß, die bodyART-Uhr (→ Kapitel 1, ab Seite 30). Durch die eingebauten Zwischenschritte gelangt man fließend von einer Position zur nächsten. Innerhalb eines Teilstücks oder einer Sequenz der bodyART-Uhr können zwischen den eigentlichen Übungen wiederum zwei bis vier weitere Positionen der bodyART-Uhr eingeflochten werden, die vielfach wiederholt werden können.

Die aus dem Yoga inspirierten Übungen werden im bodyART-Training also vorwiegend für den Übergang von einer Übung zur nächsten oder bei stehenden Übungen, die den Hüftbereich öffnen, angewandt, wie das etwa bei den aus dem Yoga bekannten Krieger-Positionen der Fall ist. Diese Übungen lösen Spannungen in der Hüftbeugemuskulatur, die durch vieles Sitzen, aber auch durch alltägliche nervliche Belastungen entstehen. Diese Spannung überträgt sich unmittelbar auf die Beckenstellung und damit auf die Wirbelsäule, da die Hüftbeugemuskulatur an der Wirbelsäule befestigt ist. Das Becken wird nach vorn gekippt, und es entsteht ein Hohlkreuz, das wiederum den Druck auf die Bandscheiben erhöht. bodyART-Übungen verändern dieses Bewegungsverhalten gezielt und entlasten somit die Wirbelsäule.

Eine weitere Therapieform, deren Philosophie das bodyART-Training ebenfalls stark beeinflusst

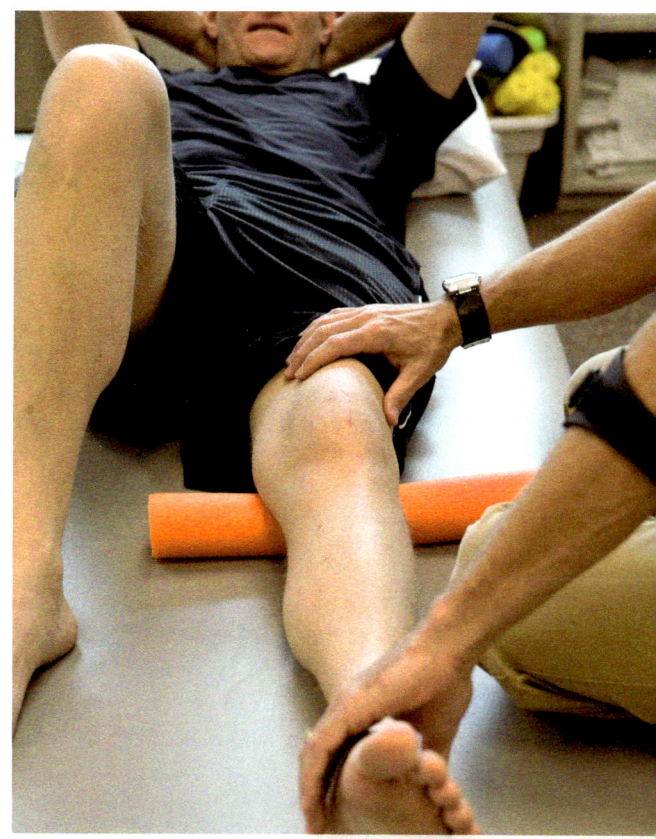

Durch eine Physiotherapie wird die Funktionstüchtigkeit des Körpers – hier des Knies – wiederhergestellt.

hat, ist der ganzheitliche Ansatz des **Do-In,** das ein Teil der Traditionellen Chinesischen Medizin (TCM) ist. Das Dao-Yin, wie es im Chinesischen heißt, wurde in Japan weiterentwickelt, ist aber ursprünglich auf Praktiken daoistischer Mönche und Kampfkunstmeister zurückzuführen, die zur Kräftigung und Heilung entwickelt wurden und Körper und Geist stärken sollen. Beim Do-In werden einfache Bewegungs- und Atemübungen miteinander kombiniert, die im Stehen, Liegen oder Sitzen ausgeführt werden. Sie verstärken die Körperwahrnehmung und das Bewusstsein, sorgen für mehr Wohlbefinden und Beweglichkeit, lösen Spannungen und Blockaden und geben unserer Lebensenergie wieder neue Impulse.

In einzelnen Therapiebereichen des Do-In unterstützt der Therapeut bei der Ausführung der Übungen den Patienten, indem er sein Körper-gewicht zusätzlich einsetzt, um Widerstände zu erzeugen, wohingegen in der klassischen Physiotherapie ein vergleichbarer Widerstand über Hilfsmittel wie Stretchbänder oder Bälle erzeugt wird. Diese Partnerübungen haben den Vorteil, dass der Therapeut sein Körpergewicht variabel je nach Bedarf und Übung einsetzen und seinen Patienten gleichzeitig taktil, also durch Korrigieren mithilfe seiner Hände, begleiten kann. Wenn der Patient beispielsweise in Bauchlage seinen Rumpf anheben soll, erleichtert der Therapeut das Anheben, indem er sich auf die Beine des Patienten setzt und sie so auf dem Boden fixiert. Während der Patient nun seinen Rumpf anhebt, um die Rückenmuskulatur zu kräftigen, unterstützt ihn der Therapeut dabei, indem er mit beiden Händen die Schultern des Patienten greift und so beim Anheben mithilft.

Diese Herangehensweise nutzt das bodyART-Training in Spezialkursen wie bodyART Contact. Anders als im Yoga suchen das Do-In wie auch das bodyART-Training immer nach der Ausdehnung und dem Zusammenziehen von Energie, also nach der Balance zwischen Yin und Yang. Es sind vorwiegend die Philosophie und die Betrachtungsweise der ganzheitlichen Therapie des Do-In, die wir im bodyART-Training wiederfinden.

Auch die chinesische Philosophie des **Tai-Chi** beeinflusst das bodyART-Training. Tai-Chi ist eine alte, im Kaiserreich China entwickelte Kampfkunst und wird eigentlich »Taijiquan« geschrieben. Der Aspekt des Kampfes ist jedoch heute in den Hintergrund getreten. Im Zentrum stehen langsame, ineinander übergehende Bewegungen, auch als Formen bezeichnet, die den Kampf gegen einen imaginären Gegner darstellen sollen. Deshalb auch der veraltete Begriff »chinesisches Schattenboxen«. Dabei werden bei den

---

INFO **Die Bedeutung des Sonnengrußes**

Eine der ältesten Übungsriten des Yoga ist der Sonnengruß, der *Surya Namaskara,* auch Sonnengebet genannt, er bedeutet in Sanskrit »Ehre sei dir, Sonne«. Traditionell wird er in vielen Kulturen jeden Morgen in Richtung Osten als Huldigung an die Sonne und deren Leben spendendes Licht durchgeführt. Er besteht aus bestimmten aufeinanderfolgenden Haltungen, den *Asanas,* die dynamisch im Atemrhythmus ausgeführt werden. Der Körper wird hierbei gekräftigt und gleichzeitig gedehnt. Zusammen mit der Atmung entsteht ein vitalisierender Effekt auf Körper und Geist. Wird der Sonnengruß bewusst und konzentriert ausgeführt, befindet man sich im Dialog mit sich selbst und soll eine Verbindung zu dieser Leben spendenden Kraft spüren.

einzelnen Bewegungen nur die dafür benötigten Muskeln angespannt, damit der Kraftaufwand auf ein Minimum reduziert wird. Durch das langsame Üben wird die korrekte Ausführung sichergestellt. Anfangs soll man die Atmung frei fließen lassen, sie aber allmählich den fließenden Bewegungen anpassen. Dabei spielt die Energie, chinesisch »Chi« oder »Qi«, eine wichtige Rolle. Die Muskeln und Gelenke werden durch regelmäßiges Üben entspannt und locker, sodass der Praktizierende fließende Bewegungen ausführen kann. Ziel ist es, den Energiefluss im Körper anzuregen und ihn während des Übens zirkulieren zu lassen. Das Chi ist also eine Kraft- und Energiequelle, die Vitalität für den Alltag verleiht, aber auch der Gesunderhaltung dient. Es stärkt das Herz-Kreislauf-System, macht beweglich, verleiht dem Körper Kraft und bringt ihn in Balance.

Qigong setzt sich aus den Wörtern Qi (= Energie) und Gong (= arbeiten) zusammen und bedeutet somit »das Arbeiten mit Energie«. Qigong ist wie das Do-In ein Teil der Traditionellen Chinesischen Medizin. Zur Praxis gehören Atem-, Körper-, Konzentrations- und Meditationsübungen, die das Qi anreichern und harmonisieren sollen. Im bodyART-Training werden die Einflüsse des Tai-Chi und Qigong in vielen Übungen und Bewegungsabläufen sichtbar, etwa in Energiephase 1 oder in speziellen Kursen, wie beispielsweise bodyART Flow, mit dem Ziel, Blockaden und Verspannungen zu lösen, um den Energiefluss und das Zusammenspiel zwischen Atmung und Bewegung zu fördern.

Bei der **Pilates-Methode** steht die Kräftigung der Beckenboden-, Bauch- und Rückenmuskulatur im Vordergrund. Das Pilates-Training kann auf einer Matte oder an speziell entwickelten Geräten stattfinden. Joseph Hubertus Pilates, 1880 in der Nähe von Düsseldorf geboren, hat dieses spezielle Training bereits Ende des 19. Jahrhunderts entwickelt, nachdem er begonnen hatte, sich mit fernöstlichen Trainingsmethoden zu beschäftigen. Seine Trainingstechnik, bei der es um das kontrollierte und präzise Ausführen bestimmter Bewegungen ging, nannte er zunächst »Contrology«. Als sich die Situation in Deutschland in den 1920er-Jahren negativ zu entwickeln begann, ging Joseph Hubertus Pilates nach New York und eröffnete dort sein erstes Pilates-Studio.

Eine gemeinsame Basis finden das bodyART-Training und Pilates durch die Konzentration auf eine bewusste Bewegungsausführung und das Zusammenspiel von Atmung und Bewegung. Pilates fokussiert fast ausschließlich die Körpermitte, das bodyART-Training spricht den gesamten Körper an.

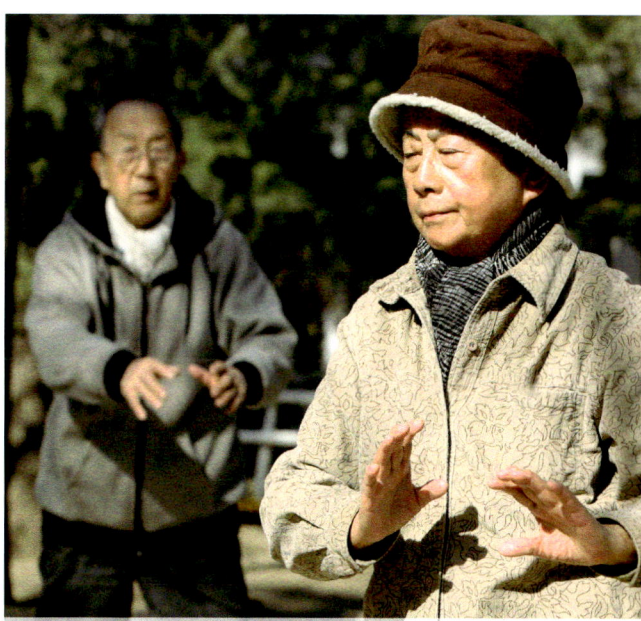

Tai-Chi gilt in China als der Volkssport schlechthin und wird oft in großen Gruppen auf öffentlichen Plätzen ausgeführt.

DIE BASIS DES BODYART-TRAININGS

Das bodyART-Training schult nicht nur Stabilität, Balance, Konzentration, Koordination und Flexibilität, sondern regt zusätzlich das Herz-Kreislauf-System an. Anders als im klassischen Ausdauertraining bleibt der Puls auf einem relativ konstanten Niveau unterhalb der maximalen Herzfrequenz. Dies fördert die Fettverbrennung, regt den Stoffwechsel an und verhindert Überlastungen. Zudem sind in das Training das Wissen und die Erfahrungen der Bewegungstherapie integriert. Die Übungen werden so aufgebaut, dass sie so stabil, sicher und effektiv wie möglich praktiziert werden können. Bedenkt man zusätzlich die Gelenkachsen, die Bewegungsradien der unterschiedlichen Gelenke, den Verlauf der Muskulatur sowie den Einfluss von Bewegung und Atmung auf die inneren Organe, entsteht ein funktionelles Ganzkörpertraining, das den Menschen auch als funktionelle Einheit betrachtet.

Lassen Sie uns den Ansatz der Bewegungstherapie an dieser Stelle noch etwas vertiefen. Die Bewegungstherapie teilt den Körper in drei verschiedene Ebenen ein, nämlich

- die **erste Ebene** mit Schwerpunkt auf den unteren Extremitäten (Füße, Beine) und auf der Hüfte,
- die **zweite Ebene** mit Schwerpunkt auf der Körpermitte (Rumpf) und
- die **dritte Ebene** mit Schwerpunkt auf den oberen Extremitäten (Hände, Arme) sowie auf den Schultern und dem Kopf.

Eine Standübung, wie etwa der Ausfallschritt (→ Abb. Seite 45), gehört zur ersten Ebene, da Stabilität und Balance von der Platzierung der Füße, der Beine und der Hüfte abhängig sind. Eine Übung in der Bauchlage fokussiert die Körpermitte, also die zweite Ebene. Um die Wirbelsäule zu stabilisieren, muss sie von der Körpermitte her angesteuert werden. Der Liegestütz (im bodyART-Training »Hover« genannt) setzt eine Schulter- und Armstabilisation voraus. Daher wird er von den Händen, also von der dritten Ebene aus, aufgebaut. Zudem werden zu jeder Übung verschiedene Schwierigkeitsgrade angeboten. Das macht das Training effektiv und sicher – also beste Voraussetzungen für Ihren persönlichen Trainingserfolg. Wird dieser Ansatz nicht berücksichtigt, schleichen sich Fehlhaltungen und Ausweichbewegungen ein, die wiederum korrigiert werden müssen. Alle Übungen werden während einer Trainingseinheit fünf Energiephasen zugeteilt, deren Reihenfolge stets dieselbe bleibt. Es kann jedoch innerhalb der Energiephase 3 und 4 ein Schwerpunkt gesetzt werden, je nachdem, welches Trainingsziel verfolgt wird.

Während des gesamten Trainings werden zusätzlich unterschiedliche Atemtechniken angewandt, die in jeder Energiephase eines bodyART-Stundenbildes auch eine unterschiedliche Wirkung haben. Widmen wir uns zunächst den Energiephasen etwas genauer.

DIE ENERGIEPHASEN IM BODY-ART-TRAINING

Übergeordnet betrachtet, können Körperenergien stagnieren, zirkulieren und zentrieren. Ein Zeichen für stagnierende Energie wären Antriebslosigkeit und permanente Müdigkeit. Sehr aufgedrehte, hektische Menschen sind im Stadium der zirkulierenden Energie, die es als Ausgleich zu zentrieren gilt. Manchmal treffen wir auf Menschen, die wir als in sich ruhend bezeichnen würden. Bei diesen Menschen ist die Energie ausgeglichen, sie sind gelassen, können sowohl leistungsfähig als auch ruhig sein.

Ziel des bodyART-Trainings ist es, allen Übenden während einer Trainingseinheit die Möglichkeit zu geben, den ihren Veranlagungen entsprechenden Gegenpol zu finden und somit körpereigene Energien zu harmonisieren. Das bedeutet, dass beispielsweise der eher ruhige Mensch seinen Gegenpol in den Kraftübungen findet, derjenige, der viel Spannung im Körper hat, wird über Flexibilitätsübungen seinen Ausgleich finden.

Im Gegensatz zu anderen ganzheitlichen Konzepten, die stille Meditation vor Bewegung praktizieren, hilft das bodyART-Training den Menschen, über die Bewegung zur Ruhe zu kommen. Wie soll der Geist, der immer in Bewegung ist, nach einem hektischen Tag zur Ruhe kommen, wenn wir ihm starre Ruhe und Stille verordnen, ohne vorher über körperliche Aktivität ein Bedürfnis nach absoluter Ruhe zu erzeugen?

Die Überzeugung, dass innere Ruhe über körperliche Aktivität erreicht wird, hat zur Entwicklung des einzigartigen bodyART-Konzepts geführt und somit zur Einteilung in fünf Energiephasen.

»Wenn es einen Glauben gibt, der Berge versetzen kann, so ist es der Glaube an die eigene Kraft.«

Marie von Ebner-Eschenbach,
österreichische Schriftstellerin

Energiephase 1 – ankommen

Zu Beginn des Trainings werden dem Übenden ein paar Minuten Zeit gegeben, vom Alltag abzuschalten, ruhig zu werden, »anzukommen« und sich auf die Atmung zu konzentrieren, die ja ein elementarer Bestandteil des Trainings ist. Man beginnt dabei im Fersensitz. Hierbei wird beim Einatmen gezielt die Körperrückseite ausgedehnt. Das Ausatmen erfolgt bewusst über die Körpervorderseite. Auch hierbei wird das Prinzip von Yin und Yang berücksichtigt. Die Körperrückseite steht dabei für die Yang-Energie, also für Einatmung und Ausdehnung. Hier dehnen sich der Brustkorb und die Lungenflügel aus. Die Körpervorderseite repräsentiert die Yin-Energie und damit das Zusammenziehen und Sich-selbst-Zuwenden. Durch den Fersensitz wird die Konzentration bei der Ausatmung auf die Körpermitte gelenkt und dort eine leichte Bauchspannung erzeugt. Anschließend folgen Übungen im Vierfüßlerstand, die die Wirbelsäule mobilisieren. Atmung und Wirbelsäulenmobilisation stehen also in der ersten Energiephase im Vordergrund.

Energiephase 2 – ausdehnen

In dieser Phase bereitet sich der Übende auf die bevorstehende Trainingseinheit vor. Es ist die Phase des freien Aufwärmens, die Bewegungen werden größer und etwas intensiver. Inspirierte Bewegungen aus dem Qigong und Tai-Chi, die den Atemfluss unterstützen und Energieblockaden lösen sollen, stehen im Fokus. Das Herz-Kreislauf-System wird angeregt, und die Gelenke werden mobilisiert.

Energiephase 3 – zirkulieren

Während dieser Phase findet das eigentliche Training statt. Hier stehen kräftigende Ganzkörperübungen im Vordergrund, die zusätzlich Konzentration, Balance, Flexibilität und Koordination erfordern, während die Atmung es erleichtert, Geduld für das Halten aufzubringen und fließend von einer Übung in die nächste zu kommen.

Energiephase 4 – absinken
Der während des Trainings entstandene Energiefluss wird nun durch Übungen, die sich auf die Körpermitte konzentrieren, und aktive Dehnungsübungen zentriert. Die Intensität sinkt langsam, Körper und Geist bereiten sich auf das Ende des Trainings vor.

Energiephase 5 – ruhen
Die ruhende Energie ist die Belohnung für das vorangegangene, fordernde bodyART-Training. Am Ende einer Trainingseinheit kann sich der Übende entspannen und sowohl körperlich als auch geistig regenerieren.

Eine Übungseinheit, die sich an den fünf Energiephasen orientiert, ermöglicht es, Spannungen und Blockaden zu lösen und während des Trainings entstandene, fließende Energien zu zentrieren, um sich nach dem Training gleichermaßen kraftvoll und entspannt zu fühlen. Integriert man zusätzlich das bewusste Atmen, gibt das bodyART-Training Leistungsfähigkeit zurück, anstatt sie zu verbrauchen.

DIE ROLLE DER ATMUNG
In jeder Trainings- und Energiephase spielt die Atmung eine zentrale Rolle. Sie beeinflusst nicht nur unseren Körper, sondern auch unsere geistige und mentale Verfassung. Je nachdem, welches Ziel wir mit der Atmung verfolgen, werden unterschiedliche Atemtechniken im Training angewandt. Zu Beginn der Übungseinheit soll sich der

Trainierende der Atmung bewusst werden und die Anspannung vom Tag loslassen. Es muss keine spezielle Atemtechnik angewandt werden, da es vorwiegend darum geht, die Atmung wahrzunehmen, zu vertiefen und den Atemraum auszudehnen. Der Atemraum wird nach oben hin vom Zwerchfell, nach unten vom Beckenboden, seitlich, vorn und hinten durch die Bauch- und Rückenmuskeln begrenzt. Alle diese Strukturen werden durch eine tiefe Atmung positiv beeinflusst, sodass mehr Raum für die Ausdehnung der Lungenflügel geschaffen wird.

Während des Trainings versorgt die Atmung unseren Körper mit Sauerstoff und Energie, sie fördert Kraft, Balance und Stabilität, sowohl auf körperlicher als auch auf mentaler Ebene, und hält uns warm. In der Trainingsphase steht die **zentrale Atmung** oder auch **Kehlkopfatmung** (→ Seite 64 f.) im Vordergrund. Die **Pressatmung** (→ Seite 63 f.) wird zusätzlich bei dynamischen Übungen eingesetzt, die viel Kraft erfordern, wie zum Beispiel beim seitlichen Crunch (→ Seite 126). In der Dehnungs- und Entspannungsphase können wir über die Atmung die Muskulatur entspannen und unsere Aufmerksamkeit ganz nach innen lenken, um uns körperlich und geistig zu regenerieren und Ruhe zu finden. Unterstützt wird dieses Ziel durch die **Drei-Kammer-Atmung** (→ Seite 66), bei der die Atmung bewusst in verschiedene Bereiche gelenkt wird, um diese dadurch zu harmonisieren und einen positiven Effekt auf Körper, Geist und Seele zu erzielen.

MEINE ERFOLGSGESCHICHTE

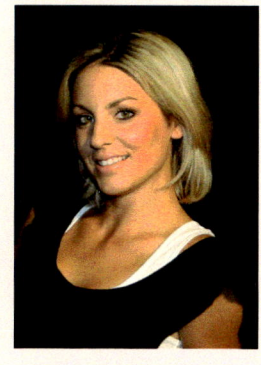

Bianca A. aus Ingolstadt, 23 Jahre

bodyART hilft mir, meine Rückenmuskulatur auf sanfte Art zu kräftigen

Seit rund drei Jahren gehe ich regelmäßig ins Fitnessstudio, wobei ich dort aber vor allem Kraft- und Ausdauertraining, Spinning und Body Pump gemacht habe. Allerdings wurde mir diese Art von Training irgendwann zu einseitig. Zu bodyART bin ich durch meine beste Freundin Amelie gekommen. Nach einem vierwöchigen Auslandsaufenthalt schwärmte sie mir immer davon vor. Ich wusste allerdings erst mal nicht, was ich mir darunter vorstellen sollte. BodyART klingt ja eher nach Kunst als nach Sport. Da sie mich aber neugierig gemacht hat, habe ich nach entsprechenden Angeboten in meinem Wohnort gesucht. Meine erste Stunde bodyART hat mich dann vollkommen überwältigt. Die Art und Weise, wie Körper und Seele in Einklang gebracht werden, die ungewohnte Beanspruchung der Muskeln und das energetische Atmen – all das hat meinen Körper, aber auch meine Lebenseinstellung verändert. Ich habe von Kind an Probleme mit dem Rücken, doch in bodyART habe ich eine Möglichkeit gefunden, diesen schonend zu kräftigen und so weiteren Schmerzen vorzubeugen. Nach einer Halluxoperation hat mir das Training zudem geholfen, mein Zehgelenk wieder zu mobilisieren. Und diese Entwicklung hat wiederum dafür gesorgt, dass ich ruhiger und ausgeglichener geworden bin.

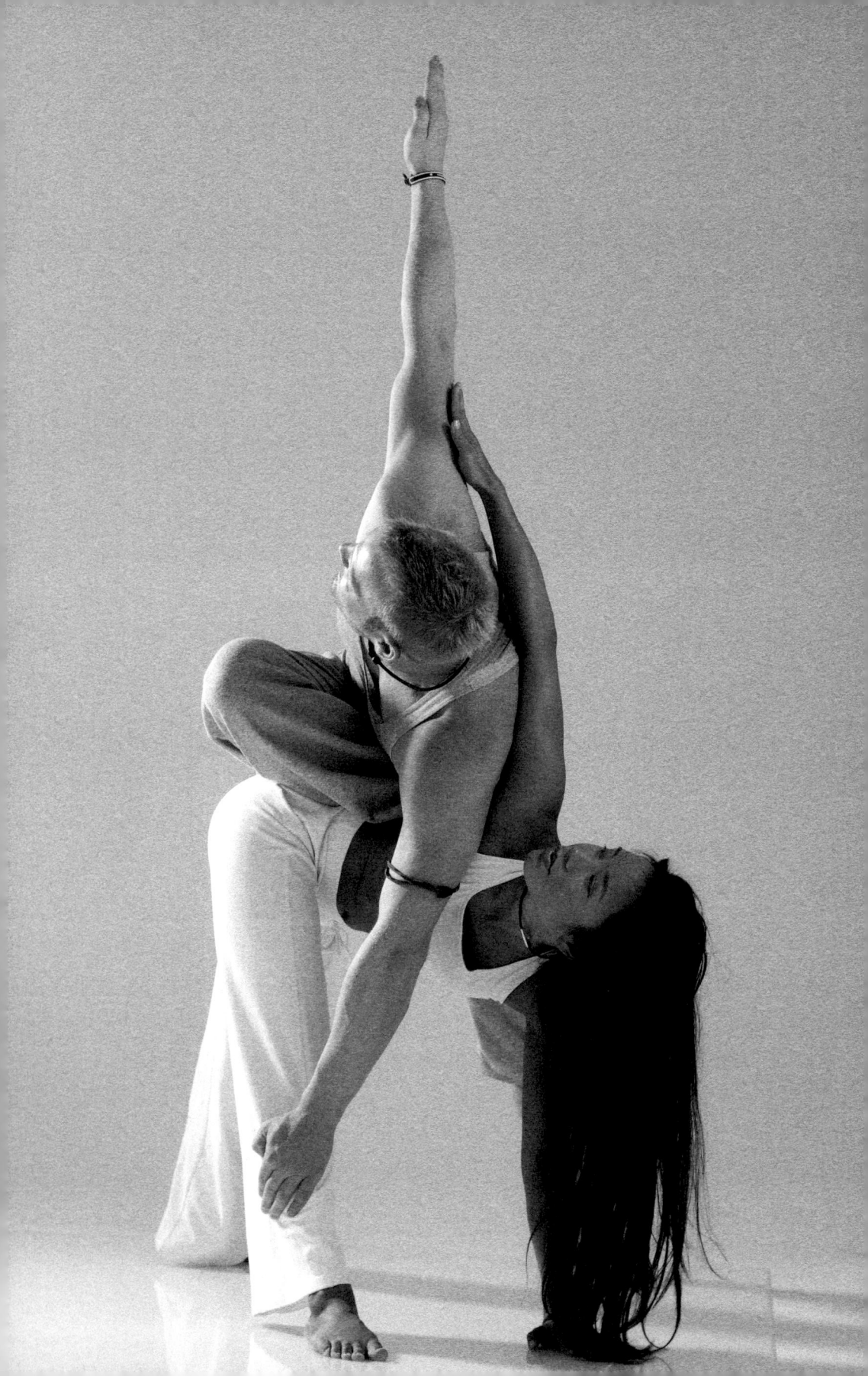

1 WIE DER TRAININGSFLUSS ENTSTEHT

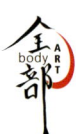

DIE BODYART-UHR – BASIS DES GESAMTEN TRAININGS

Der Ursprung der bodyART-Uhr liegt im Sonnengruß aus dem traditionellen Yoga (→ Info Seite 22) mit bestimmten Positionen (→ Seite 33), die in einer festen Reihenfolge dynamisch im Rhythmus der Atmung durchgeführt werden. Für das bodyART-Training wurden diese Positionen um zahlreiche Zwischenschritte ergänzt. Durch diese Ergänzungen entstand die bodyART-Uhr mit über 30 Bewegungen. Sie ist die Basis des gesamten bodyART-Trainings und die einzelnen Teilstücke bzw. Sequenzen, die aus Kräftigungs-, Dehnungs- und Stabilisationsübungen bestehen, sind so aufeinander abgestimmt, dass sie das Training harmonisch im Fluss halten. Die bodyART-Uhr kann man immer wieder von vorn beginnen oder an bestimmten Positionen »anhalten« und eine Sequenz daraus länger üben oder weitere Übungen einflechten.

Die bodyART-Uhr enthält zwar weiterhin die klassischen Yogapositionen, aufgrund der zahlreichen Zwischenschritte findet nun aber ein sanfterer Übergang von einer Position in die andere statt. Betrachten Sie zum Vergleich die beiden Darstellungen: den traditionellen Sonnengruß auf Seite 33 und die bodyART-Uhr auf Seite 46/47 mit den ergänzten Zwischenschritten. Diese Übergänge sind besonders wichtig, da sie es den Trainierenden aller Trainingsstufen und Altersgruppen ermöglichen, ihren Körper sanft auf die kommende Belastung vorzubereiten, aber auch, um möglichen Verletzungen vorzubeugen. Durch diese Übergänge werden die Muskeln, Sehnen und Bänder langsam gedehnt, und der Körper wird allmählich flexibler. Bei Untrainierten reichen Kraft und Flexibilität anfangs noch nicht aus, um in eine endgültige Position mit dem höchsten Schwierigkeitsgrad zu gelangen. Der Körper wird also mit diesen Zwischenschritten zur endgültigen Position hingeführt. Um das nun zu verdeutlichen, betrachten wir zum Beispiel die Übung des nach unten schauenden Hundes, der im bodyART auch umgekehrtes V genannt wird. Diese Übung

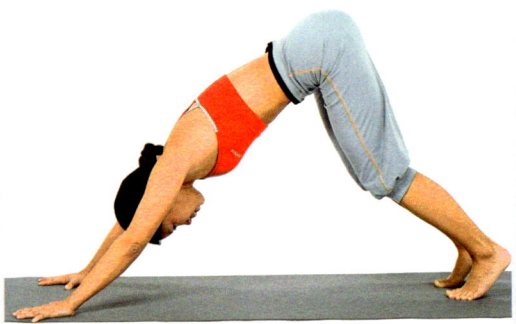

Anfangs erleichtern die gebeugten Beine während des umgekehrten Vs die Rückenstreckung.

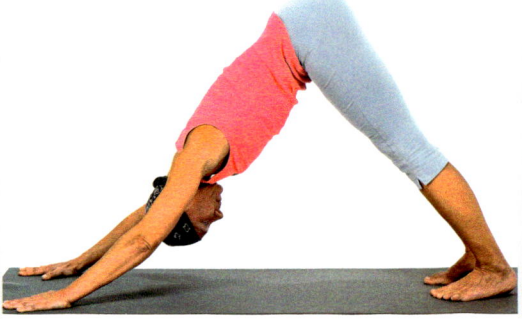

Sind die Muskeln gedehnt, können die Beine gestreckt und sogar die Fersen auf den Boden abgesenkt werden.

> »Was ist Glück? Glück ist,
> wenn du morgens aufstehst und
> dir tut nichts weh.«
>
> *Chinesisches Sprichwort*

entspricht einer klassischen Yogaposition. Sie erfordert eine hohe Flexibilität in der Oberschenkelrückseite und im Schulterbereich. Ist diese nicht gegeben, kompensiert der Rücken die fehlende Dehnung in den Beinen und wird rund. Somit erhöht sich der Druck auf die Bandscheiben. Das Körpergewicht verlagert sich zu stark auf die Hand- und Schultergelenke, anstatt gleichmäßig auf Händen und Füßen zu ruhen. Daher wurde diese Übung in der bodyART-Uhr so verändert, dass der Übende das umgekehrte V erst mit gebeugten Beinen ausführt (Abb. Seite 30 links), um die Streckung des Rückens zu gewährleisten und die Muskulatur und Beweglichkeit nach und nach aufzubauen, die erforderlich sind, um später die Endposition einzunehmen.

Durch die Zwischenschritte und die ständigen Wiederholungen wird der Körper nicht nur gedehnt und gekräftigt, es werden zusätzlich das Herz-Kreislauf-System angeregt und die Durchblutung gefördert. Sie werden sich entspannt und vitalisiert fühlen, sobald Sie die Übungsabfolge der bodyART-Uhr mehrmals wiederholt haben. Lassen Sie sich jedoch unbedingt Zeit dafür, um von einer Position fließend in die nächste zu gelangen. Vermeiden Sie jede ruckartige Bewegung und erzwingen Sie vor allem am Anfang nichts. Sie müssen dabei keinen Wettstreit gewinnen – es geht einzig und allein um Sie! Machen Sie sich nichts daraus, wenn Sie anfangs noch nicht so weit in die Dehnung kommen, wie es die Position erfordert. Trainieren Sie so, dass das Training Ihrem derzeitigen Fitnessgrad entspricht. Sie werden innerhalb weniger Wochen merken – regelmäßiges Training vorausgesetzt –, dass es Ihnen mit jedem Mal besser gelingt und Sie Ihren Körper mit der Zeit ganz anders wahrnehmen. Sie werden sich großartig fühlen. Sie werden ebenfalls merken, wo der Schwerpunkt der Übung liegt, was Ihnen besonders schwer- oder leichtfällt, wie sich die Schultern, der Rücken, die Hüfte dabei anfühlen, aber auch, wie Ihnen die Atmung – ein wichtiger Aspekt im bodyART-Training – helfen kann, die Übung länger zu halten oder tiefer in die Position zu gehen. Bei regelmäßiger Wiederholung wird sich Ihr Körper daran erinnern und die Bewegungen und deren Verbindungen automatisieren.

Erst wenn der Körper bereit ist, ist auch der Zeitpunkt gekommen, um nun die Atmung bewusst beim Trainieren der bodyART-Uhr einfließen zu lassen. Dabei gibt es unterschiedliche Atemtechniken, die entsprechend der Übung oder eines bestimmten Ablaufs eingesetzt werden. Welche das sind, wie sie genau ausgeführt und integriert werden, erfahren Sie ab Seite 60.

So wird etwa bei jeder Ausdehnung, Aufrichtung oder Streckung eingeatmet, bei jedem Zusammenziehen, beim Absenken oder Beugen ausgeatmet. Die bodyART-Uhr ist so aufgebaut, dass sich die aufeinanderfolgenden Bewegungen ideal mit der Ein- und Ausatmung ergänzen. So ist es zum Beispiel möglich, mehrere Atemzüge lang in einer Position zu verharren. Achten Sie lediglich beim Übergang in die nächste Position darauf, dass Sie genau die Atmung wählen, die diese Bewegung unterstützt. Wenn Sie sich also aus einer gebeugten Position aufrichten, atmen Sie während des Aufrichtens ein. Es gibt aber auch die Möglichkeit, in einer Position oder einem Bewegungsablauf die

Atmung umzukehren. Wenn Ihnen eine Ausführung besonders schwerfällt, achten Sie auf die Atmung und versuchen Sie, dieselbe Bewegung mit der umgekehrten Atmung oder einer anderen Technik durchzuführen. Sie werden den Unterschied merken.

Bevor Sie sich mit der Atmung beschäftigen, lernen Sie nun erst einmal den Ablauf und die unterschiedlichen Positionen der bodyART-Uhr kennen.

DER BEWEGUNGSABLAUF

Die bodyART-Uhr beginnt und endet immer in der neutralen Standposition beziehungsweise im neutralen Stand. Folgen Sie nun der bodyART-Uhr auf Seite 46/47 im Uhrzeigersinn und gelangen Sie von einer Position in die nächste, und zwar über die Zwischenschritte zu den mit einem »A« gekennzeichneten Positionen. Diese sind die sogenannten Ausgangspositionen, die es ermöglichen, genau an dieser Stelle der bodyART-Uhr entweder weitere Übungen mit unterschiedlichen Schwerpunkten einzuflechten, wie etwa Übungen zur Rücken- und Bauchkräftigung, zur Balance und Stabilität, aber auch zur sogenannten Hüftöffnung. Diese Öffnung ist sehr wichtig, da der Hüftbeugemuskel durch das oftmals beruflich bedingte viele Sitzen verkürzt und verspannt ist. Dieser Muskel verläuft von der Oberschenkelvorderseite über das Becken und setzt an der Wirbelsäule an. Diese Zugspannung kippt das Becken, sodass ein Hohlkreuz (→ Info Seite 34) entsteht, welches zusätzlichen Druck auf die Bandscheiben ausübt. Übungen wie Krieger I und II, aber auch der Ausfallschritt mit aufgerichtetem Becken öffnen den Hüftbereich und entlasten somit die Bandscheiben.

Die Ausgangspositionen können aber auch – je nach Variante und Haltezeit – als eigenständige Übung genutzt werden, beispielsweise der Ausfall-schritt. Die bodyART-Uhr beginnt also, wie bereits erwähnt, in der neutralen Standposition. Es werden alle Zwischenschritte und Ausgangspositionen langsam und kontrolliert durchgeführt, bis man schließlich beim umgekehrten V angelangt ist. Aus dieser Position geht man nun in den Ausfallschritt, der für mindestens drei bis fünf Atemzüge gehalten wird. Anschließend wird die bodyART-Uhr mit allen Schritten dynamisch beendet. Da der Ausfallschritt eine Position ist, die beidseitig durchgeführt wird, muss die bodyART-Uhr nun wieder in der neutralen Standposition begonnen werden bis zum umgekehrten V, jetzt wird der Ausfallschritt auf der anderen Seite beziehungsweise mit dem anderen Bein durchgeführt.

Der Ausfallschritt kräftigt und dehnt zugleich. Die Oberschenkel- und Gesäßmuskulatur wird stabilisiert, und durch die Anspannung der Bauchmuskulatur richtet sich das Becken auf. So entsteht eine Dehnung des Hüftbeugemuskels bei gleichzeitiger Kräftigung der Bein- und Gesäßmuskulatur.

Andere Positionen wiederum können während des Trainings länger gehalten werden, um eine Pause zu machen, in der sich der Körper etwas entspannen und erholen kann, bevor das Training weitergeht. Hierfür eignen sich weniger kraftintensive Positionen in der Vorbeugung wie etwa das umgekehrte V (→ Seite 55), die vollständige Vorwärtsdehnung im Stand (→ Seite 51) oder der Fersensitz (→ Seite 55). Diese Pausen werden »aktive Pausen« genannt und über mehrere Atemzüge gehalten.

Wie die einzelnen Positionen genau ausgeführt werden, was dabei bei der Körperhaltung zu beachten ist, welche Schwierigkeitsstufen es gibt und wie die unterschiedlichen Atemtechniken integriert und angewandt werden, erfahren Sie in Kapitel 2 ab Seite 78. Um die genauen Zusammenhänge zu

DER TRADITIONELLE SONNENGRUSS

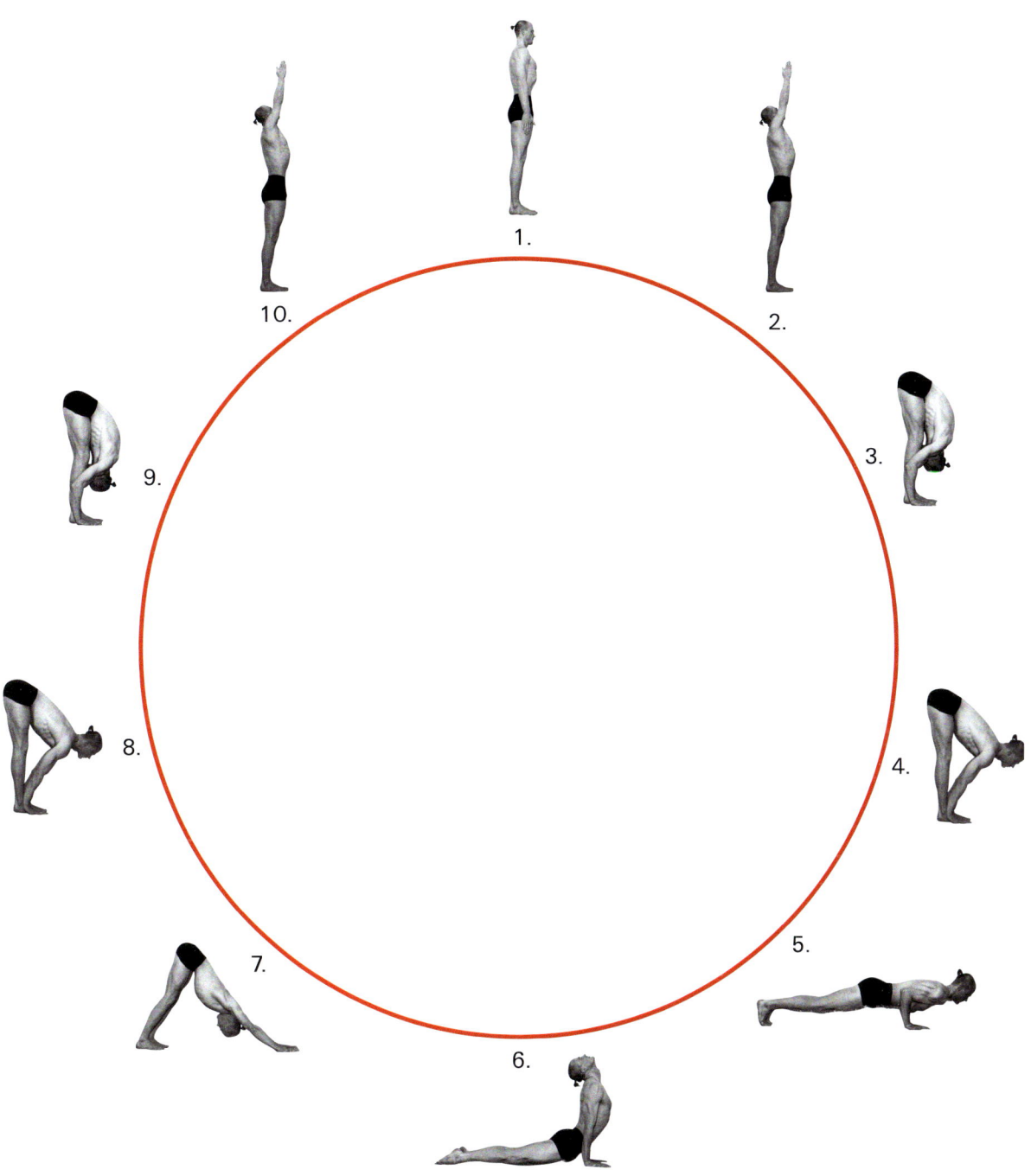

1.

2.

3.

4.

5.

6.

7.

8.

9.

10.

verstehen, betrachten wir die bodyART-Uhr und ihre Anwendungsmöglichkeiten in den einzelnen Bereichen des bodyART-Trainings nun etwas detaillierter.

AUSGANGSPOSITIONEN FÜR WEITERE ÜBUNGEN

Die in der grafischen Darstellung auf Seite 46/47 gekennzeichneten Positionen sind also die Ausgangspositionen, um weitere Übungen in den Ablauf der bodyART-Uhr zu integrieren. Dadurch werden die bodyART-Uhr als Basis und deren Ablauf ständig verändert, je nachdem, wie viele und an welcher Position die zusätzlichen Übungen eingebaut werden. Es gibt insgesamt sieben Ausgangspositionen:

1. neutraler Stand
2. Sturm
3. hoher Liegestütz (= Hover)
4. Bauchlage
5. Vierfüßlerstand
6. umgekehrtes V
7. Ausfallschritt

Zwei weitere Ausgangspositionen, und zwar der **aufrechte Sitz** und die **Rückenlage,** aus deren Haltung heraus sich noch zahlreiche andere Übungen ausführen lassen, werden immer am Ende einer Übungseinheit eingebaut, da man anschließend nicht mehr zur bodyART-Uhr zurückkehrt. In den aufrechten Sitz gelangt man über den Vierfüßlerstand, indem man einen Fuß seitlich aufstellt, das andere Bein unter dem Gesäß nach vorn durchzieht und sich so auf die Matte setzt. In die Rückenlage kommt man, indem man im aufrechten Sitz beide Füße aufstellt, die Kniekehlen greift, die Bauchmuskeln anspannt und sich langsam Wirbel für Wirbel in die Rückenlage abrollt.

Wie bereits erwähnt, nimmt das Körpergewicht in den einzelnen Positionen unterschiedliche Schwerpunkte ein. Das ist abhängig von der Art der Übung. So werden alle Übungen in neutrale, stehende oder fliegende Positionen eingeteilt.

Eine **neutrale Position** ist beispielsweise das umgekehrte V, da hier das Körpergewicht gleichmäßig auf Hände und Füße verteilt ist. Weitere neutrale Positionen sind alle Übungen, die von der Körpermitte, also von der Rumpfmuskulatur

---

INFO **Was ist ein Hohlkreuz?**

Die Wirbelsäule besteht aus 24 Wirbelkörpern (sieben Halswirbeln, zwölf Brustwirbeln und fünf Lendenwirbeln) und endet mit Kreuz- und Steißbein.

Sie ist in einer doppelten S-Form geschwungen. Dabei sind Lenden- und Halswirbelbereich nach vorn gekrümmt, was als Lordose bezeichnet wird, der Brustwirbelbereich nach hinten. Man spricht dann von der Kyphose. Anatomisch gesehen, ist die Lendenwirbelsäule also immer zu einem moderaten Hohlkreuz gekrümmt, das

in seiner angeborenen Form erhalten bleiben sollte, um die Bandscheiben zu entlasten. Bei einer Fehlhaltung ist diese Krümmung verstärkt. Man bezeichnet dies als Hyperlordose. Dabei kann sich die Bauchpartie nach vorn wölben. Die Ursache ist ein Ungleichgewicht von Rücken- und Bauchmuskulatur sowie eine Beckenfehlstellung, die durch zu viel Spannung in der Hüftbeugemuskulatur hervorgerufen werden kann. Die Hyperlordose kann im fortgeschrittenen Stadium Rückenschmerzen verursachen.

Neutrale Positionen	Stehende Positionen	Fliegende Positionen
Kobra Vierfüßlerstand umgekehrtes V	neutraler Stand Sturm Tisch Ausfallschritt	hoher Liegestütz (Hover) tiefer Liegestütz

stabilisiert werden müssen, wie der Vierfüßlerstand, Übungen zur Rückenkräftigung aus der Bauchlage sowie Übungen zur Bauchkräftigung aus der Rückenlage.

Eine **stehende Position** ist beispielsweise der Sturm. Hier befindet sich der Körperschwerpunkt auf den Füßen. Alle Übungen im Stand zählen zu dieser Kategorie.

Eine **fliegende Position** ist eine Übung, die durch die Arm- und Schultermuskulatur stabilisiert werden muss, wie hoher Liegestütz oder T-Stand. Achten Sie darauf, dass Sie einer fliegenden Position immer eine neutrale oder eine stehende Position folgen lassen, um Überlastungen zu vermeiden. Wo sich der jeweilige Schwerpunkt bei den integrierten Übungen befindet, erfahren Sie direkt bei der Ausführung der jeweiligen Übungen in Kapitel 2 ab Seite 98.

DER ÜBERGANG

Um Ihnen einen Übergang von einer Ausgangsposition in eine Übung zu verdeutlichen, wählen wir beispielsweise die Bauchlage. Wenn Sie schon einmal eine klassische Wirbelsäulengymnastikstunde besucht haben, wird Ihnen das bekannt vorkommen. Aus der Bauchlage heraus wird die Rückenmuskulatur gekräftigt, indem Brust und Schultern angehoben werden. Gleichzeitig können die Beine angehoben werden, einzeln oder beide gleichzeitig, dazu könnten die Arme nach vorn gestreckt über dem Boden gehalten werden, anstatt sie eng

am Körper auf dem Boden abzulegen. Es gibt zahlreiche Variationsmöglichkeiten und auch Schwierigkeitsgrade, um mit dem Anheben von Rumpf und Beinen – gleichzeitig, abwechselnd oder diagonal im Wechsel – den Rücken zu kräftigen. Je nach Übung wird dabei der Brust- oder Lendenwirbelsäulenbereich stärker beansprucht. Das Anheben und Absenken wird immer gleichmäßig mit der Atmung ausgeführt und kann mehrere Male wiederholt oder auch statisch gehalten werden. Wenn die Übung abgeschlossen ist beziehungsweise öfter wiederholt wurde, wird die bodyART-Uhr mit allen weiteren Zwischenschritten dynamisch beendet oder an einer anderen Stelle eine weitere Übung eingeflochten.

Aus dem Vierfüßlerstand können weitere Übungen eingeflochten werden, die die Rumpfmuskulatur kräftigen, aus der Rückenlage schließen sich Übungen zur Bauchkräftigung an, aus dem Ausfallschritt ergeben sich weitere Standpositionen, die auch eine Rotation beinhalten können.

Das hört sich beim ersten Mal wahrscheinlich recht kompliziert an. Wenn Sie die bodyART-Uhr ein paar Mal geübt haben, wird sie Ihnen in Fleisch und Blut übergehen. Es ist gar nicht notwendig, allzu viele Übungen zu integrieren, da das gesamte Training ja ein funktionelles Ganzkörpertraining ist. Für die ersten paar Wochen genügt es sogar, die bodyART-Uhr als eigenes Training zu betrachten. Die Trainingspläne in Kapitel 3 ermöglichen es Ihnen im Anschluss, weitere Übungen zu integrieren und das Training zu ergänzen. Gewöhnen Sie sich durch das regelmäßige Trainieren der bodyART-Uhr erst einmal an das System, an den Ablauf und an die korrekte Ausführung aller Positionen und deren Übergänge. Erst dann werden Sie verstehen, wie weitere Übungen integriert werden und wie Sie sich Ihr ganz individuelles Training zusammenstellen können.

POSITIONSAUSRICHTUNGEN

Ein funktionelles Ganzkörpertraining wie das bodyART-Training setzt voraus, dass der Körper in allen seinen Bewegungsrichtungen angesprochen wird. Jede Übung hat durch ihre Ausrichtung eine Wirkung auf Muskeln und Organe und somit auf das Energiesystem des Körpers. Dabei wird mal die Konzentration gefördert, mal entsteht Wärme, mal zentrieren Sie sich durch eine Balanceübung oder kühlen sich leicht ab durch eine Vorbeugung. Körper und Geist werden durch die Positionsausrichtungen und deren Wirkung als Gesamtheit angesprochen. Eine harmonische Trainingseinheit beinhaltet Übungen in der Rückbeugung, in der Vorbeugung, in der Seitneigung, in der Rotation sowie die Umkehrposition, die im Folgenden detailliert beschrieben werden.

Von sämtlichen Positionen und Übungen geht ein energetisierender Effekt aus, das heißt, sie wirken wärmend, kühlend, entgiftend oder zentrierend. Diese energetischen Eigenschaften sind zwar abhängig von der Positionsausrichtung, können sich aber in einer Position durchaus mischen beziehungsweise es findet ein fließender Übergang der einzelnen Effekte statt.

Die Rückbeugung

Als Rückbeugung bezeichnet man Übungen, bei denen die Wirbelsäule in eine Überstreckung im Brustwirbelbereich gebracht wird, wie beispielsweise bei der Kobra. Um die Lendenwirbelsäule zu schützen, wird bei jeder Rückbeugung die Bauchmuskulatur angespannt, denn das erhält die Länge im unteren Rücken und verhindert, dass erhöhter Druck auf die Bandscheiben ausgeübt wird. Eine nach innen gezogene Bauchdecke veranlasst Sie automatisch dazu, den Brust-Schulter-Bereich nach vorn hin zu öffnen. Genau genommen, beginnt eine Rückbeugung mit der Anspannung der unteren Bauchdecke. Erst danach schieben Sie Ihr Brustbein nach vorn, um sich dann nach hinten zu neigen.

Die Vorbeugung

Alle Übungen, bei denen man den Oberkörper nach vorn in Richtung Oberschenkel neigt, werden als Vorbeugung bezeichnet. Dabei spielt es keine Rolle, ob man steht oder sitzt. Bei einer Vorbeugung wird automatisch die Körperrückseite gedehnt. Ein gutes Beispiel hierfür ist die vollständige Vorwärtsdehnung im Stand.

Die Seitneigung

In einer Seitneigung (Lateralflexion) bewegt sich der Oberkörper zu einer Seite, die Wirbelsäule weicht von ihrer gewohnten Achse ab. Dies erfordert eine gute Stabilisierung der Körpermitte, also der tief liegenden und schrägen Bauchmuskulatur. Sie können das in Übungen wie dem T-Stand mit abgelegtem Knie und angehobenem Bein gut spüren. Die zum Boden weisende Körperseite erfährt in der Taille eine starke Muskelanspannung.

Die Rotation

Die Bewegung um die Längsachse eines Knochens wird als Rotation bezeichnet. Bei bodyART-Übungen betrifft das meist die Wirbelsäule, wie

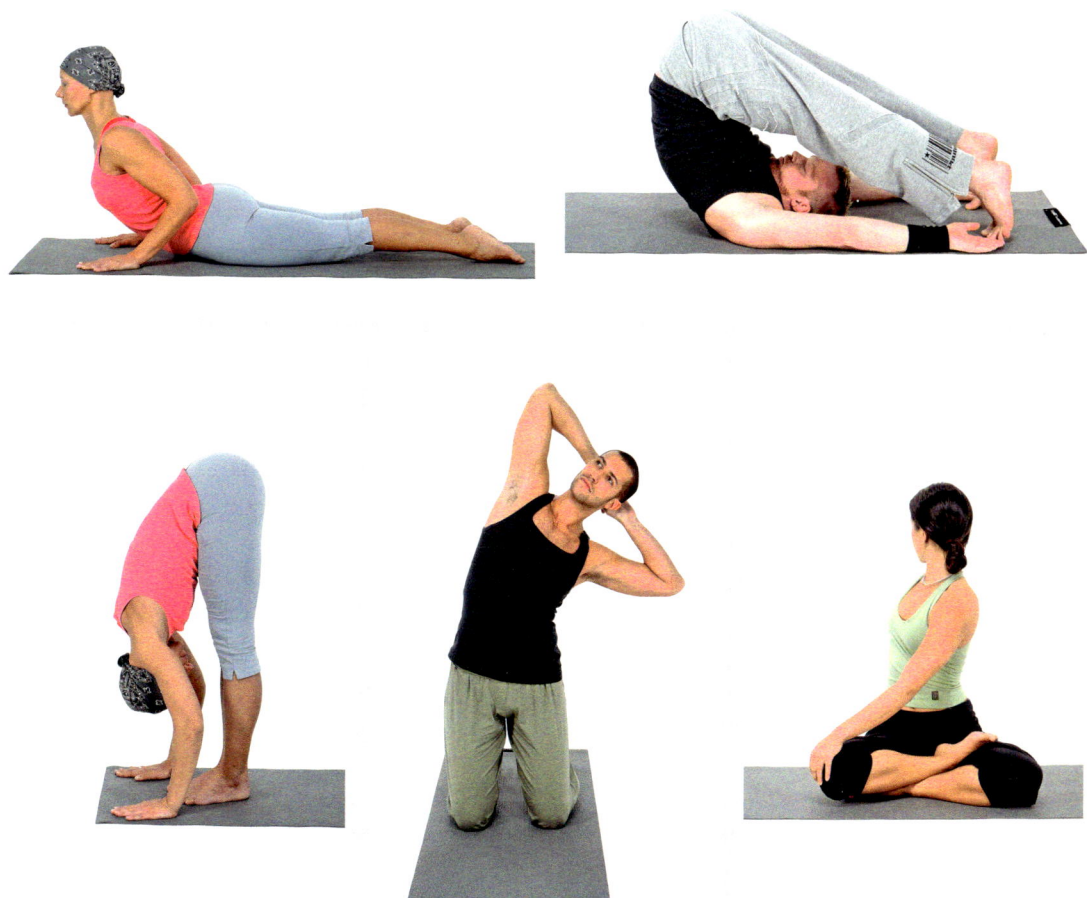

Von links oben gegen den Uhrzeigersinn: Kobra als Rückbeugung, vollständige Vorwärtsdehnung im Stand als Vorbeugung, Seitneigung, Drehsitz als Rotation und Pflug als Umkehrposition

etwa beim Sturm mit Rotation. Stehende Übungen mit Rotation sind anspruchsvoll und erfordern viel Kraft und Balance. Bei sitzenden Rotationen wie dem Drehsitz stehen die Beweglichkeit der Wirbelsäule und die tiefe Bauchatmung im Vordergrund. Beim Einatmen hebt sich die Bauchdecke an, beim Ausatmen wird sie bei gleichzeitiger Rotation nach innen gezogen. So werden die Bauchorgane wie Leber, Magen, Darm oder Niere massiert und entgiftet.

Die Umkehrposition

Während dieser Übungen befindet sich der Kopf tiefer als die Herzlinie. Die klassischen Umkehrpositionen wie der Kopfstand und der Schulterstand (Kerze) stammen aus dem Yoga. Ihnen wird unter anderem eine regulierende Wirkung auf den Blutdruck nachgesagt, da die Pumprichtung des Herz-Kreislauf-Systems beeinflusst wird. Ohne Umkehrposition muss das Blut dem Blutkreislauf folgend immer von den Füßen wieder nach oben zum Herzen gepumpt werden, in Umkehrpositionen wird es vom Oberkörper in Beine und Füße gepumpt. Ähnlich wie sitzende Vorbeugungen wirken Umkehrpositionen abschließend, das heißt, sie beruhigen. Im bodyART-Training werden vereinfachte Varianten des Schulterstands (halbe Kerze) oder des Pflugs am Ende des Trainings eingebaut.

DIE BODYART-UHR ALS AKTIVE PAUSE

Das Prinzip von Yin und Yang, die Harmonie und der Ausgleich von Anspannung und Entspannung, ist ein entscheidender Aspekt in einem ganzheitlichen Körpertraining wie dem bodyART-Training. Es ist daher sehr wichtig, nach anstrengenden Übungen weniger anstrengende Halteübungen oder Bewegungssequenzen einzubauen, die eine kurze Erholung ermöglichen. Diese Übungen oder Bewegungssequenzen werden als »aktive Pause« bezeichnet. Aktive Pausen halten den Körper, obwohl er sich erholt, warm und repräsentieren die Yin-Energie im Vergleich zu der vorangegangenen herausfordernden Übung, die der Yang-Energie zuzuordnen ist. Solche aktiven Pausen sind Übungen mit einer Vorbeugung wie der Fersensitz oder das umgekehrte V. Verharren Sie nach einer anstrengenden Übung mindestens 30 Sekunden in einer aktiven Pause Ihrer Wahl und konzentrieren Sie sich auf eine gleichmäßige Atmung. Gleichzeitig entspannen Sie Ihre Muskulatur ein wenig, aber nicht ganz. Würden Sie während dieser aktiven Pause komplett loslassen und Ihre Muskeln entspannen, würde der Körper zu stark abkühlen und der Energiefluss sich so sehr verlangsamen, dass es Ihnen im Anschluss schwerfällt, wieder in das Training einzusteigen.

Eine weitere Möglichkeit, eine aktive Pause während des Trainings einzulegen, ist es, die bodyART-Uhr oder einzelne Sequenzen daraus im Atemfluss durchzuführen. Mit dem Prinzip von Yin und Yang, Körperenergien zu harmonisieren, bietet es sich an, nach einer Übung, die eine intensive Haltezeit erfordert, eine dynamische Sequenz der bodyART-Uhr als aktive Pause zu nutzen.

Umgekehrt ist es aber auch möglich, dass Ihr Körper nach einer dynamischen Kräftigungsübung wiederum nach einer statischen Halteposition als aktiver Pause verlangt.

Trainieren Sie regelmäßig und hören Sie dabei auf die Bedürfnisse Ihres Körpers. Er wird Ihnen von ganz allein den Weg zu Ihrem individuellen Training zeigen.

DIE BODYART-UHR ALS AUFWÄRMPHASE

Um sich ideal auf das bodyART-Training vorzubereiten, muss sich der Körper auf die einzelnen Übungen einstimmen. So wie in jeder anderen Sportart auch werden durch ein Aufwärmtraining Muskeln und Bänder gedehnt, die Gelenke mit Gelenkflüssigkeit versorgt, der gesamte Bewegungsapparat durchblutet und das Herz-Kreislauf-System auf die kommende Belastung vorbereitet. Alle Positionen der bodyART-Uhr sind nach vorn ausgerichtet. Sie bleiben auf einer frontalen Achse, das bedeutet, der Körper bewegt sich immer nur nach vorn und hinten, nicht aber zur Seite, was zur Folge hat, dass sich die Konzentration, die Balance und der Fokus erhöhen. Der Grund hierfür ist im Ursprung der bodyART-Uhr zu suchen, dem traditionellen Sonnengruß, der immer zur Sonne ausgerichtet praktiziert wurde. Beim Aufwärmen haben Sie verschiedene Möglichkeiten, die bodyART-Uhr zu nutzen. Entweder Sie wiederholen die gesamte bodyART-Uhr mit allen Zwischenschritten in einer relativ dynamischen Abfolge für etwa fünf bis zehn Minuten.

Oder Sie unterteilen die bodyART-Uhr in einzelne Sequenzen, die Sie mindestens fünf Mal hintereinander wiederholen, bevor Sie mit der nächsten Sequenz fortfahren.

Es gibt aber noch eine dritte Möglichkeit des Aufwärmens: das freie Aufwärmen (→ Seite 102/103). Die Bewegungen des freien Aufwärmens enthalten keine Positionen der bodyART-Uhr, sondern inspirierende fließende Bewegungen aus dem Tai-Chi, Qigong und Tanz sowie Mobilisationsübungen für die Gelenke. Entscheiden Sie sich für diese Methode des Aufwärmens, bietet es sich an, im Anschluss daran für fünf bis zehn Minuten zu Beginn der zirkulierenden Energiephase einzelne Sequenzen der bodyART-Uhr zu praktizieren. Möchten Sie aber die komplette bodyART-Uhr mit ihren Zwischenschritten als Aufwärmphase üben, gehen Sie danach sofort in die zirkulierende Energiephase über und integrieren Ihre bodyART-Übungen.

Beim Praktizieren der Sequenzen hängen Sie nie mehr als vier Positionen aneinander. So können Sie sich ganz auf die wenigen Bewegungen konzentrieren und diese zusammen mit der Atmung ausführen. Die Bewegungsabläufe und Übergänge werden dadurch schneller automatisiert, und Sie können Ihre Aufmerksamkeit später im Training ausschließlich auf die zu integrierenden Übungen richten.

Lassen Sie uns nachfolgend nun diese Sequenzen aus der bodyART-Uhr genauer betrachten. Jede Sequenz wird dem Atemfluss angepasst, das bedeutet, bei jeder Ein- und Ausatmung wird jeweils eine Bewegung ausgeführt. Sie können die Bewegungen bis zu fünf Mal wiederholen.

Sequenz 1: Beginnen Sie wie immer im neutralen Stand. Verlinken Sie Ihre Hände und führen Sie sie vor die Brust. Während Sie die Hände auf Brusthöhe von sich wegschieben und dabei die Arme nach vorn strecken, rollen Sie den Oberkörper ein. Dann richten Sie sich wieder auf, indem Sie zuerst die Arme nach oben über den Kopf führen, den Oberkörper wieder aufrollen und nun die Arme über die Seite öffnen und wieder zum Körper bringen.

Sequenz 1

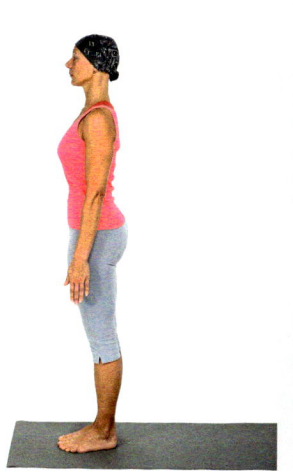
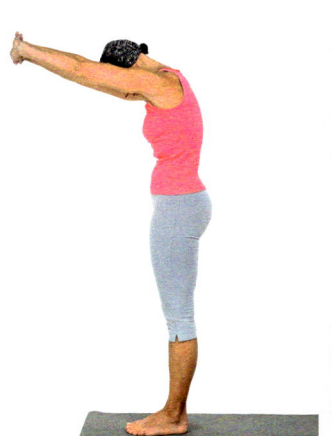
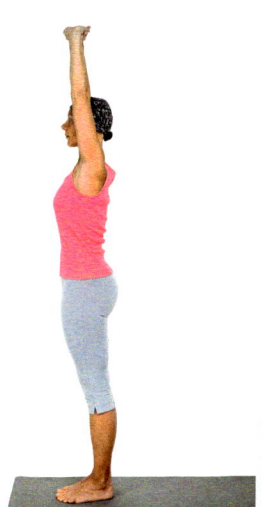

Sequenz 2: Für die nächste Sequenz richten Sie sich auf in den Sturm, der nach dem Einrollen des Oberkörpers mit seinen Zwischenschritten folgt. Führen Sie nun während des Einatmens die Arme über die Seite nach oben und bringen Sie sie in die Endposition, wie in der folgenden Bildsequenz dargestellt. Für Einsteiger bietet der Sturm jedoch mehrere Möglichkeiten, die Hände und Arme zu positionieren. Am einfachsten ist es, die Hände erst einmal auf den Oberschenkeln ruhen zu lassen, damit man sich auf die Rückenstreckung konzentrieren kann. Mit mehr Routine können Sie schließlich zur Endposition übergehen. Beim anschließenden Ausatmen bringen Sie die Arme in einem weiten Bogen wieder über die Seite nach unten und kommen nun in die Vorwärtsdehnung mit gebeugten Beinen. Diese beiden Bewegungen wiederholen Sie nun mehrere Male im Atemfluss.

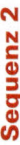

Sequenz 2

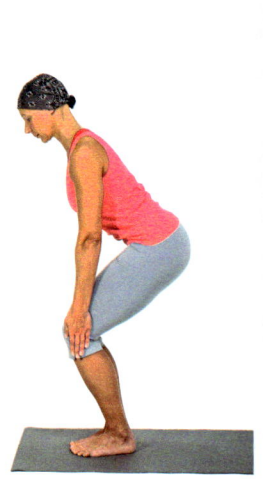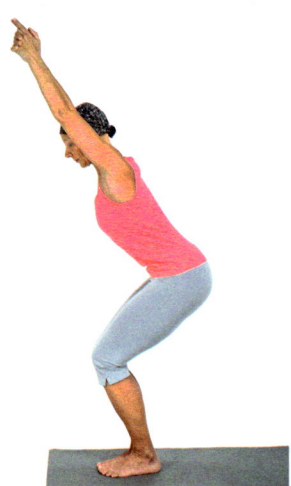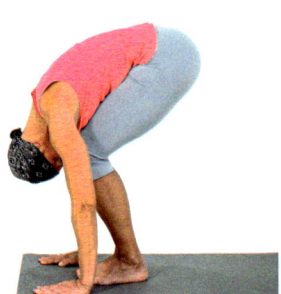

Sequenz 3

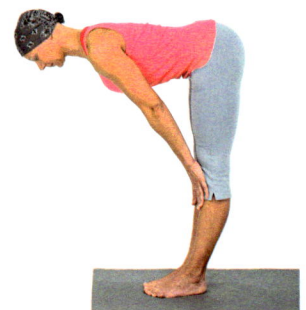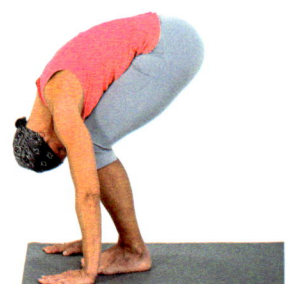

Sequenz 3: Folgen wir der bodyART-Uhr weiter, schließt sich nach der Vorwärtsdehnung mit gebeugten Beinen der Tisch an. Jetzt werden Vorwärtsdehnung und Tisch zusammengehängt und mehrere Male wiederholt. Dabei atmen Sie bei der Aufrichtung in den Tisch wieder ein, beim Tiefgehen in die Vorwärtsdehnung mit gebeugten Beinen atmen Sie aus.

Sequenz 4: Nach dem Tisch folgt der hohe Liegestütz, also die Liegestützposition mit gestreckten Armen. Während Sie diese Position einnehmen, atmen Sie einmal ein und dann aus. Jetzt beginnt die Sequenz, indem Sie während des Einatmens Ihr Gewicht etwas nach vorn in Richtung Hände verlagern und dabei die Fußballen zu den Zehenspitzen hin aufrollen.
Beim Ausatmen schieben Sie nun Ihre Fersen wieder zurück. Dabei spüren Sie eine erhöhte Bauchspannung.

Sequenz 5: Nehmen Sie nochmals den hohen Liegestütz mit gestreckten Armen ein, und senken Sie Ihre Knie auf die Matte ab, die Hüfte bleibt gestreckt. Jetzt beugen Sie die Arme und gehen in einen tiefen Liegestütz. Dabei führen Sie die Ellbogen eng am Körper entlang. Drücken Sie sich anschließend wieder nach oben in den hohen Liegestütz, und setzen Sie sich zurück auf die Fersen. Wiederholen Sie den Liegestütz vier bis fünf Mal. Gehen Sie dabei nur so weit nach unten bzw. beugen Sie die Arme nur so weit, wie es Ihre Kraft zulässt, sodass Sie sich auch wieder nach oben drücken können.

Sequenz 6: Wir folgen der bodyART-Uhr weiter und gelangen nun in die Bauchlage. Die Hände bleiben so positioniert wie beim hohen Liegestütz und sollten jetzt auf Brusthöhe sein. Diese Sequenz besteht aus dem Anheben und Absenken des Brustkorbs. Es ist die Position der Kobra. Atmen Sie ein, während Sie den Brustkorb mit der Kraft aus dem Rücken anheben, und aus, wenn Sie den Brustkorb wieder in Richtung Boden absenken. Auch eine einseitige Variante der Kobra wäre möglich. Dafür heben Sie beim Einatmen das rechte Bein und gleichzeitig den Brustkorb. Drücken Sie sich nach oben und schauen Sie über die rechte Schulter in Richtung Ferse. Die Ellbogen bleiben immer leicht gebeugt. Diese Bewegung beinhaltet eine Rotation der Wirbelsäule. Wiederholen Sie die rechte und linke Seite im Wechsel mindestens fünf Mal.

Sequenz 7: Von der Bauchlage gehen Sie nun über den hohen Liegestütz nach hinten in den Fersensitz. Atmen Sie während dieser Bewegung ein, beim Absenken in den Fersensitz atmen Sie wieder aus. Jetzt beginnt diese Sequenz. Vom Fersensitz ausgehend, drücken Sie sich nun nach oben in den Vierfüßlerstand. Atmen Sie ein, um über diesen Zwischenschritt sofort in das umgekehrte V zu gelangen. Stellen Sie sich dabei vor, jemand würde Ihr Steißbein weit nach oben zur Decke ziehen. Atmen Sie während dieser Bewegung aus. Wäh-

Sequenz 4

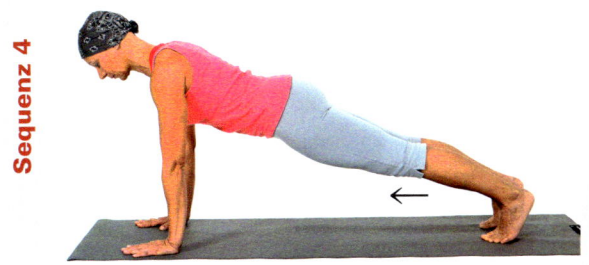

Sequenz 5

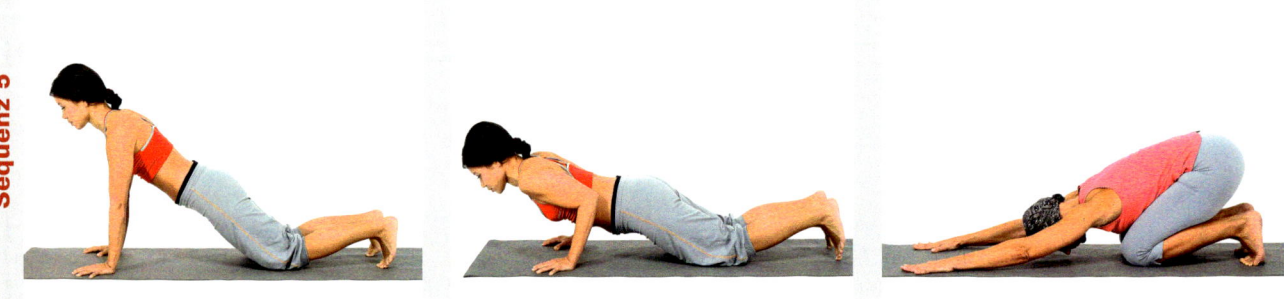

Sequenz 6

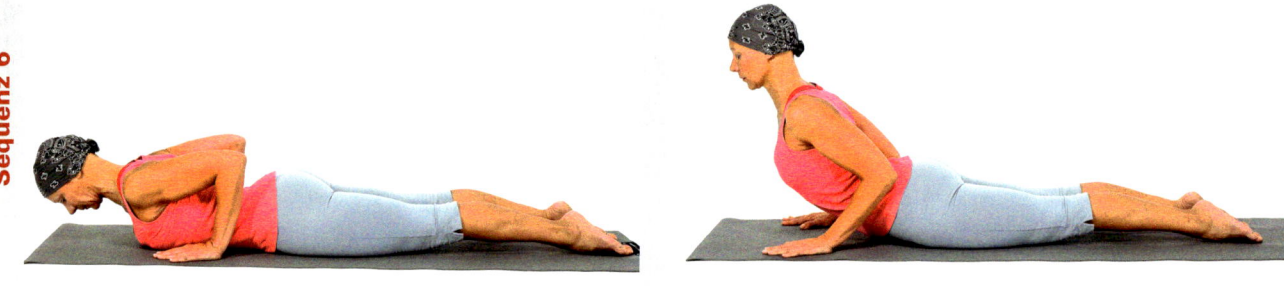

Sequenz 7

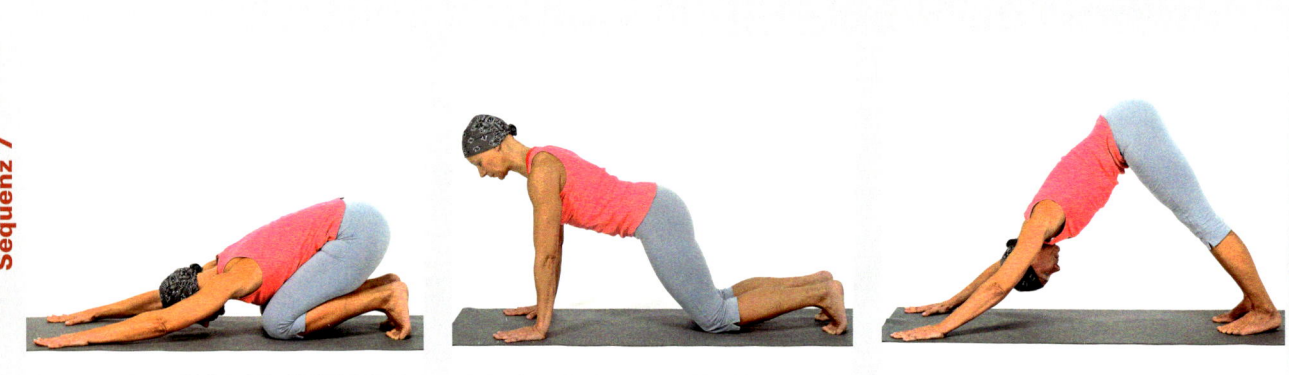

rend Sie einatmen, kommen Sie anschließend wieder nach unten in den Vierfüßlerstand und setzen sich zurück in den Fersensitz, während Sie ausatmen. Nun wiederholen Sie diesen Ablauf einige Male in Ihrem Atemrhythmus und bleiben schließlich im umgekehrten V, um die nächste Sequenz durchzuführen.

Sequenz 8: Vom umgekehrten V ausgehend steigen Sie beim Ausatmen nun erst mit dem rechten Bein nach vorn in den Ausfallschritt und atmen ein, während Sie den Oberkörper aufrichten. Ihre Hände können dabei wie schon im Sturm auf dem Oberschenkel ruhen, oder Sie führen sie während des Aufrichtens mit dem Einatmen über die Seite nach oben. Senken Sie dann den Oberkörper mit gestrecktem Rücken nach vorn zum Oberschenkel ab. Gleichzeitig senken Sie die Arme über die Seite und führen sie unter dem Oberschenkel zusammen, bis sich die Fingerspitzen berühren. Das Aufrichten und Absenken des Oberkörpers und der Arme wiederholen Sie mehrmals, dann steigen Sie wieder zurück in das umgekehrte V und beginnen den Ausfallschritt auf der linken Seite.

Nach der letzten Sequenz bzw. der linken Seite des Ausfallschritts schließen Sie die Beine, indem Sie mit dem rechten Bein nach vorn steigen. Mit dem Einatmen richten Sie sich nun auf, führen die Arme wieder über die Seite nach oben und beenden die bodyART-Uhr mit dem Ausatmen im neutralen Stand.

Nun sind Sie optimal für die nachfolgende body-ART-Trainingsphase vorbereitet. Auch hier gibt es die unterschiedlichsten Methoden, die bodyART-Uhr während des Trainings einzusetzen.

DIE BODYART-UHR ALS TEIL DER ZIRKULIERENDEN ENERGIEPHASE

Nach dem Aufwärmen beginnt die eigentliche Trainingsphase, die als »zirkulierende Energiephase« bezeichnet wird. Hier wird der Körper durch intensive Ganzkörperübungen gefordert. Haben Sie sich vorher für das freie Aufwärmen entschieden, unterteilt sich diese Energiephase wiederum in zwei Bereiche. Die ersten fünf bis zehn Minuten werden einzelne Sequenzen der body-ART-Uhr fließend und dynamisch durchgeführt, ohne jedoch eine zusätzliche Übung zu integrieren. Dabei atmen Sie bewusst und tief und steigern somit den Energiefluss in Ihrem Körper. Anschließend integrieren Sie die bodyART-Übungen. Haben Sie die bodyART-Uhr als Aufwärmphase genutzt, beginnen Sie jetzt gleich mit der Integration der Übungen. Dabei können Sie zwei verschiedene Methoden anwenden. Es steht Ihnen frei, die beiden Methoden gleichzeitig in das Training einzubauen oder nur eine davon anzuwenden.

Sequenz 8

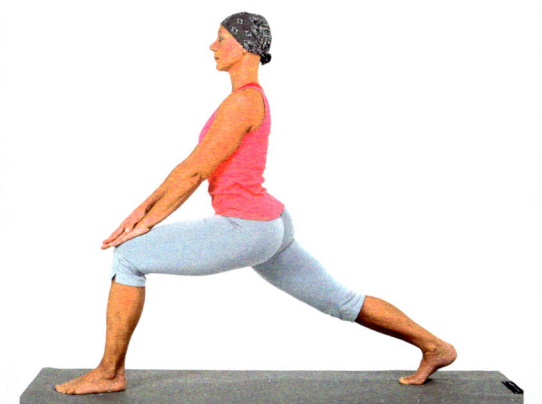
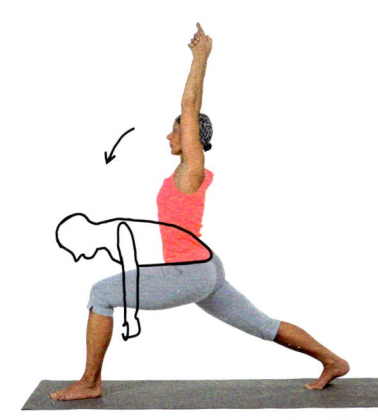

Die Integration einer Übung

Jetzt erfahren Sie, wie das Einflechten einer Übung genau geht. Folgen Sie der bodyART-Uhr Position für Position im Uhrzeigersinn bis zu der Ausgangsposition, an der Sie Ihre gewünschte Übung integrieren möchten, zum Beispiel die Bauchlage für eine liegende Rückenkräftigung. Nachdem Sie die Übung ausgeführt haben, fahren Sie mit der Abfolge der bodyART-Uhr fort, bis Sie wieder in die neutrale Standposition zurückkommen. Jetzt beginnen Sie erneut mit der bodyART-Uhr und führen alle Positionen aus, bis Sie zur nächsten Ausgangsposition kommen, nach der Sie eine weitere Kräftigungsübung einfügen. Fahren Sie wieder fort, bis Sie in der neutralen Standposition sind. Bei dieser Methode wird nur eine Übung in den Ablauf einer bodyART-Uhr integriert. Sie beginnen also immer wieder von vorn, bauen die Übung in Ihre bodyART-Uhr ein und beenden sie dann wieder. Bei Übungen, die sowohl rechts als auch links ausgeführt werden, können Sie beide Seiten entweder sofort hintereinander ausführen, also in einer bodyART-Uhr, oder Sie integrieren in die erste bodyART-Uhr die rechte Seite und in die zweite die linke Seite.

> »Wenn du erkennst,
> dass es dir an nichts fehlt, gehört dir
> die ganze Welt.«
> *Laotse, chinesischer Philosoph*

Diese Methode eignet sich besonders für die ersten drei bis vier Wochen Ihres Trainings, da Sie sich nach und nach an die einzelnen Schritte der bodyART-Uhr gewöhnen müssen und Kraft und Beweglichkeit erst aufgebaut und verbessert werden. Es stellt sich eine mentale Entspannung ein, da Sie sich nicht auf viele verschiedene Übungen während der Durchführung einer bodyART-Uhr konzentrieren müssen, sondern nach einer integrierten Kräftigungsübung die Uhr immer wieder beenden und so der gewohnte Bewegungsablauf nur einmal unterbrochen wird.

Die bodyART-Uhr als Brücke

Sie beginnen mit der bodyART-Uhr im neutralen Stand und folgen ihr bis zur gewünschten Ausgangsposition, zum Beispiel der Bauchlage. Dann führen Sie Ihre Übung zur Rückenkräftigung aus.

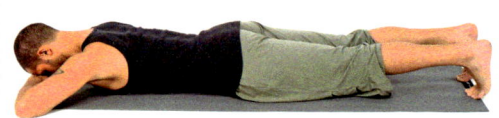

Die Bauchlage ist eine Ausgangsposition für Übungen zur Rückenkräftigung.

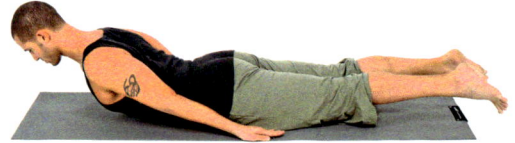

Wie auch die Kobra wird diese Übung aus der Bauchlage heraus in die bodyART-Uhr integriert.

Fahren Sie mit der bodyART-Uhr bis zur nächsten Ausgangsposition fort, beispielsweise dem Ausfallschritt (Abb.), und wählen Sie die dazu passende Übung aus, zum Beispiel den Krieger II (→ Seite 106). Danach können Sie die Abfolge der body-ART-Uhr beenden oder noch eine weitere Übung nach der nächsten Ausgangsposition einfügen. Bei dieser Methode wird die bodyART-Uhr wiederum in einzelne Sequenzen unterteilt, die Sie von Übung zu Übung führen. Sie sollten jedoch maximal zwei bis drei Übungen in eine bodyART-Uhr integrieren. Viele Übungen werden erst auf der rechten Seite ausgeführt und müssen daher auf der linken Seite wiederholt werden, wie etwa der Ausfallschritt, die Standwaage oder der T-Stand. Das ist wichtig, um einseitige Belastungen zu vermeiden. Achten Sie dabei darauf, beide Seiten gleich lang zu halten beziehungsweise auf beiden Seiten die gleiche Wiederholungszahl durchzuführen.

Die bodyART-Uhr als eigentliche Trainingsphase

Je nachdem, wie intensiv Sie Ihr Training gestalten möchten und welches Ziel Sie verfolgen, kann das Training daraus bestehen, dass Sie die bodyART-Uhr als ein in sich geschlossenes Training betrachten und sie so oft wiederholen, wie Sie möchten, ohne dabei eine einzige Übung zu integrieren. Wenn Sie sie etwa 25 bis 30 Minuten lang in einem dynamischen Rhythmus ausführen, trainieren Sie ganz bewusst Ihr Herz-Kreislauf-System. Sie können aber auch einzelne Positionen der bodyART-Uhr mindestens fünf Atemzüge lang halten und somit Ihre Kraft trainieren. Ein Atemzug entspricht dabei einer Ein- und einer Ausatmung. Für die Wiederholungen wird der physiologische Atemrhythmus angewandt, bei dem Einatmen

und Ausatmen etwa gleich lang dauern, im Gegensatz zur normalen Atmung, bei der doppelt so lange aus- wie eingeatmet wird. Als Richtwert empfehlen wir jeweils vier Sekunden für das Ein- und Ausatmen. Sie bestimmen Dauer und Intensität. Am Morgen nach dem Aufstehen werden Sie mit zwei bis drei dynamisch durchgeführten bodyART-Uhren, die nicht länger als 15 Minuten dauern, frisch und vitalisiert den Tag beginnen. Wenn Sie müde und erschöpft sind, kann Ihnen die Übung helfen, sich wieder fit zu fühlen.

Da die bodyART-Uhr vitalisierend wirkt, sollten Sie nicht unmittelbar vor dem Schlafengehen trainieren!

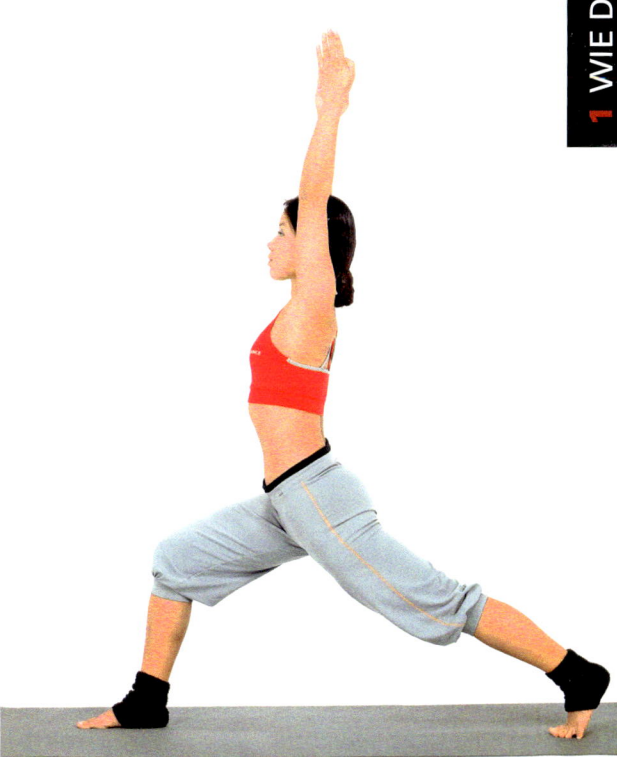

Der Ausfallschritt kann als eigene Übung betrachtet werden oder ist Ausgangsposition für den Krieger.

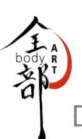

DIE BODYART-UHR

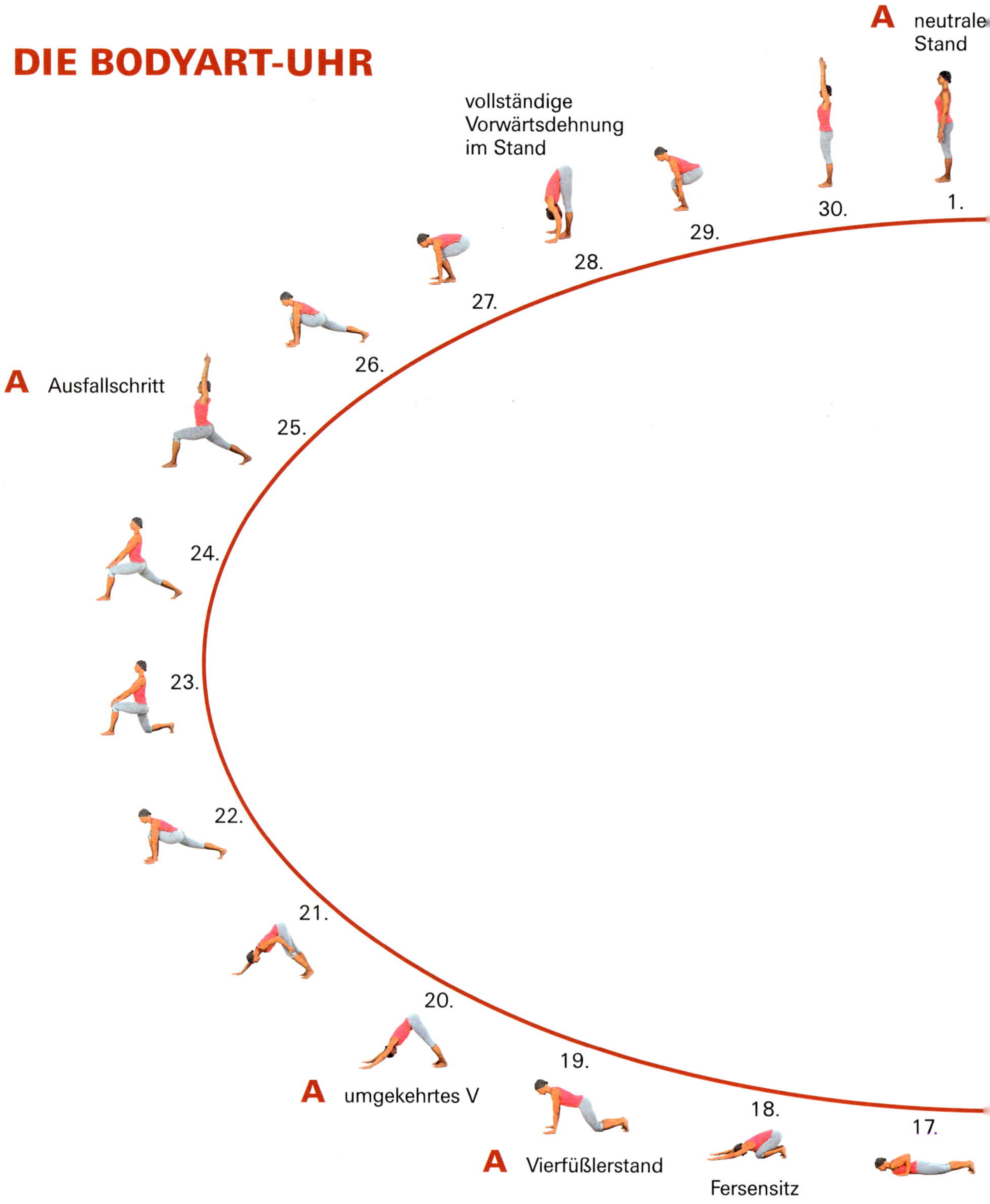

A neutrale Stand

1.

30.

29.

vollständige
Vorwärtsdehnung
im Stand

28.

27.

26.

A Ausfallschritt

25.

24.

23.

22.

21.

20.

A umgekehrtes V

19.

A Vierfüßlerstand

18.

Fersensitz

17.

46

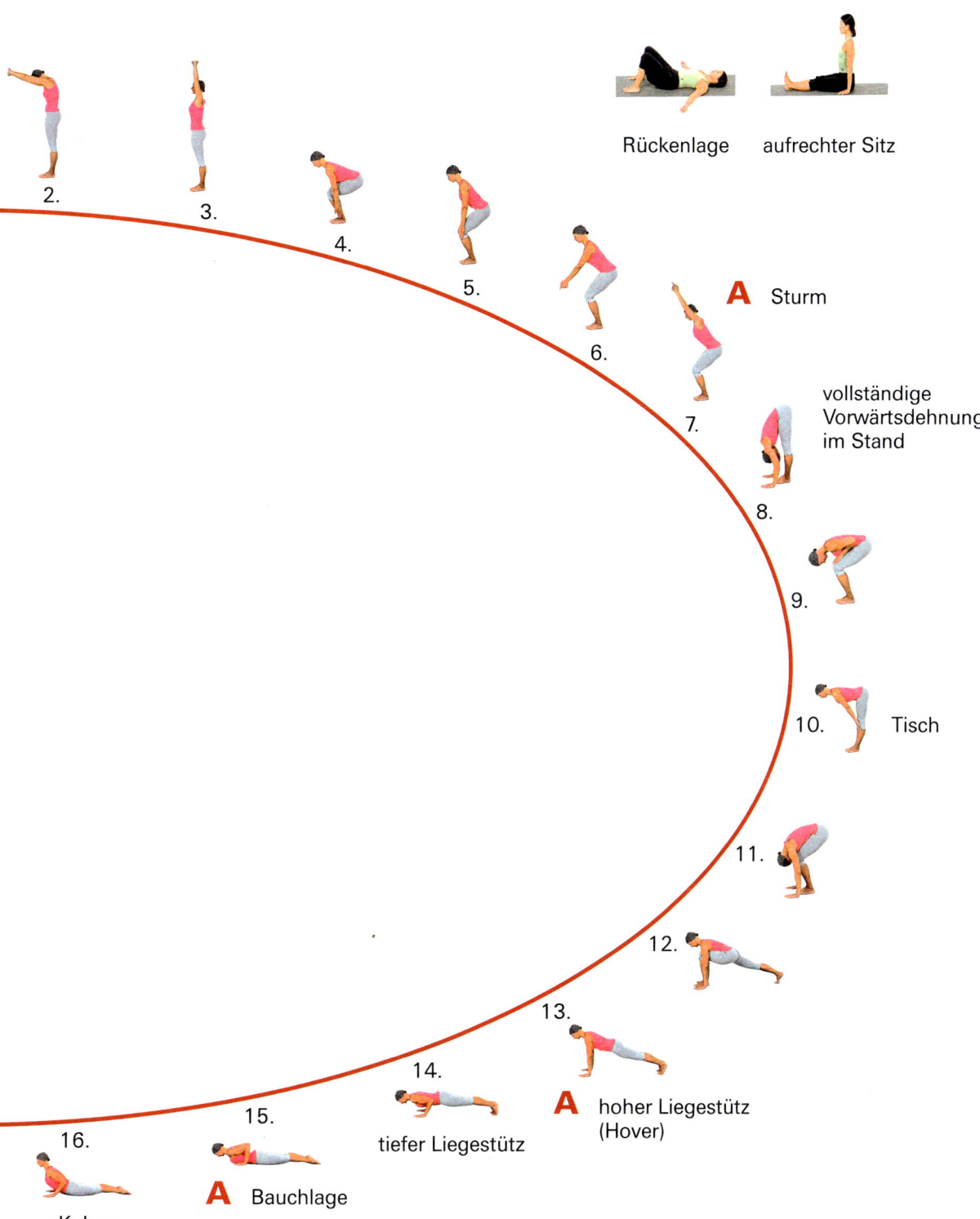

A = Ausgangsposition (Seite 34 und 48–57)
Weitere Ausgangspositionen:

Rückenlage   aufrechter Sitz

2.

3.

4.

5.

6.

7.   **A** Sturm

8.   vollständige
       Vorwärtsdehnung
       im Stand

9.

10.   Tisch

11.

12.

13.

14.   **A** hoher Liegestütz
        (Hover)

15.   tiefer Liegestütz

16.

A Bauchlage

Kobra

47

- Bevor Sie mit der bodyART-Uhr beginnen, ist es wichtig, dass Sie sich in Kapitel 2 ab Seite 82 den Textabschnitt »Die richtige Haltung« durchlesen. Dort finden Sie detailliert beschrieben, wie Sie Ihre Gelenke und Muskeln ansteuern müssen, um die Positionen richtig ausführen und die optimale Körperhaltung einnehmen zu können.

- Beginnen Sie die bodyART-Uhr beim ersten Mal mit hüftbreit geöffneten Beinen, da es Ihnen aus dieser Position heraus leichter fallen wird, die Balance zu halten. Wenn Sie schon etwas geübter sind, werden die Beine, wie abgebildet, geschlossen.

- Es gibt Positionen und Übungen, die zuerst auf der rechten, dann auf der linken Seite ausgeführt werden, wie zum Beispiel der Ausfallschritt, der gleichzeitig auch eine Ausgangsposition ist. Es steht Ihnen frei zu entscheiden, ob Sie die Übungen auf der rechten und linken Seite sofort hintereinander ausführen oder die bodyART-Uhr nach Ausführung auf der rechten Seite beenden, von vorn beginnen und erst im zweiten Durchgang die Übung mit links ausführen. Achten Sie darauf, dass Sie auf jeder Seite dieselbe Anzahl an Wiederholungen durchführen und jede Seite gleich lang belasten.

- Zu den Ausgangspositionen, die in der Grafik auf Seite 46/47 zusätzlich mit einem A gekennzeichnet sind, gehören der aufrechte Sitz und die Rückenlage. Wie Sie in diese beiden Positionen gelangen, ist bereits auf Seite 34 beschrieben worden.

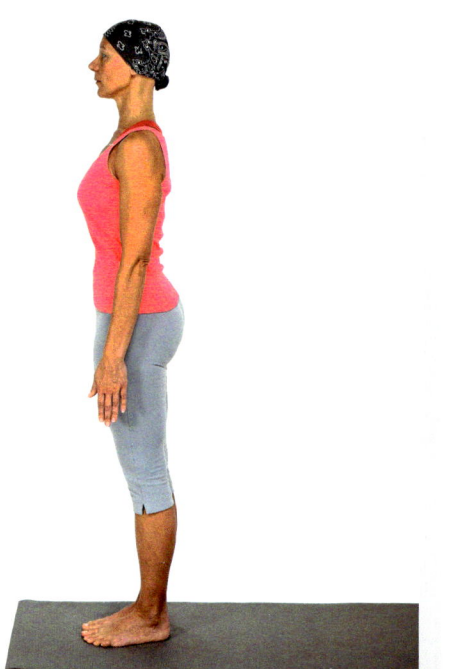

1

1 Der neutrale Stand (Ausgangsposition)
Die Beine sind geschlossen, und die Füße stehen parallel zueinander. Konzentrieren Sie sich auf die Drei-Punkt-Belastung des Fußes (→ Seite 83). Nehmen Sie die Grundspannung wie auf den Seiten 82–84 beschrieben ein: Die Oberschenkelvorderseiten sind leicht zueinander gezogen, das Kreuzbein ist in Richtung Fersen abgesenkt. Dadurch richtet sich das Becken etwas auf. Spannen Sie die Bauchmuskeln an, damit das Becken stabil bleibt. Das Brustbein ist aufgerichtet, die Schulterblätter sind nach hinten unten gezogen, sodass sich die Schlüsselbeine weiten. Das Kinn wird leicht in Richtung Kehlkopf gezogen. Die Arme sind gestreckt und nach außen gedreht, sodass die Handflächen nach vorn zeigen. Die dabei entstandene Muskelspannung in den Armen behalten Sie bei, während Sie Unterarme und Hände wieder nach innen drehen, sodass die Handflächen zum Körper zeigen. Die Oberarme bleiben nach außen gedreht.

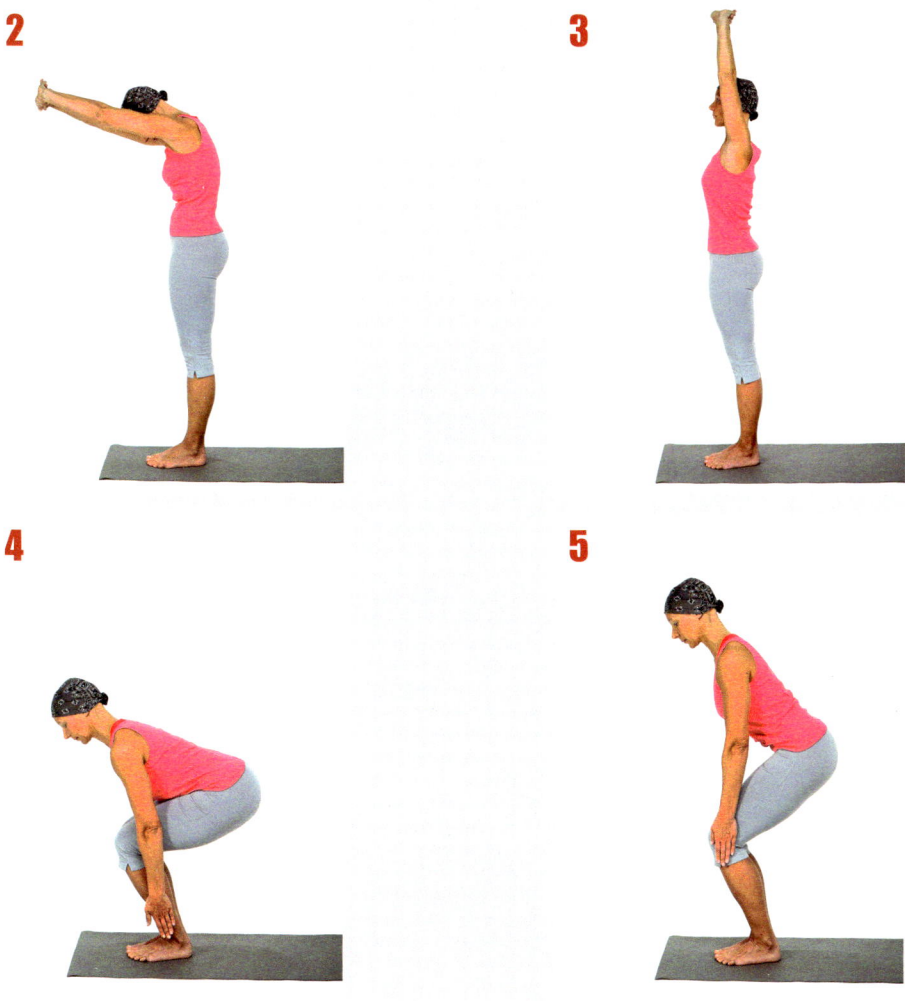

2 Übergang

Verklinken Sie die Hände vor Ihrem Körper und ziehen Sie während des Einatmens die Hände bis auf Brusthöhe. Beim Ausatmen drehen Sie die Handgelenke so, dass die Handflächen nach vorn zeigen, und schieben diese gleichzeitig vom Körper weg, bis die Arme gestreckt sind. Der Oberkörper wird rund, das Kinn zieht in Richtung Brustbein.

3 Übergang

Atmen Sie ein und ziehen Sie dabei die gestreckten Arme über den Kopf, während Sie Ihren Oberkörper wieder aufrichten.

4 Übergang

Beim nächsten Ausatmen lösen Sie die Hände, führen die gestreckten Arme über die Seiten und beugen die Knie so weit, bis Sie mit Ihren Fingerspitzen die Fußknöchel berühren. Die Knie sind fest geschlossen, vorausgesetzt Sie beginnen die bodyART-Uhr mit geschlossenen Beinen. Spannen Sie die Oberschenkelmuskeln und den Bauch an.

5 Übergang

Beim nächsten Einatmen richten Sie Ihren Oberkörper so weit auf, bis die Hände seitlich in Höhe der Knie sind.

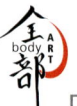

6

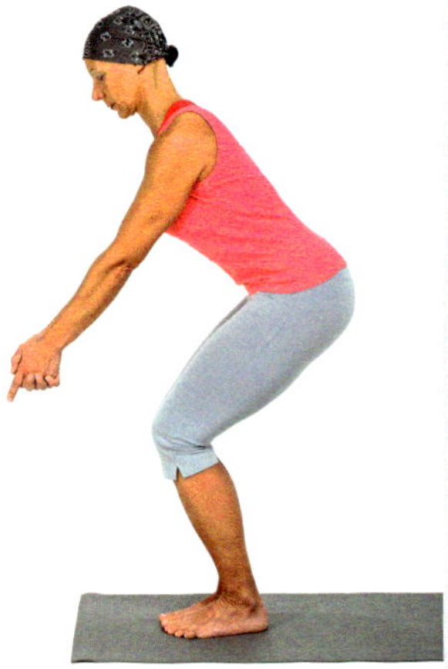

7

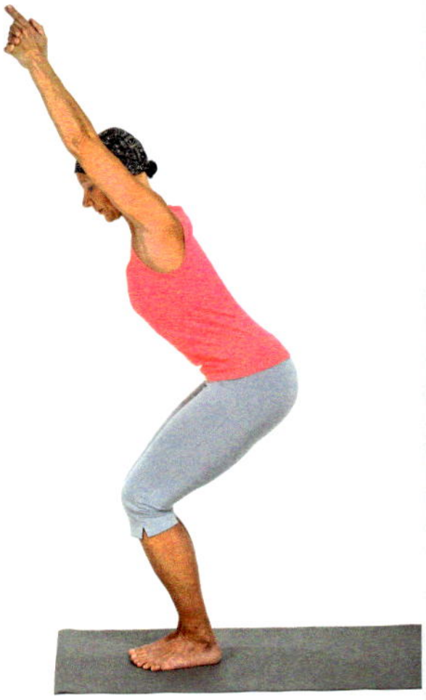

Variante

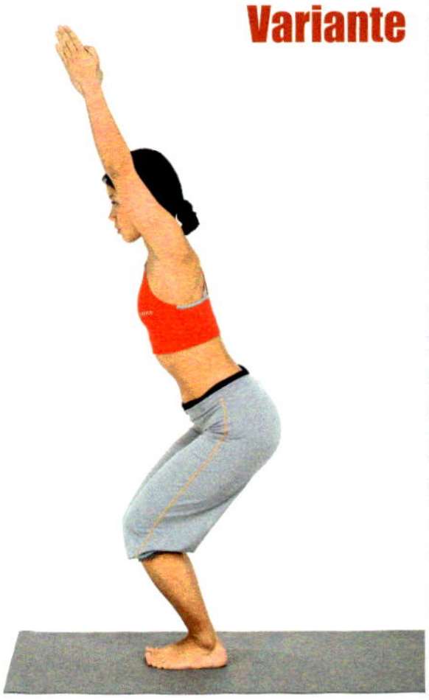

8

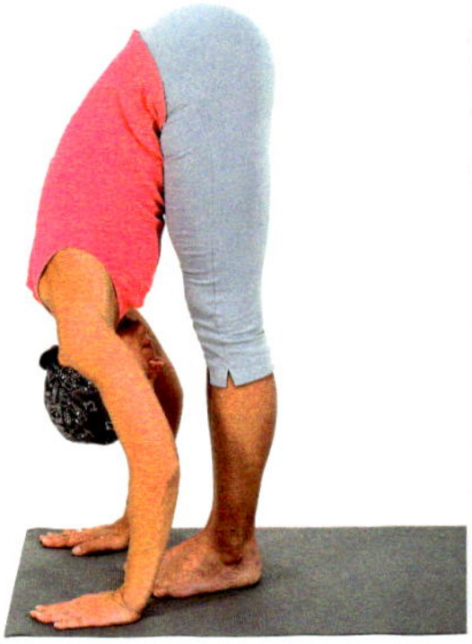

Variante

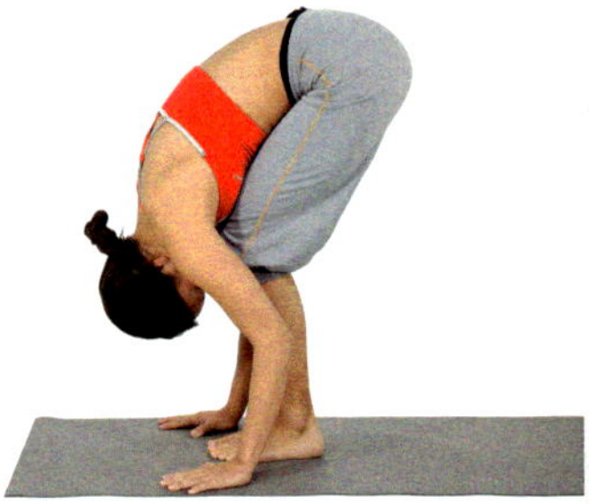

9

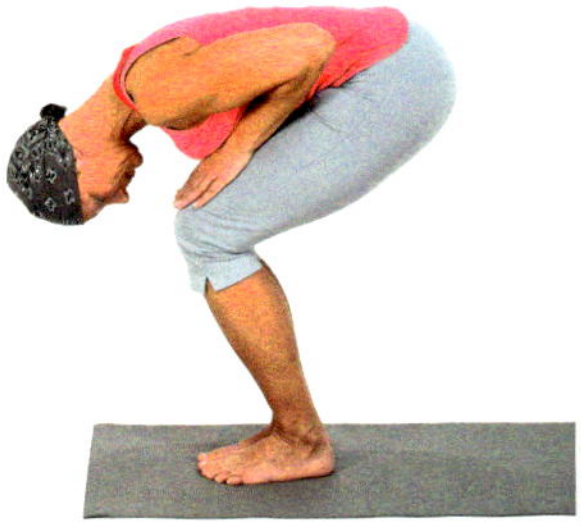

10

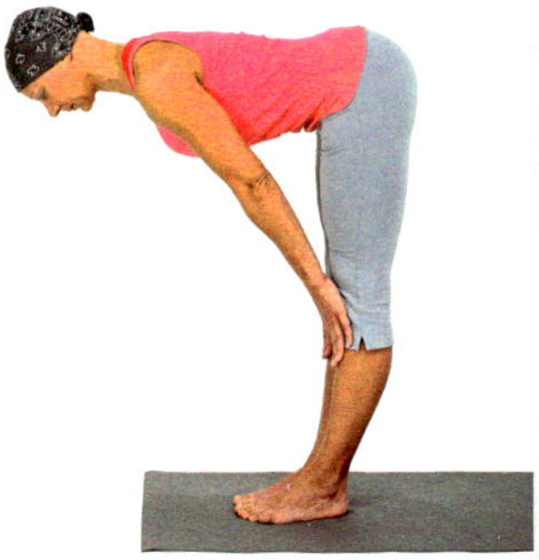

Variante

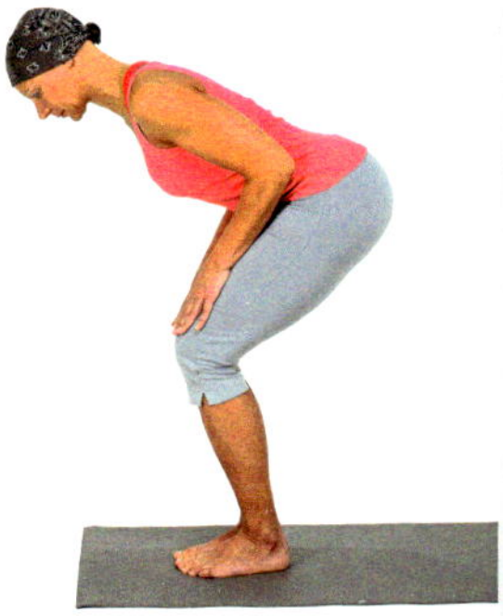

11

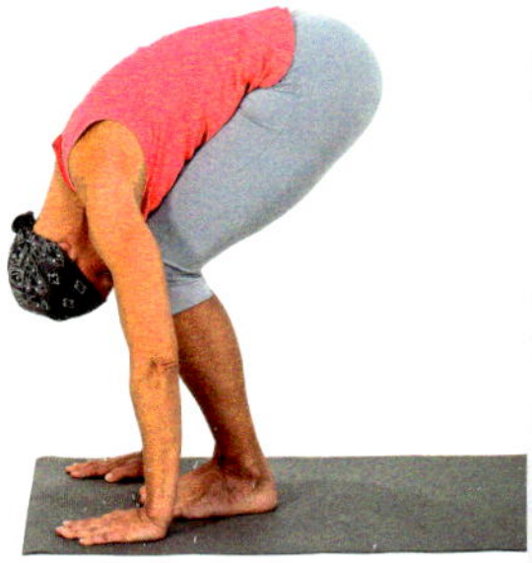

6 Übergang

Atmen Sie aus und verklinken Sie Ihre Hände vor dem Körper. Die Hände sind hier in der Pfeilstellung (→ Info Seite 90) zu sehen. Achten Sie darauf, dass Sie Ihre Knie bei geschlossenen Beinen immer noch zusammenpressen, damit die Grundspannung in den Beinen und im Rumpf erhalten bleibt.

7 Der Sturm (Ausgangsposition)

Beim nächsten Einatmen ziehen Sie die Arme über den Kopf, sodass sie eine Linie mit Ihrem Rücken bilden. Das Gewicht ist gleichmäßig auf beide Füße verteilt, die Knie sind zusammengepresst. Spannen Sie nun die Bauchmuskeln an. Die Arme bleiben gestreckt, die Schultern sind nach unten gezogen. Der Blick ist zum Boden gerichtet, sodass sich der Nacken in einer natürlichen Ausrichtung zum Rumpf befindet.

Variante: der Sturm mit schulterbreit geöffneten Armen

Falls es Ihnen in dieser Position nicht möglich ist, die Arme zu strecken, oder sich Ihre Schultern zu stark verspannen, lösen Sie die Hände voneinander und strecken Sie die Arme schulterbreit geöffnet über den Kopf. Versuchen Sie dabei, den Daumen leicht nach hinten wegzudrehen, sodass die kleinen Finger zueinander zeigen. Ziehen Sie die Arme, so weit es Ihnen möglich ist, nach hinten, also an den Ohren vorbei, ohne dass Sie dabei die Bauchspannung verlieren.

8 Vollständige Vorwärtsdehnung im Stand

Während Sie ausatmen, strecken Sie die Beine und verlagern das Gewicht etwas nach vorn in Richtung Zehen. Gleichzeitig lösen Sie die Arme über die Seiten und beugen sich nach vorn. Platzieren Sie Ihre Hände links und rechts vor den Füßen. Lassen Sie Ihren Kopf locker hängen, der Nacken ist dabei entspannt.

Variante: vollständige Vorwärtsdehnung im Stand mit gebeugten Beinen

Falls Sie in dieser Position eine zu starke Dehnung im Rücken oder auf der Beinrückseite spüren, beugen Sie Ihre Knie, bis die Dehnung für Sie tolerierbar wird.

9 Übergang

Während dieses Übergangs können Sie einmal ein- und ausatmen, um die Position des Tischs vorzubereiten. Beugen Sie Ihre Knie und legen Sie die Hände oberhalb der Knie auf den Oberschenkeln ab. Der Nacken bleibt weiterhin entspannt.

10 Der Tisch

Beim nächsten Einatmen verlagern Sie das Gewicht nach vorn in Richtung Zehen und rollen die Schultern nach hinten, sodass sich das Brustbein nach vorn schiebt. Die Arme sind gestreckt. Jetzt strecken Sie die Beine so weit, dass Sie Ihren unteren Rücken gerade und parallel zum Boden halten können. Die Oberschenkelmuskulatur bleibt aktiv, sodass die Kniescheibe nach oben gezogen wird. Der Blick bleibt nach vorn unten gerichtet. Ziehen Sie das Kinn leicht nach innen, sodass sich der Nacken in der natürlichen Verlängerung der Wirbelsäule befindet.

Variante: der Tisch mit leicht gebeugten Knien

Falls es Ihnen nicht möglich ist, die Beine komplett zu strecken, ohne dabei den Rücken rund zu machen, lassen Sie Ihre Knie gebeugt.

11 Übergang

Während Sie ausatmen, beugen Sie die Beine und lassen den Oberkörper entspannt nach unten auf Ihre Oberschenkel sinken. Die Hände platzieren Sie schulterbreit links und rechts vor den Füßen auf dem Boden.

12

13

Variante **14**

Variante **15**

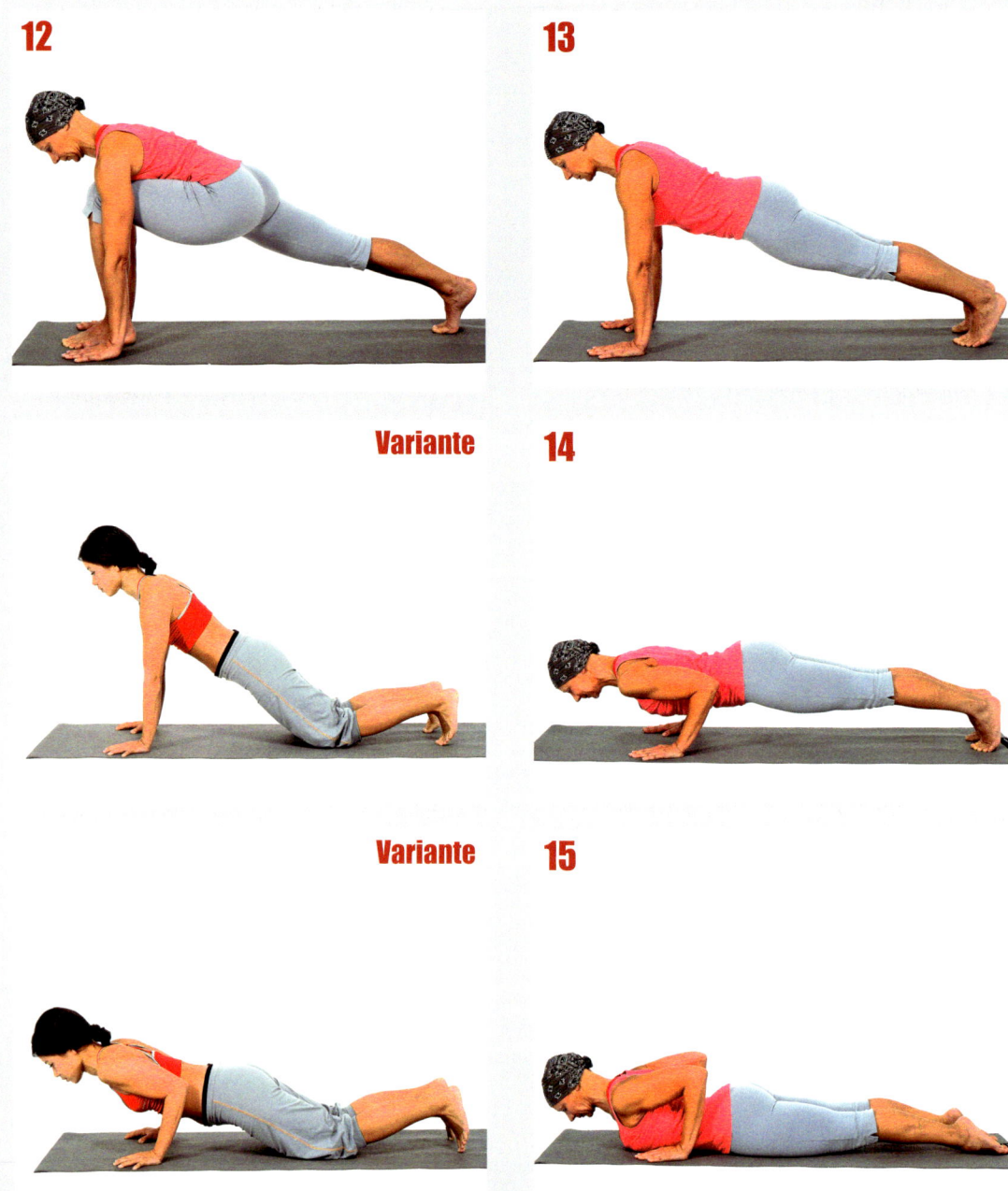

12 Übergang

Während Sie einatmen, steigen Sie zuerst mit dem rechten, dann mit dem linken Fuß zurück, um den hohen Liegestütz vorzubereiten.

13 Der hohe Liegestütz (Ausgangsposition)

Beide Beine sind nun gestreckt und hüftbreit geöffnet. Die Handgelenke befinden sich direkt unter den Schultergelenken. Pressen Sie nun beide Hände gut in den Boden, um die Handgelenke zu entlasten. In Kapitel 2 auf Seite 89–91 lernen Sie dazu die richtige Technik kennen. Achten Sie darauf, dass Sie das Ellbogengelenk nicht überstrecken. Lassen Sie den oberen Rücken nicht durchhängen, die Rumpfmuskulatur sollte angespannt sein. Die Schulterblätter sind leicht nach hinten unten gezogen, sodass der Schultergürtel eine Linie bildet. Bauen Sie die Bauchspannung auf. Spannen Sie nun auch Ihre Oberschenkelmuskeln fest an, damit das Becken in eine optimale Position gebracht wird. Wie schon beim Tisch ist der Blick nach vorn zum Boden gerichtet und das Kinn leicht zum Kehlkopf gezogen, um den Nacken zu stabilisieren.

Variante: der hohe Liegestütz mit abgelegten Knien

Falls es Ihnen in dieser Position schwerfällt, den unteren Rücken und den Bauch zu stabilisieren, legen Sie die Knie auf dem Boden ab. Achten Sie jedoch darauf, dass Sie nicht das ganze Gewicht auf die Knie verlagern. Pressen

Sie deshalb die Fußballen fest in den Boden, um das Gewicht gleichmäßig auf Hände, Füße und Knie zu verteilen. Die Bauchspannung muss erhalten bleiben.

14 Der tiefe Liegestütz

Beim nächsten Ausatmen senken Sie den Körper ab, indem Sie die Arme beugen. Die Ellbogen bleiben dabei eng am Körper und zeigen nach hinten. Gehen Sie so weit nach unten, bis Ellbogen und Schultern auf einer Höhe sind. Konzentrieren Sie sich weiterhin auf die gesamte Körperspannung, wie Sie sie bereits beim hohen Liegestütz eingenommen haben.

Variante: Der tiefe Liegestütz mit abgelegten Knien

Wie beim hohen Liegestütz besteht auch hier die Möglichkeit, die Knie abzusetzen. Versuchen Sie dabei, das Gewicht nur minimal auf die Knie zu verlagern. Pressen Sie die Fußballen immer noch kräftig in den Boden.

15 Die Bauchlage (Ausgangsposition)

Noch während des Ausatmens kommen Sie vom tiefen Liegestütz in die Bauchlage. Die Bewegungsabfolge vom hohen Liegestütz über den tiefen Liegestütz in die Bauchlage ist relativ dynamisch und sollte während eines Atemzugs durchgeführt werden. Ihre Hände bleiben seitlich auf Brusthöhe abgestützt, Ihre Füße liegen in Pointstellung (→ Info Seite 94) auf dem Boden.

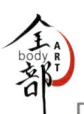
16

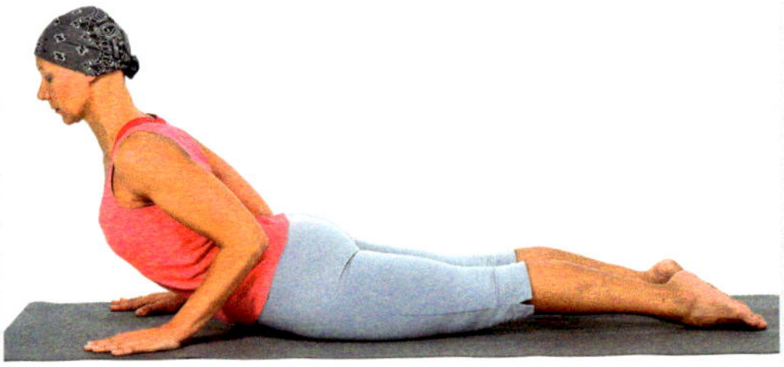

17

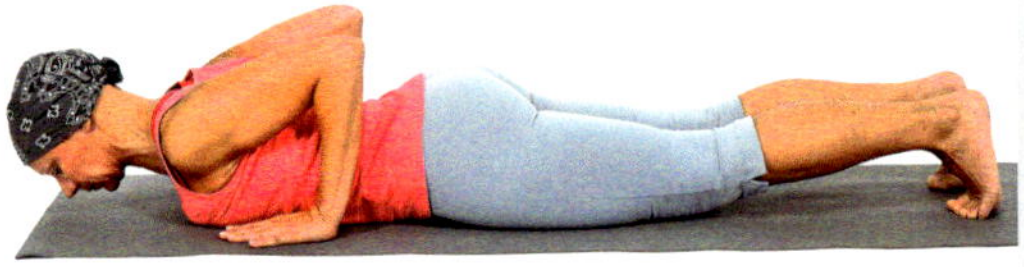

18

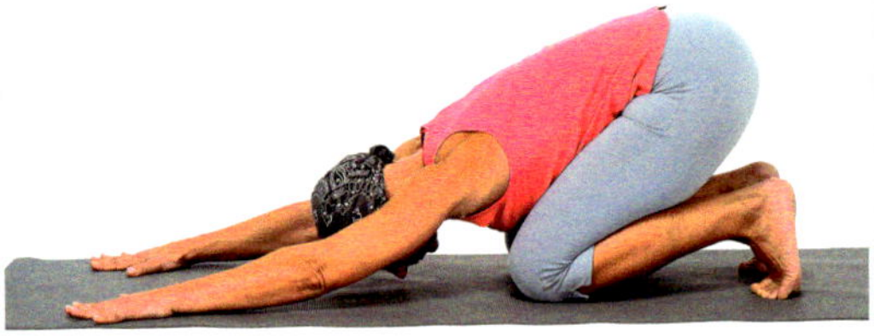

19

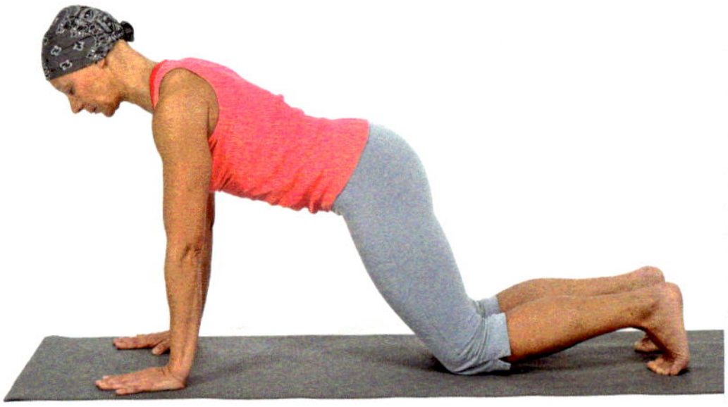

20

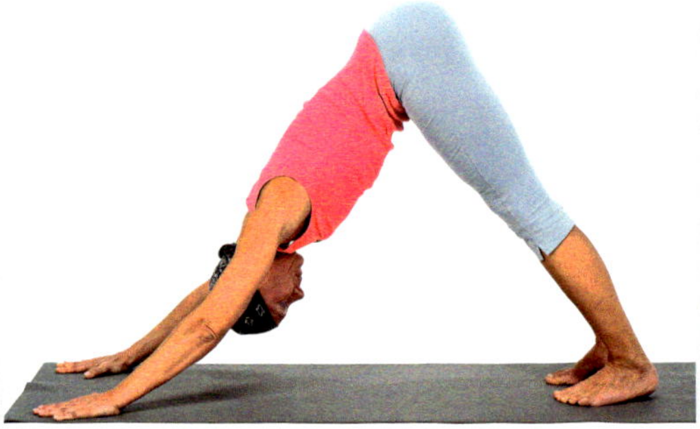

Variante

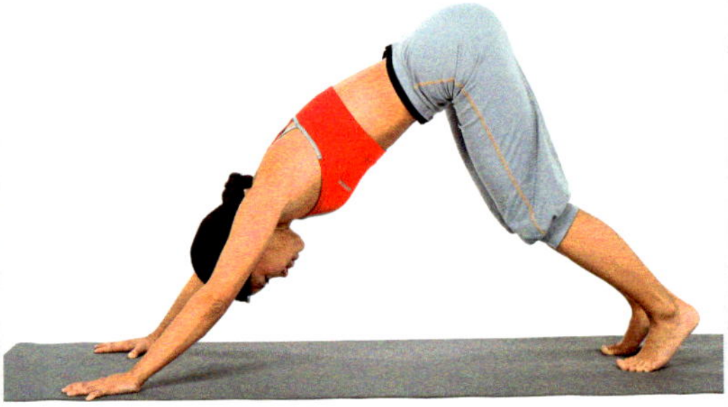

16 Die Kobra

Strecken Sie die Beine weit nach hinten aus, schieben Sie Ihr Kreuzbein in Richtung Fersen und ziehen den Bauch nach innen oben, sodass die Bauchmuskeln angespannt sind. Beim nächsten Einatmen richten Sie Ihren Oberkörper so weit auf, wie es Ihnen möglich ist. Die Beine und das Becken bleiben dabei auf dem Boden. Versuchen Sie, das Brustbein etwas nach vorn zu schieben, sodass sich die Brustwirbelsäule noch ein wenig mehr aufrichtet. Rollen Sie die Schultern zurück, sodass sich die Schlüsselbeine weiten. Die Ellbogen bleiben eng am Körper. Ihr Blick ist nun schräg nach vorn zum Boden gerichtet. Strecken Sie Ihren Nacken, indem Sie das Kinn leicht zum Kehlkopf ziehen. Jetzt spüren Sie ein leichtes Ziehen am Hinterkopf.

Achten Sie darauf, dass Sie keine Schmerzen im unteren Rücken spüren. Falls das der Fall ist, gehen Sie mit dem Oberkörper wieder etwas tiefer, bis der Druck im Rücken nachlässt.

17 Die Bauchlage (Ausgangsposition)

Während des Ausatmens senken Sie Ihren Oberkörper wieder zum Boden in die Bauchlage und stellen die Fußspitzen auf. Um nun in die nächste Position, den Fersensitz, zu gelangen, pressen Sie die Knie in den Boden, heben das Becken an und schieben das Gesäß in Richtung Decke. Spannen Sie dabei den Bauch fest an und pressen Sie die Hände in den Boden. Nun fällt es Ihnen leichter, sich nach oben zu drücken.

18 Der Fersensitz mit gestreckten Armen

Haben Sie die in der Bauchlage beschriebene Körperspannung eingenommen, atmen Sie ein und stemmen Sie sich mit abgelegten Knien nach oben. In einer fließenden Bewegung gehen Sie nun beim nächsten Ausatmen langsam nach hinten in den Fersensitz. Die Arme bleiben gestreckt, die Schultern sind entspannt.

19 Der Vierfüßlerstand (Ausgangsposition)

Beim nächsten Einatmen kommen Sie wieder nach oben und verlagern das Gewicht so weit nach vorn, bis sich die Schultern über den Handgelenken befinden und die Hüfte über den Knien ist.

20 Das umgekehrte V (Ausgangsposition)

Jetzt atmen Sie aus, pressen die Hände fest in den Boden und schieben gleichzeitig das Becken nach oben in das umgekehrte V. Die muskuläre Ansteuerung ist hier besonders wichtig: Strecken Sie die Arme durch, drehen Sie die Achselhöhlen zum Boden hin ein und ziehen Sie gleichzeitig die Schultern weg von den Ohren. Der untere Rücken wird dabei in eine leichte Lordose gebracht. Spannen Sie die Bauchmuskeln an und schieben Sie die Sitzbeinhöcker noch weiter in Richtung Decke. Drehen Sie nun die Oberschenkelvorderseite leicht ein und die Fersen etwas aus. Spannen Sie die Oberschenkelmuskeln an und schieben Sie die Fersen noch etwas tiefer in Richtung Boden.

Variante: das umgekehrte V mit gebeugten Beinen

Falls Sie in dieser Position eine zu starke Dehnung im unteren Rücken oder auf der Beinrückseite spüren, beugen Sie die Beine, bis die Dehnung für Sie tolerierbar wird. Behalten Sie jedoch die Muskelspannung in Rumpf und Armen bei.

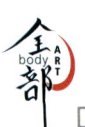

21

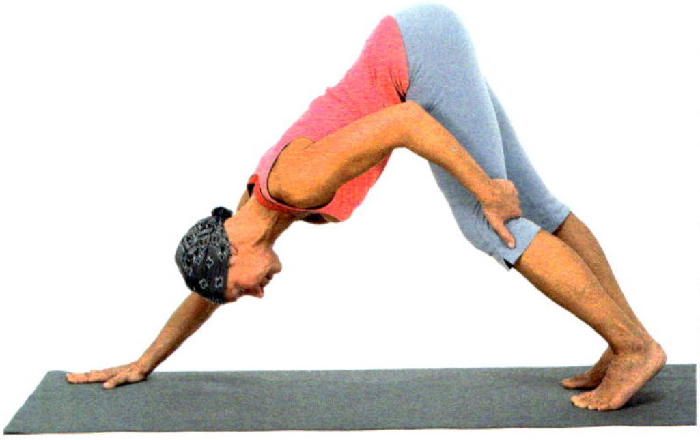

22

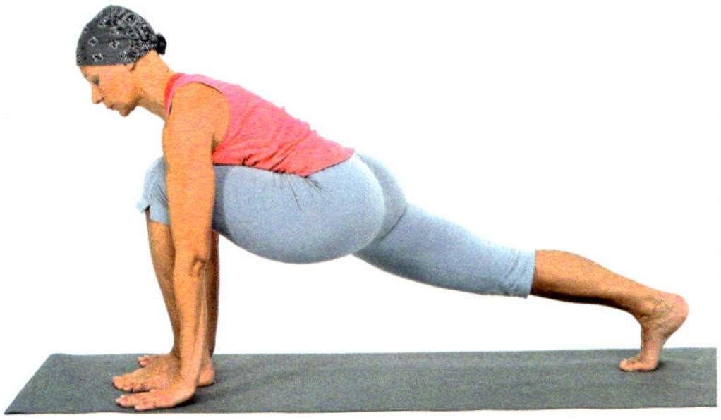

23

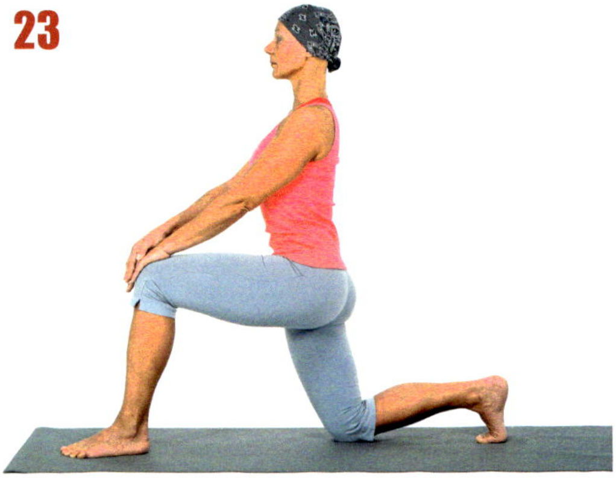

24

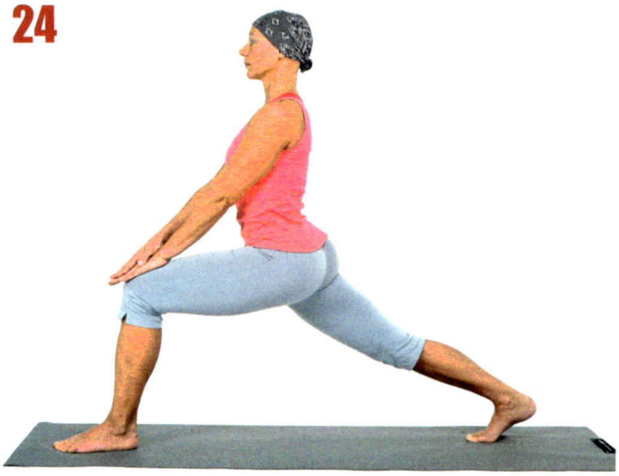

25

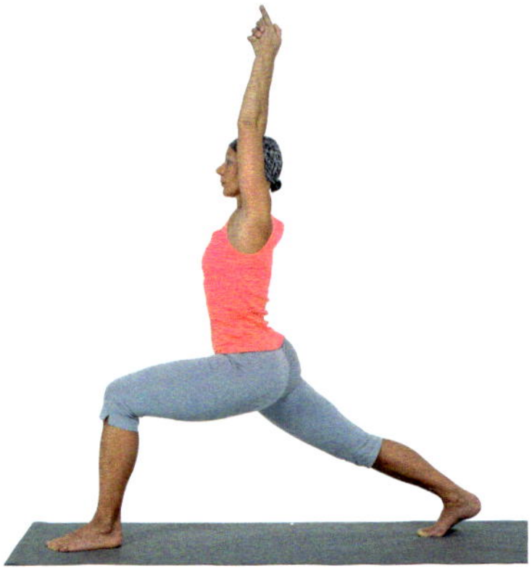

Variante

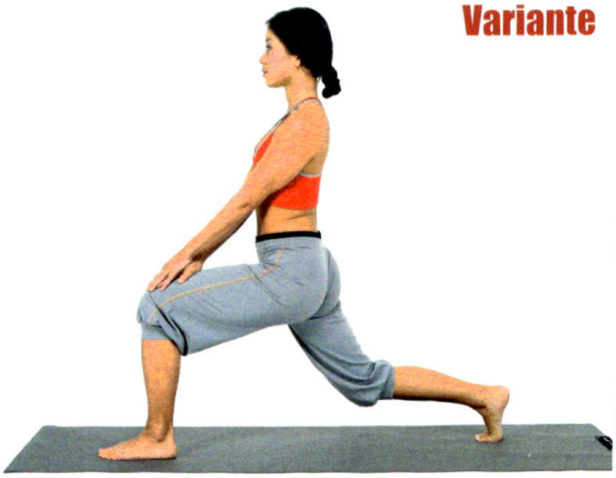

21 Übergang

Während des Einatmens heben Sie die Fersen und greifen mit der linken Hand in Ihre linke Kniekehle.

22 Übergang

Atmen Sie aus und setzen Sie mithilfe Ihrer Hand den linken Fuß nach vorn ab, sodass das Fußgelenk auf einer Linie mit dem rechten Handgelenk ist. Schaffen Sie es nicht, Ihr Bein in einem Schwung nach vorn zu setzen, machen Sie dies anfangs in zwei Schritten und rücken das Bein nach. Platzieren Sie nun auch die linke Hand so, dass sie sich auf einer Linie mit rechter Hand und linkem Fußgelenk befindet.

Beachten Sie beim Nach-vorn-Steigen, dass Sie diese Bewegung ohne Schwung ausführen. Sie sollte allein mit der Kraft Ihrer Bauchmuskulatur möglich sein. Richten Sie dabei zusätzlich Ihren Blick nach vorn zum Fuß. So haben Sie bereits Ihr Ziel anvisiert – auch gedanklich.

23 Übergang

Jetzt setzen Sie das rechte Knie auf dem Boden ab. Während Sie Ihren Oberkörper aufrichten, legen Sie beide Hände auf Ihrem linken Knie ab und strecken die Arme durch. Die Armlänge gibt Ihnen die maximale Aufrichtung des Oberkörpers vor. Achten Sie darauf, dass das vordere Knie über dem Fußgelenk bleibt.

24 Übergang

Beim nächsten Einatmen strecken Sie Ihr hinteres Bein. Ihr Oberkörper bleibt in derselben Position, die Sie im vorangegangenen Übergang bereits eingenommen haben. Er bleibt also auf derselben Höhe.

Um einfacher vom umgekehrten V in den Ausfallschritt zu gelangen, nutzen Sie in den ersten Trainingseinheiten die zusätzlichen Übergänge, wie in den Abbildungen 21–24 dargestellt und beschrieben. Später, wenn Sie geübter sind, gelangen Sie in einer fließenden Bewegung vom umgekehrten V in den Ausfallschritt nur über den Zwischenschritt in Abbildung 22, jedoch ohne Zuhilfenahme der Hand. Sie werden Ihr Bein in einem Schwung nach vorn stellen können.

25 Der Ausfallschritt (Ausgangsposition)

Während des Ausatmens verklinken Sie die Hände vor dem Körper und ziehen die Arme beim nächsten Einatmen wie in der Position des Sturms über den Kopf. Der Blick ist nach vorn gerichtet. Verteilen Sie Ihr Gewicht wieder gleichmäßig auf beide Füße. Schieben Sie den Schambeinknochen nach vorn oben in Richtung Bauchnabel, sodass sich das Becken etwas mehr aufrichtet. Spannen Sie die Bauchmuskeln an, um den Rumpf zu stabilisieren, und auch, um die Balance halten zu können. Ziehen Sie die Schultern weg von den Ohren und weiten Sie das Schlüsselbein.

Variante: der Ausfallschritt mit abgelegten Händen und gebeugtem Bein

Falls Sie im Ausfallschritt einen unangenehmen Druck im unteren Rücken verspüren oder das hintere Bein noch nicht ganz durchstrecken können, lassen Sie es leicht gebeugt und legen die Hände oberhalb des Knies ab. Die Arme sind ganz durchgestreckt. Nehmen Sie die Körperspannung des Rumpfes und der Beine, wie im Ausfallschritt vorher beschrieben, ein.

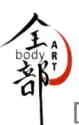
26

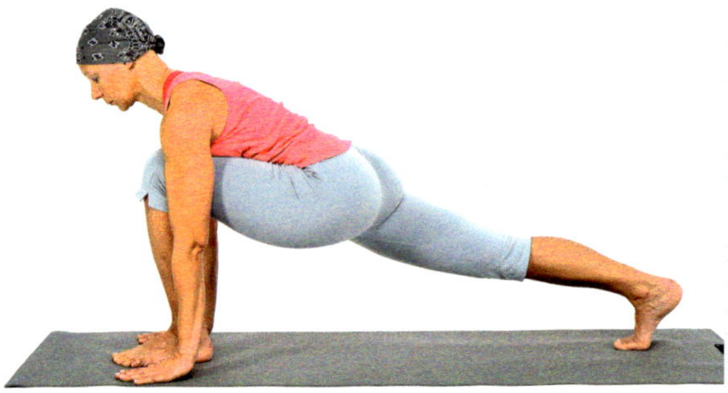

27

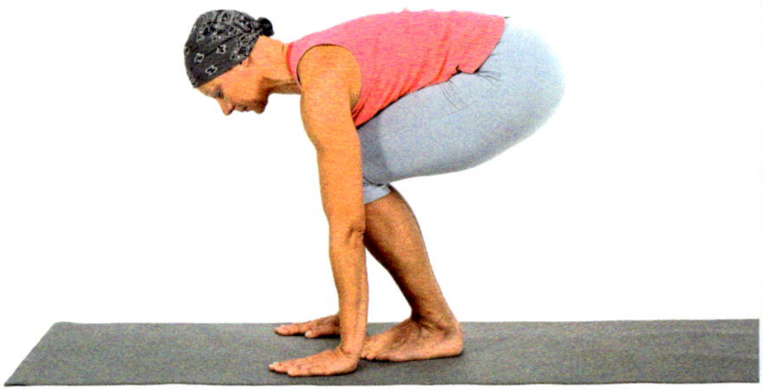

28

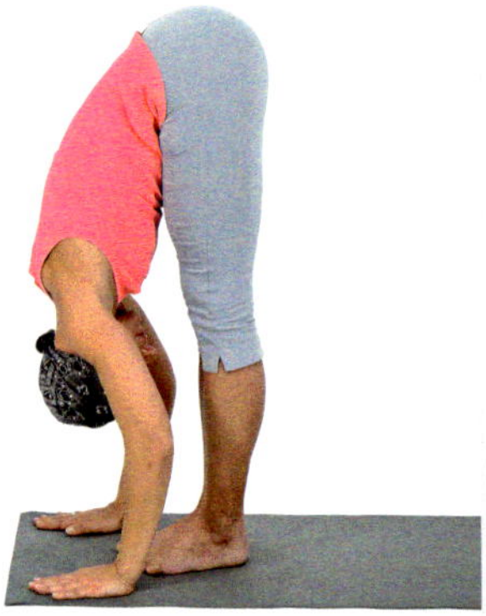

29

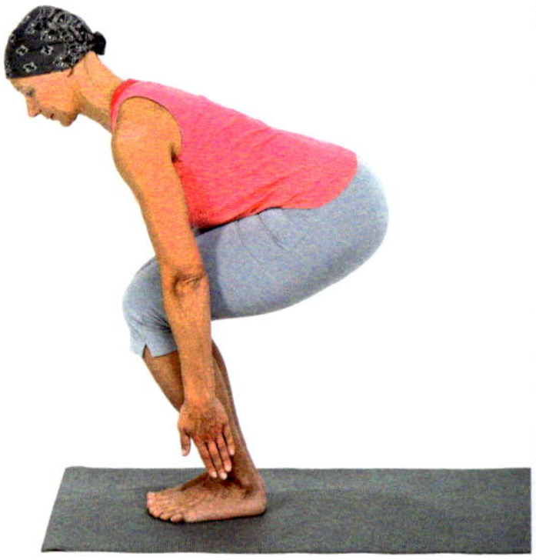

30

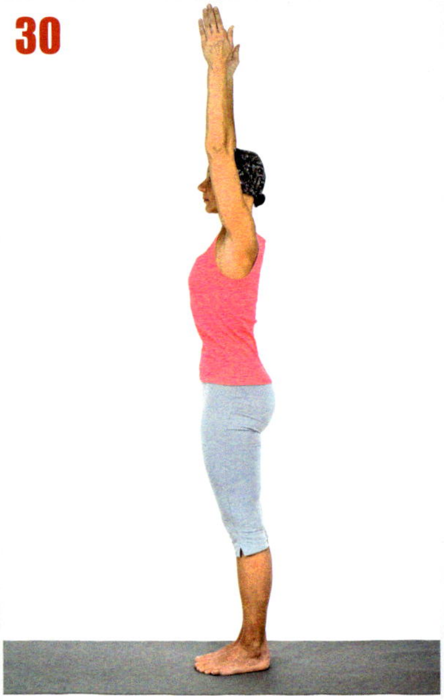

26 Übergang

Beim nächsten Ausatmen lösen Sie die Position des Ausfallschritts auf, indem Sie die Arme über die Seiten nach unten führen und die Hände wieder auf einer Höhe neben dem Fußgelenk absetzen.

Wie zu Beginn der bodyART-Uhr beschrieben, müssen Sie sich jetzt entscheiden, ob Sie den Ausfallschritt sofort auf der linken Seite ausführen, somit zurück in das umgekehrte V steigen und bei Abbildung 21 fortfahren, oder zuerst die bodyART-Uhr beenden und im nächsten Durchgang die linke Seite ausführen.

27 Übergang

Beim nächsten Einatmen verlagern Sie Ihr Gewicht auf den linken Fuß und steigen mit dem rechten Bein nach vorn, sodass beide Füße nebeneinander sind.

28 Vollständige Vorwärtsdehnung im Stand

Atmen Sie aus und nehmen Sie die vollständige Vorwärtsdehnung im Stand ein, wie in Abbildung 8 beschrieben, oder die einfachere Variante mit gebeugten Beinen.

29 Übergang

Beugen Sie nun die Beine und richten Sie Ihren Oberkörper nur so weit auf, bis Ihre Hände links und rechts das Sprunggelenk berühren. Rollen Sie die Schultern zurück und bringen Sie den Nacken in Verlängerung zur Brustwirbelsäule.

30 Übergang

Beim nächsten Einatmen führen Sie die Arme über die Seiten nach oben und richten sich nun komplett auf. Die Arme sind schulterbreit geöffnet, die Handflächen zeigen zueinander. Während Sie ausatmen, senken Sie Ihre Arme wieder über die Seiten ab und kommen in den neutralen Stand. Die bodyART-Uhr beginnt von vorn.

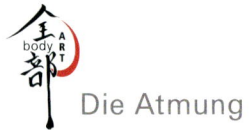

DIE ATMUNG

Jeder Atemzug versorgt unseren Körper mit Sauerstoff und gibt uns die Energie, die wir brauchen, um die lebenserhaltenden Funktionen, die Vitalfunktionen, am Laufen zu halten. Gesteuert werden diese Funktionen über das vegetative Nervensystem, das es unserem Körper ermöglicht, bestimmte Vorgänge automatisch anzupassen und selbst zu regulieren. Dazu gehören Herzschlag, Atmung, Blutdruck, Verdauung und Stoffwechselvorgänge. Wir können diese Vorgänge also nicht willentlich beeinflussen.

Es ist jedoch möglich, bestimmte Funktionen, wie etwa die Pulsrate oder den Muskeltonus, also das wechselseitige Kontrahieren der Muskeln, durch die Steigerung körperlicher Aktivitäten, beispielsweise Joggen oder Krafttraining, zu beeinflussen. Das Gegenteil ist der Fall, wenn die Aktivitäten indirekt verringert werden wie etwa beim Ausruhen oder Schlafen. Eine bewusste Reduzierung wird bei der Tiefenentspannung herbeigeführt: bei autogenem Training, bei Tai-Chi oder auch bei der Meditation im Yoga. Die Steuerung findet dabei meist über die Atmung statt. So spielt in zahlreichen fernöstlichen Therapie- und Bewegungsformen die Atmung eine zentrale Rolle. Im Yoga etwa gibt es die Wissenschaft der reinen Atemübungen, *Pranayama* genannt, in China kennt man das Qigong, das sowohl von rein mentalen Übungen bis hin zu körperlich dynamischen Bewegungsabläufen in Kombination mit der Atmung reicht. Regelmäßiges Training mit bewusster Atmung, bei dem das Ein- und Ausatmen entweder gleich lang sind oder die Ausatmung bewusst verlängert wird, wirkt sich positiv auf unsere körperliche und mentale Ausgeglichenheit aus.

Würden wir uns im Alltag öfter einmal einen Moment Zeit nehmen, um unsere Aufmerksamkeit auf die eigene Atmung zu lenken, würden sich ungeahnte Möglichkeiten ergeben, um unser Wohlbefinden und unsere Vitalität zu beeinflussen. Mit den Worten von Meister Mantak Chia, dem Gründer von »Healing Tao« (Heilendes Tao), ausgedrückt:

»Die natürliche Atmung wirkt sich förderlich auf die gesamte Gesundheit aus. Sie verbessert die Funktion und Leistungsfähigkeit von Herz, Lunge und anderen Organen und Körpersystemen. Sie fördert unsere emotionale Ausgeglichenheit und versetzt uns in die Lage, Stress und eine negative innere Einstellung in Lebenskraft umzuwandeln, die wir uns in Form von Selbstheilung und Selbstentfaltung zunutze machen können.« (Aus »Das Tao des Atmens« von Dennis Lewis.)

Sicher haben Sie schon einmal die Erfahrung gemacht, dass sich emotionaler Stress auf die Atmung auswirkt. Sind wir unsicher, nervös, aufgeregt oder ängstlich, wird unsere Atmung oft flach und kurz. Wenn wir weinen, holen wir meist stoßweise tief Luft und füllen das Brustvolumen der Lungen. Danach sind wir zwar erschöpft, aber auch befreit und entspannt. Die Atmung wirkt also wie ein Ventil, das die Spannungsverhältnisse in unserem Körper regulieren kann. Haben wir zu viel Anspannung im Körper und sind unruhig, legen wir das Bewusstsein auf die Ausatmung und lassen dementsprechend Spannung los. Haben wir zu wenig Spannkraft im Körper und fühlen uns träge, lenken wir unsere Aufmerksamkeit auf die Einatmung und erhöhen dadurch unsere Vitalkraft.

ATEMTECHNIKEN

So wie unser Körper in bestimmten Situationen die Atmung automatisch anpasst, ist es auch möglich, durch die Anwendung unterschiedlicher Atemtechniken bestimmte Aktionen zu unterstützen, je nachdem, welches Ziel verfolgt wird. Kraftübungen erfordern beispielsweise eine andere Atemtechnik als Entspannungsübungen. Übungen, die mehrere Atemzüge gehalten werden sollen, müssen durch die Atmung anders unterstützt werden als Übungen, die dynamisch ausgeführt werden und viel Kraft erfordern.

Im bodyART-Training wird jede Bewegung durch ein Ein- oder Ausatmen initiiert. Anfangs wird dieser bestimmte Atemrhythmus mehr Konzentration erfordern. Je routinierter Sie im Training werden, desto einfacher wird Ihnen auch die Atmung fallen und Sie werden sie selbstverständlich in Ihr Training und sogar in Ihren Alltag einfließen lassen. Genauso wird es auch jemandem ergehen, der relativ untrainiert ist und mit dem Laufen beginnen möchte. Zum einen werden zu Beginn Kondition und Lungenvolumen noch nicht ausreichen, um weite Strecken zu laufen. Man gerät sprichwörtlich schnell außer Atem. Zum anderen wird das Ein- und Ausatmen im Laufrhythmus als anstrengend empfunden werden und verursacht zudem oft Seitenstechen, da der gleichmäßige Takt fehlt. Durch regelmäßiges Training werden sich Laufrhythmus und Atmung allmählich annähern, und zwar so weit, dass man sich gar nicht mehr auf die Atmung konzentrieren muss, da sie automatisch abläuft. Genauso werden Sie auch die Atmung in das bodyART-Training integrieren. Dabei ist in allen Bereichen das Prinzip von Yin und Yang gut erkennbar. Das Einatmen wird dem Yang, der Aktivität und Ausdehnung, zugeordnet und das Ausatmen dem Yin, der Ruhe und Entspannung.

Im bodyART-Training wird die Atmung als Bindeglied genutzt, um fließend von einer Position in die nächste zu wechseln. Betrachten Sie zum Beispiel bei der bodyART-Uhr den Übergang vom Einrollen des Oberkörpers zur Position mit gebeugten Beinen, auf die dann der Sturm folgt. Nach dem Einrollen des Oberkörpers werden die Arme mit der Einatmung über den Kopf gestreckt, mit der Ausatmung ziehen Sie die Arme über die Seite nach unten und beugen gleichzeitig die Beine. Die Hände ruhen nun an den Fußknöcheln. Dieser Zwischenschritt bereitet dann mit der nächsten Einatmung die Position des Sturms vor, eine der Ausgangspositionen.

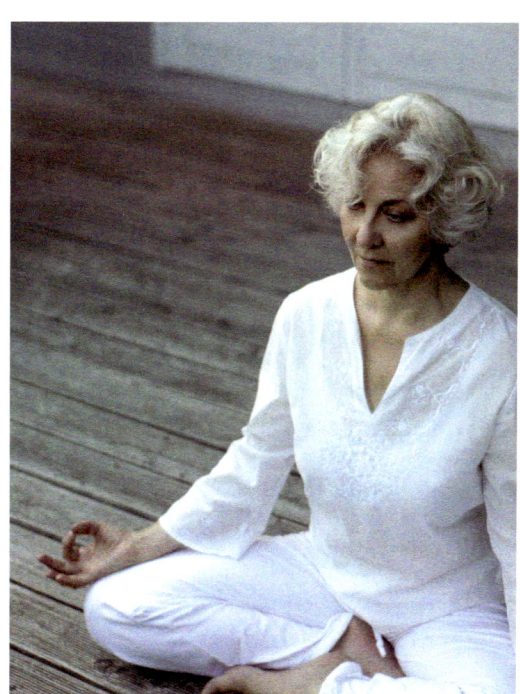

Bevor Sie mit dem Training beginnen, konzentrieren Sie sich zuerst in einer Sitzposition auf die Atmung.

MEINE ERFOLGSGESCHICHTE

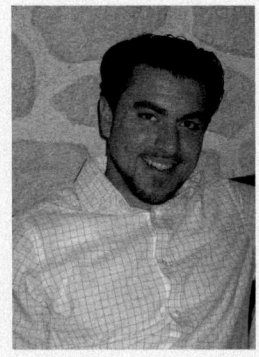

Antonio C. aus Ergolding, 31 Jahre

Meine Muskulatur ist viel flexibler geworden

BodyART, was ist das? Vor etwa zwei Jahren war genau das meine neugierige Frage an Daniela, die Empfangsdame bei meinem Physiotherapeuten. Wieder einmal war ich wegen einer Achillessehnenreizung und Schmerzen an meiner rechten Ferse sowie Rückenbeschwerden im Lendenwirbelbereich in Behandlung. Als leidenschaftlicher Fußballer konnte ich es einfach trotz der bekannten körperlichen Symptome nicht lassen zu spielen. Der wahre Grund dieser chronischen Beschwerden waren eine Fehlhaltung und Muskelspannungen im Waden-, Unterschenkel- und Rückenbereich. Aber ein Fußballer ist hart im Nehmen und braucht kein Yogazeug – so zumindest meine Devise.
Dann kam aber noch Stress im Job dazu, und mir wurde klar, dass ich dringend mehr für meine Gesundheit tun musste.
Schließlich entdeckte ich bodyART. Nach zwei Jahren regelmäßigem Training habe ich es wirklich lieben gelernt. Die unterschiedlichen Übungen fordern mich einerseits heraus, an meine Grenzen zu gehen, andererseits führen mich die fließenden Bewegungen und die gezielte Atmung jedes Mal aufs Neue in eine wohltuende Tiefenentspannung. Und übrigens, meine Rückenbeschwerden sind verschwunden, und bei der Flexibilität der Muskulatur habe ich enorme Erfolge erzielt.

Die Atmung wird aber nicht nur für die Übergänge genutzt, sondern unterstützt auch das längere Halten und Stabilisieren von Übungen, zum Beispiel den Liegestütz oder das umgekehrte V. Da über das Einatmen Energie aufgenommen und über das Ausatmen Spannung abgegeben wird, fühlt man sich nach einem ganzheitlichen Training sowohl entspannt als auch energetisiert. Sie werden erstaunt sein, wie ausgeglichen und vitalisiert Sie sich nach einer bodyART-Trainingseinheit fühlen werden, vorausgesetzt, Sie setzen die Atmung bewusst ein.

Im bodyART-Training werden je nach Trainingsphase drei verschiedene Atemtechniken eingesetzt. So wird in der Phase, in der Kräftigung, Stabilität, Balance und Flexibilität im Vordergrund stehen, die **zentrale Atmung,** die Kehlkopfatmung, angewandt, die sowohl mentale als auch körperliche Stärke fördert und den Körper gleichzeitig warm hält.

Die zweite Atemtechnik ist die **Pressatmung.** Sie hilft bei dynamischen Übungen, die erforderliche Muskelkraft zu mobilisieren, beispielsweise beim mehrmaligen Wiederholen des hohen Liegestützes (Hover), also beim Hoch- und Tiefgehen.

Am Ende des Trainings liegt der Schwerpunkt auf Dehnungs- und Entspannungsübungen. Diese werden durch die dritte Atemtechnik, nämlich die **Drei-Kammer-Atmung** unterstützt.

Lernen Sie zunächst einmal die unterschiedlichen Atemtechniken detailliert kennen. In allen drei Techniken wird das Prinzip von Yin und Yang deutlich.

Die Pressatmung

Für Anfänger ist die Pressatmung meist die einfachste Form. Sie können sich ganz auf die Muskulatur konzentrieren, die sich während einer Belastung anspannt. Sie kennen diese Atemtechnik eventuell vom klassischen Krafttraining. Um ein Gewicht anzuheben oder einen Widerstand zu überwinden, öffnen Sie den Mund und atmen über die sogenannte Lippenpresse, bei der sich die Lippen nur leicht öffnen, aus. Wenn Sie dem Gewicht bzw. dem Widerstand nachgeben, atmen Sie durch die Nase ein. Bei dynamischen Wechseln mit hohem Kraftaufwand ist diese Technik notwendig, um das Zusammenziehen, die Kontraktion, der Muskulatur zu unterstützen. Die Pressatmung wirkt sich kühlend auf den Organismus aus. Sie können das einmal selbst ausprobieren. Wenn Sie sich zum Beispiel die Finger verbrennen und Ihre Haut kühlen wollen, dann pusten Sie auf die verletzte Stelle, sodass eine angenehme Abkühlung entsteht. Genau das passiert bei der Pressatmung.

Im bodyART-Training wird diese Atemtechnik beispielsweise beim Übergang vom tiefen Liegestütz mit gebeugten Armen in den hohen Liegestütz mit gestreckten Armen genutzt. Wenn Sie sich nun im Liegestütz befinden und diesen ein paar Mal wiederholen möchten, so atmen Sie beim Tiefgehen ein. Beim Hochgehen müssen nun Kräfte mobilisiert werden, um das Körpergewicht nach oben zu drücken. Es finden während des Ausatmens, also beim Hochgehen, zahlreiche Muskelkontraktionen statt. In der Bewegungsausführung zieht sich zuerst einmal der dreiköpfige Oberarmmuskel, der Trizeps, zusammen, er kontrahiert. Gleichzeitig wird die Rumpfmuskulatur, also Bauch-, Rücken-, Brust- und Schultermuskeln, angespannt, um den Körper zu stabilisieren. Durch die Pressatmung entsteht ein schnaubendes Geräusch, da Sie beim Ausatmen die Luft zwischen Ihre Lippen hindurchpressen, während Sie beim Hochgehen die Arme wieder strecken. Sind Ihnen das bodyART-Training und dessen Atem-

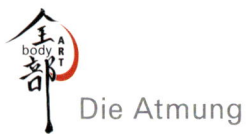

techniken schon über einen längeren Zeitraum vertraut, können Sie beim Übergang vom Brett in den Liegestütz mit gestreckten Armen das energetische Atemprinzip, basierend auf Yin und Yang, anwenden. Sie würden dann beim Beugen der Arme ausatmen und beim Strecken der Arme einatmen, da Ausdehnung und Streckung der Yang-Energie zuzuordnen sind und somit der Einatmung.

Eine bodyART-Übung, bei der ausschließlich die Pressatmung angewendet wird, ist der Ellbogenstütz, bei dem Sie im Wechsel das rechte Knie zur rechten Schulter und das linke Knie zur linken Schulter ziehen. Diese Übung wird im bodyART-Training seitliche Rumpfbeuge genannt. Während der Kontraktion, also beim Zusammenziehen der Bauchmuskulatur, atmen Sie durch den leicht geöffneten Mund aus. Bei der seitlichen Rumpfbeuge findet eindeutig ein dynamischer Wechsel mit hohem Kraftaufwand statt. Die Pressatmung unterstützt diese Übung.

Die zentrale Atmung oder Kehlkopfatmung

Diese Atemtechnik wird in statischen Positionen und Dehnungsübungen angewandt. Sie hilft, den Geist zu beruhigen und Konzentration wie auch Geduld für das Halten der Übungen aufzubringen. Um diese Atemtechnik zu üben, nehmen Sie eine bequeme Sitzposition auf Ihrer Matte ein oder stellen Sie sich in der neutralen Position auf-

»Wenn der Atem in Bewegung ist, sind es auch die Gedanken. Wenn der Atem ruht, dann ruhen auch sie.«

Hatha-Yoga-Pradipika des Svatmarama

recht hin. Sie können dabei auch die Augen schließen. Die Wirbelsäule sollte möglichst aufrecht und gerade sein, das Kinn sollte leicht nach hinten gezogen werden. Nun konzentrieren Sie sich erst einmal voll und ganz auf Ihre Atmung. Bei der zentralen Atmung können Sie sowohl durch die Nase ein- und ausatmen (nasale Atmung) als auch durch die Nase ein- und durch den Mund ausatmen. Stellen Sie sich nun vor, es würde ein Rohr an Ihrer Wirbelsäule entlanglaufen, das sich mit jedem Atemzug mit Luft füllt und wieder entleert. Das Rohr füllt sich dabei von unten nach oben. Sie atmen also zuerst bewusst in den Bauch (1) und dann in den Brustkorb (2), wobei sich die Rippenbögen weit öffnen. Sie werden auch feststellen, dass sich Ihr Oberkörper nochmals automatisch etwas aufrichtet. Entleeren Sie nun beim Ausatmen das vermeintliche Rohr wieder, indem Sie sich vorstellen, die Luft würde zuerst aus dem Brustkorb (3), dann aus dem Bauch (4) entweichen. Dabei senkt sich der Brustkorb, die Rippenbögen nähern sich wieder an, und die Bauchdecke zieht nach innen. Diese sogenannte Bauchpresse wird initiiert durch die quer verlaufende, tief liegende Bauchmuskulatur, die ihre Spannung verändert. Sie wird auch als »natürliches Korsett« bezeichnet, da sie quer über Bauchdecke und Taille verläuft und einen flachen Bauch sowie eine schmale Taille bewirkt. Zieht die Bauchdecke nach innen und senkt sich der Brustkorb, senken sich auch die Schultern automatisch, sodass die Nackenmuskulatur gedehnt wird und sich entspannt.

In der Trainingsphase ist es nun wichtig, auch während des Ausatmens die Wirbelsäulenaufrichtung zu erhalten, damit eine Rumpfstabilität erzeugt wird, die unentbehrlich ist für zahlreiche Balance- und Stabilisationsübungen. Stellen Sie sich vor, Sie würden während des Atmens ein Kor-

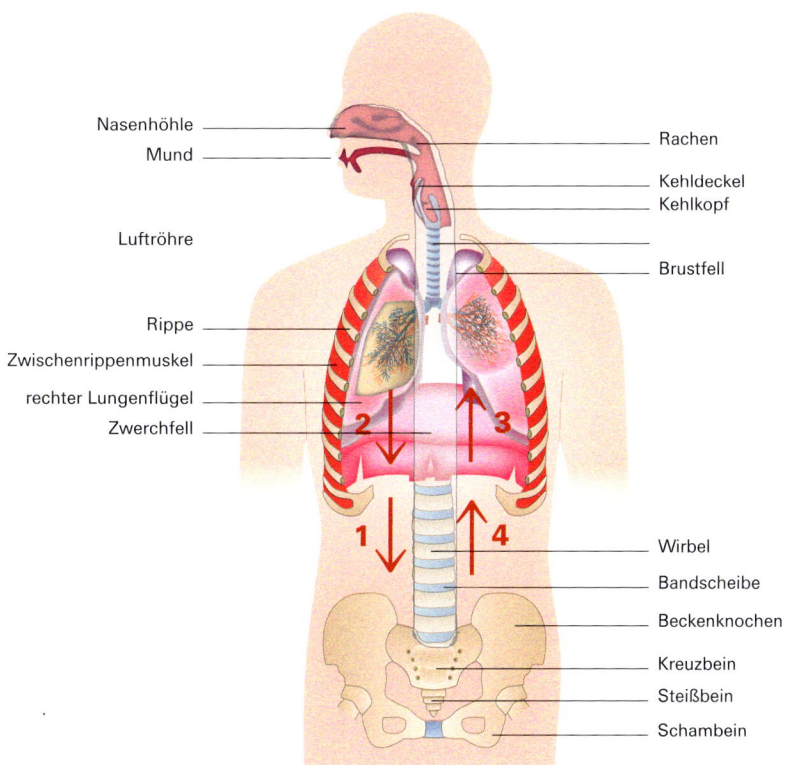

Nasenhöhle

Mund

Luftröhre

Rippe

Zwischenrippenmuskel

rechter Lungenflügel

Zwerchfell

Rachen

Kehldeckel

Kehlkopf

Brustfell

Wirbel

Bandscheibe

Beckenknochen

Kreuzbein

Steißbein

Schambein

Die zentrale Atmung oder Kehlkopfatmung wird vor allem bei statischen Positionen und Dehnungsübungen angewandt.

sett tragen, das zugeschnürt wird, während sich die Rippenbögen beim Ausatmen wieder annähern. Die Bauchdecke bleibt dabei bewusst angespannt. Öffnen Sie beim Ausatmen den Mund. Dabei entsteht ein hauchendes Geräusch, so als würden Sie einen Spiegel anhauchen. Dieses Atemgeräusch ergibt sich durch den leichten Widerstand im Kehlkopf, der für die Atmung und die Stimmbildung zuständig ist und den Rachen mit der Luftröhre verbindet, die wiederum den Beginn der unteren Luftwege darstellt. Die Luft wird kontrolliert am Kehlkopfbereich vorbeigeführt. Durch den leichten Druck, der durch das Zurückziehen des Kinns auf den Kehlkopf erzeugt wird, entsteht ein Widerstand, der die Atmung verlangsamt und tiefer werden lässt. Die Luft wird erwärmt, sodass der Körper von innen warm gehalten wird. Öffnen Sie den Mund bei der Ausatmung, so werden Sie diese Wärme spüren. Nehmen wir wieder den Spiegel. Dieser beschlägt durch das Anhauchen, weil das Spiegelglas kälter ist als unser Atem. Das langsame und kontrollierte Ausatmen mit leichtem Kehlkopfwiderstand ermöglicht es, die Bauchmuskulatur dosiert und in allen ihren Bereichen anzuspannen. So wie ein aufgeblasener Luftballon schnell seine Luft verliert und schlaff wird, wenn er nicht verknotet ist, so würden Sie auch Ihre Körperspannung verlieren und Ihren Körper nicht mehr kontrollieren können. Halten Sie den Verschluss des Luftballons

65

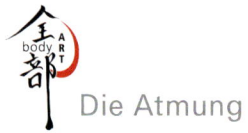
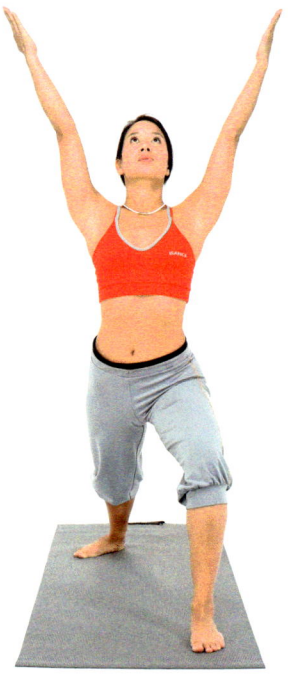

Durch die Atmung richtet sich der Körper auf, die Positionen können leichter ausbalanciert werden.

aber mit zwei Fingern zusammen, sodass die Luft nur langsam ausströmen kann, wird er sich sehr viel langsamer zusammenziehen. Genau diesen Effekt hat die Kehlkopfatmung bei der Ausatmung auf Ihre Rumpfmuskulatur. Sie baut viel Kraft in der Körpermitte auf. Dadurch können Sie unter anderem Übungen, die mit gerader Wirbelsäule gehalten werden, viel besser ausbalancieren, wie etwa den Krieger I. Ihr Körper richtet sich durch die Atmung auf, die Bandscheiben bleiben in der richtigen Position, das Erscheinungsbild ist aufrecht und präsent – und das werden Sie auch spüren und sehen, denn Ihre Haltung wird sich mit der Zeit verbessern. Gleichzeitig erhöht sich durch

die bewusste Atmung die Konzentration. Sie lernen Stress und mentalen Widerstand in positive Lebenskraft umzuwandeln.

Auf den Punkt gebracht bedeutet das: einen flachen Bauch, einen gesunden Rücken, eine aufrechte Haltung, mehr Selbstbewusstsein und innere Gelassenheit.

Auch in der Endphase während des Dehnens ist die zentrale Atmung sehr wichtig, da der Körper abkühlt und die Muskeln dazu tendieren sich zusammenzuziehen. Wärme ermöglicht der Muskulatur loszulassen und sich in die Länge zu ziehen, also zu dehnen.

Die Drei-Kammer-Atmung

Die Drei-Kammer-Atmung ist am anspruchsvollsten und braucht ein wenig Übung, um sie fließend ins bodyART-Training integrieren zu können. Die drei Kammern stehen dabei für den Körper, den Geist und die Seele und sollen durch die Atmung miteinander verbunden werden. Übertragen wir nun die drei Kammern auf den Körper. Die erste Kammer reicht vom Schambein bis zum unteren Rippenbogen und repräsentiert alles Materielle, alles Greifbare, also den Körper. Die zweite Kammer reicht vom unteren Rippenbogen bis zum Schlüsselbein und steht für alles Emotionale. Die dritte Kammer geht vom Schlüsselbein bis über den Scheitel hinaus und steht für die Seele, den Geist, also das Spirituelle.

Im bodyART-Training wird die Drei-Kammer-Atmung in der Endphase des Trainings angewandt, um sowohl Körper als auch Geist zu entspannen. Um ein Gefühl für die Drei-Kammer-Atmung zu bekommen, lassen Sie diese anfangs immer wieder in Ihre Entspannungsphase einfließen und üben Sie jede einzelne Kammer isoliert nacheinander. Sie können das entweder im Liegen oder im Sitzen ausprobieren. Legen Sie dafür eine Hand auf den unteren Bauch, die andere auf die Brust. Achten Sie darauf, dass Schultern und Arme entspannt bleiben. Nun atmen Sie ganz bewusst in den Bauchraum, also in die erste Kammer, und stellen sich vor, diesen zu füllen und wieder zu entleeren. Sie spüren, wie sich Ihre Bauchdecke in die Handfläche hebt und wieder senkt. Danach erweitern Sie die Atmung durch die zweite Kammer, den Brustraum. Beim Einatmen hebt sich erst die Bauchdecke, dann weitet sich der Brustraum; beim Ausatmen senkt sich erst der Brustraum und dann die Bauchdecke. Genauso verfahren Sie mit der dritten Kammer, für die Sie ein etwas anderes Vorstellungsvermögen brauchen, da sie den Geist repräsentiert. Atmen Sie also in den Bauch, dann in den Brustkorb und schließlich bis über den Scheitel hinaus. Diese dritte Kammer spielt sich hauptsächlich in Ihrer Vorstellung ab. Atmen Sie nun in umgekehrter Reihenfolge wieder aus. So lernen Sie, den gesamten Atemraum auszuschöpfen, sodass sich Ihre Lungenflügel optimal ausdehnen können. Dadurch verringert sich die Atemfrequenz, das heißt die Atemzüge pro Minute, die Sie benötigen, um alle Strukturen Ihres Körpers zu versorgen. Ruhe und Entspannung stellen sich ein, Ihr Körper beginnt sich zu regenerieren.

DAS ENERGETISCHE ATMUNGS-PRINZIP

Die energetische Atmung ist ein Atmungsprinzip. Die Voraussetzung dafür ist, dass der Trainierende schon einige bodyART-Trainingseinheiten absolviert haben sollte. Bei der energetischen Atmung folgen Sie dem Prinzip von Yin und Yang: Das Einatmen geschieht während Bewegungen, die sich ausdehnen, und das Ausatmen bei Bewegungen, bei denen sich der Körper zusammenzieht. Im neutralen aufrechten Stand beispielsweise heben Sie während des Einatmens die Arme über die Seiten nach oben und senken sie beim Ausatmen wieder über die Seiten ab. Während des bodyART-Trainings folgen Sie immer dem energetischen Atmungsprinzip und benutzen eine der drei genannten Atemtechniken, je nachdem, welche Übung Sie gerade ausführen oder in welcher Trainingsphase Sie sich gerade befinden.

Praktizieren Sie das bodyART-Training in Kombination mit der richtigen Atmung regelmäßig, werden Sie positive Effekte und Veränderungen an sich selbst wahrnehmen. Sie werden sich kraftvoll und trotzdem locker und entspannt fühlen. Ihr Körper findet zurück zu einem ursprünglich angeborenen Zustand von Vitalität und Funktionalität. Das bodyART-Training wird ein Teil Ihres täglichen Lebens werden, auf den Sie nicht mehr verzichten wollen.

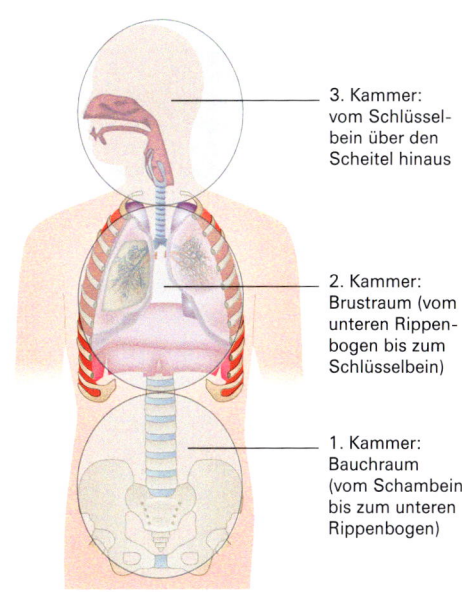

3. Kammer: vom Schlüsselbein über den Scheitel hinaus

2. Kammer: Brustraum (vom unteren Rippenbogen bis zum Schlüsselbein)

1. Kammer: Bauchraum (vom Schambein bis zum unteren Rippenbogen)

Die Drei-Kammer-Atmung erfordert etwas Übung, um sie ins Training zu integrieren.

BODYART – EIN TRAINING FÜR ALLE

Auch wenn viele Menschen das Bedürfnis haben, etwas für den eigenen Körper zu tun, wird der gute Vorsatz doch oft aus den unterschiedlichsten Gründen nicht umgesetzt – beruflicher Stress, die Familie oder weil man die Sportart noch nicht gefunden hat, die einem gefällt und die einen immer wieder motiviert. Bei vielen Trainingsarten hat man vielleicht das Gefühl, sie könnten einen überfordern, oder man hat Angst davor, etwas nicht zu können oder nicht gut genug zu sein, weil man sich zu alt, zu schwach, nicht fit genug fühlt oder nicht offen dafür ist, neue Dinge auszuprobieren. Jedes körperliche Training stellt eine Herausforderung dar und konfrontiert uns mit Grenzen. Es ist daher äußerst wichtig, das Trainingsziel und den Trainingsinhalt so zu wählen, dass sich Erfolgserlebnisse einstellen und somit die Motivation erhalten bleibt oder sogar steigt. Umgekehrt ist es für sportlich aktive Menschen sehr wichtig, immer wieder Herausforderungen zu suchen, um Trainingsfortschritte zu erzielen.

Mit der Zeit gewöhnt sich der Körper an die gleichbleibende Belastung und denselben Trainingsreiz. Irgendwann kommt dann der Zeitpunkt, Neues auszuprobieren und andere Reize zu setzen. Das bodyART-Training richtet sein Augenmerk bewusst auf die Bedürfnisse des Trainierenden, egal ob trainiert oder untrainiert, alt oder jung, gerade aus der Reha entlassen oder nur neugierig. Auch für Schwangere, Spitzensportler und Kinder kann das bodyART-Training so gestaltet werden, dass jeder seine Herausforderung findet. Durch die jahrelange Erfahrung in vielen Bereichen und die Zusammenarbeit mit Spezialisten ist es gelungen, alle Übungen und Positionen so anzupassen, dass sie für jeden durchführbar sind und jedem helfen, seinem persönlichen Trainingsziel näher zu kommen. Denn alle Übungen und Ganzkörperpositionen können in mehreren Schwierigkeitsstufen durchgeführt werden, sodass Sie Ihr Training mit jedem Mal steigern können. Zudem werden keine Haltezeiten oder Wiederholungszahlen vorgegeben. Das hilft Ihnen, Ihre Aufmerksamkeit nach innen zu richten und Ihr eigenes Trainingslevel zu bestimmen. Ohne einen Wettkampf gewinnen zu wollen oder einer Gruppendynamik gerecht werden zu müssen, entscheiden Sie selbst, wie sehr Sie sich fordern möchten. Das bodyART-Training soll Sie ermutigen, einen Dialog mit sich selbst zu führen. Nicht jede Tagesverfassung ist gleich, also verändert sich dieser Dialog permanent, und Sie stellen sich je nach Tagesform Ihre ganz individuelle bodyART-Trainingseinheit zusammen. In Kapitel 2 ab Seite 98 werden zu jeder einzelnen Übung verschiedene Varianten gezeigt. Sie können frei entscheiden, welche Variante Sie machen möchten. Hier nur ein Beispiel: Der hohe Liegestütz kann mit gestreckten Beinen oder, zur Vereinfachung, auf den Knien durchgeführt werden (→ Seite 53).

Mit jeder Trainingseinheit, die Sie absolvieren, wird sich Ihr Fitnessgrad verbessern, und Sie werden irgendwann automatisch zur schwierigeren Variante übergehen. Nehmen wir wieder den Liegestütz. Nach ein paar Trainingseinheiten wird es für Sie immer einfacher, ihn mit gestreckten Beinen zu halten. Jetzt steigern Sie sich noch einmal, indem Sie zusätzlich ein Bein anheben. Dafür genügt es, nur zweimal pro Woche zu trainieren – das aber regelmäßig, und Sie werden sich schon innerhalb kürzester Zeit über Ihren Trainingsfortschritt freuen können. Beobachten Sie aufmerksam jede noch so kleine Veränderung, sowohl im Alltag als auch während des Trainings. Sollten Sie zusammen mit Freunden trainieren, achten Sie darauf, dass jeder den individuellen Schwierigkeitsgrad wählt, der seinem Trainingszustand und seinem Alter entspricht.

AUSGLEICHSTRAINING FÜR JEGLICHE SPORTART

Da bodyART kein Ausdauertraining im klassischen Sinn ist, wie das beim Joggen oder bei Aerobicstunden im Fitnessstudio der Fall ist, kann es

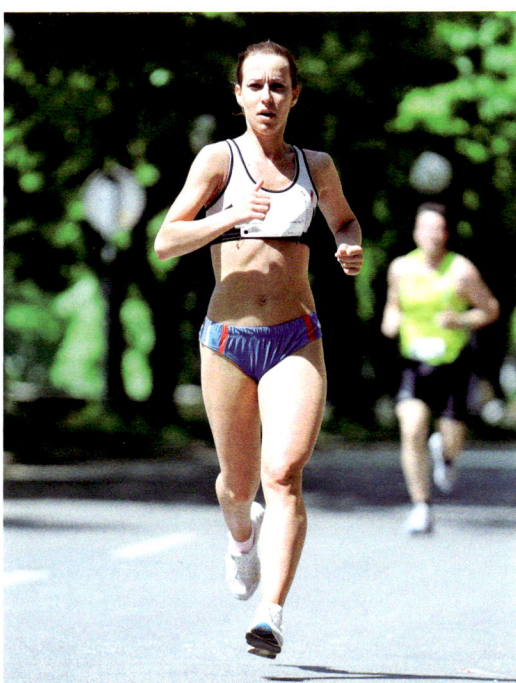

Für Läufer bietet das bodyART-Training den idealen Ausgleich, um den Körper zu dehnen und zu kräftigen.

aber eine hervorragende Ergänzung dazu sein und als Ausgleichstraining dienen. Viele Sportarten können zu einer einseitigen Belastung von Muskeln und Gelenken führen und so Fehlhaltungen und Schmerzen hervorrufen wie etwa in den Knien oder im Rücken. Würden beispielsweise Marathonläufer kein zusätzliches Krafttraining absolvieren, könnten ihre Beinmuskeln nicht mehr die Kraft aufbringen, sie über lange Strecken zu tragen. Unsere Muskeln sind die Motoren der Bewegung, und die müssen eben ständig »geölt« werden, um Leistung zu bringen. Ein bodyART-Training beansprucht sämtliche Muskelgruppen. Dabei kann in einer Trainingseinheit auch ein Schwerpunkt durch die gezielte Auswahl der Übungen gesetzt werden, die Sie optimal bei der Ausführung Ihrer Lieblingssportart unterstützen. Der Grundaufbau einer Trainingseinheit, das Zusammenspiel von Kräftigung, Beweglichkeit und Balance, ist jedoch immer derselbe. Deshalb ist es beim bodyART-Training gar nicht möglich, einmal eine Muskelgruppe schlicht zu vergessen. Wie ein bodyART-Training aufgebaut wird, haben Sie im Ansatz schon anhand der bodyART-Uhr kennengelernt. Die detaillierte Übungsbeschreibung finden Sie in Kapitel 2, und mit den Trainingsplänen in Kapitel 3 können Sie verschiedene Schwerpunkte oder unterschiedlich lange Trainingseinheiten durchführen.

DAS IDEALE TRAINING FÜR ÄLTERE MENSCHEN

»Wer rastet, der rostet.« Diese Worte gelten für jedes Alter, aber besonders für den dritten Lebensabschnitt, in dem man viele Dinge gelassener sieht. Die Bewegung sollte aber selbst mit steigendem Alter nicht zu kurz kommen, denn dadurch wird die Leistungsfähigkeit gefördert und die Anfälligkeit für Herz-Kreislauf-Erkrankungen und Verschleißerscheinungen an Gelenken erheblich verringert. Es ist wissenschaftlich erwiesen, dass mit zunehmendem Alter mehr und mehr Muskelmasse schwindet. Wenn der Körper nicht mehr trainiert wird, werden die Muskeln schwächer, die Geschmeidigkeit nimmt ab, sodass man mehr Energie braucht, um die alltäglichen Aufgaben zu bewältigen. Aber nicht nur die Muskelmasse nimmt ab, auch die Knochendichte verringert sich altersbedingt. Nicht selten kann eine Osteoporoseerkrankung vorliegen, eine Stoffwechselstörung in den Knochen, von der in Deutschland mittlerweile fast acht Millionen Menschen betroffen sind. Besonders Frauen nach der Menopause sind gefährdet, da der Östrogenspiegel deutlich sinkt, denn das Hormon Östrogen ist unter anderem am Knochenaufbau beteiligt. Bis etwa zum 35. Lebensjahr wird Knochenmasse aufgebaut und das Maximum an Knochenstärke erreicht, danach beginnt schon der kontinuierliche Abbauprozess, der ganz natürlich ist. Bei einer Osteoporoseerkrankung wird dieser Vorgang jedoch beschleunigt. Wenn die Knochen instabil werden, ist auch die Gefahr von Knochenbrüchen erhöht, wenn man stürzt. Ohne Bewegung lassen Koordination, Kraft und Flexibilität nach. Es ist jedoch möglich – und auch das ist wissenschaftlich belegt –, im Alter durch regelmäßiges Training noch Muskelmasse aufzubauen und somit viele negative Begleiterscheinungen sowohl der Osteoporose als auch des Älterwerdens zu vermindern, wie Gelenkschmer-

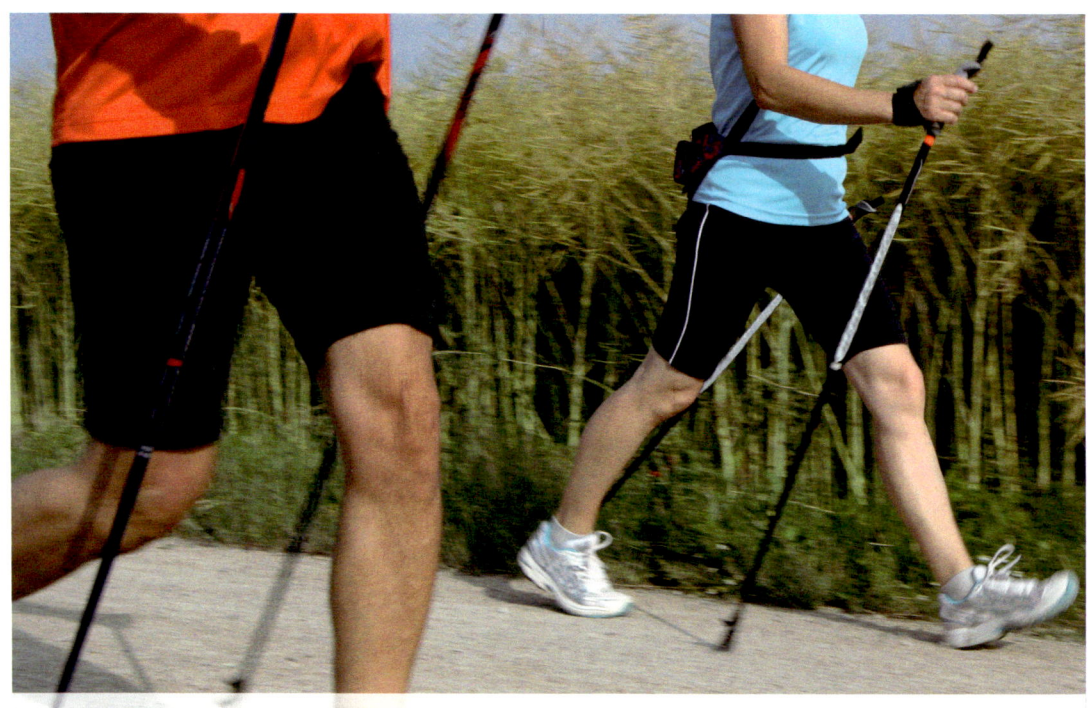

Das bodyART-Training kann auch durch eine ausdauernde Freizeitsportart wie Walken ergänzt werden.

zen oder Fehlhaltungen. Mit Bewegung – ob nun an Osteoporose erkrankt oder nicht – kann dem Rückgang der Knochen- und Muskelmasse entgegengewirkt werden. Gestärkte Muskeln erhöhen nicht nur die Koordination und verringern somit im Alter die Gefahr von Stürzen, auch die Balance wird verbessert und die Konzentration gefördert. Regelmäßige Bewegung kurbelt außerdem den gesamten Stoffwechsel an. Heutzutage gibt es für ein gesundes und präventives körperliches Training keine Altersbegrenzung mehr. Die Art des Trainings und die Trainingsintensität sollten jedoch so gewählt werden, dass sie dem derzeitigen körperlichen Zustand und dem Alter gerecht werden. Eine Steigerung ist ja jederzeit möglich. Das bodyART-Training ist ein angepasstes, moderates Ganzkörpertraining, das für jedes Alter geeignet ist. Es spricht Körper und Geist in der Gesamtheit an, da in einer Trainingseinheit das Zusammenspiel aller Muskeln gefördert, der gesamte Bewegungsapparat gekräftigt und Koordination, Balance und Konzentrationsfähigkeit gestärkt werden.

In den bodyART-Kursen sind es gerade die älteren Menschen, denen eine positive Veränderung an ihrem Körper am stärksten auffällt, da sie in einem Stadium ins Training einsteigen, bei dem der Körper altersbedingt bereits mit dem ein oder anderen Gebrechen zu kämpfen hat.

Auch wenn im Alter der Veränderungsprozess etwas länger dauern kann – Ihre Gesundheit wird es Ihnen danken.

WIE KÖNNEN SPITZENSPORTLER TRAINIEREN?

Im Spitzensport ist die Trainingsbelastung sehr intensiv, wobei vorwiegend die Muskelgruppen beansprucht werden, die der Hochleistungssportler in seiner Disziplin am häufigsten einsetzt. Das hat zur Folge, dass der Körper einseitig belastet wird und sich Dysbalancen einstellen können, wie zum Beispiel ein Defizit in der Beweglichkeit, eine Überbeanspruchung einer Muskelgruppe oder eine weitere Abschwächung der weniger beanspruchten Muskulatur, wenn er dem nicht durch ein ausgleichendes Training entgegenwirkt. Betrachten wir zum Beispiel Profiradfahrer, egal ob Mountainbike- oder Rennradfahrer. Die Gesäß- und Beinmuskulatur wird hier einer extrem hohen Belastung ausgesetzt, die eine erhöhte Spannung dieser Muskulatur zur Folge hat. Hinzu kommt die stark nach vorn gebeugte Sitzposition. Dies bewirkt zusätzlich eine veränderte Spannung der Muskeln an der Rumpfvorderseite, wie Brust- und vordere Schultermuskulatur, während die Rückenmuskeln abgeschwächt werden. Das bodyART-Training mit den Übungen, die den Brust-Schulter-Bereich öffnen (→ Info Seite 72), also die Brustmuskulatur und den vorderen Schulterbereich dehnen, die Rückenmuskulatur kräftigen und den Fokus auf Dehnung bei gleichzeitiger Kräftigung legen, bieten dem leistungsorientierten Radfahrer einen optimalen Ausgleich. Eine zu hohe Spannung in der Muskulatur verringert die Durchblutung, und die Leistungsfähigkeit des Muskels nimmt somit ab. Zusätzlich erhöht sich die Verletzungsgefahr. Weniger Muskelspannung bedeutet auch weniger Zugbelastung auf die Sehnen, die den Muskel am Knochen befestigen. So ist es für den Spitzensportler wichtig, immer ein ausgleichendes Training zu finden, das die Muskeln geschmeidig macht und besser durchblutet. Die Muskeln müssen sich zwischendurch regenerieren, um dann wieder leistungsfähig zu sein. Das gilt nicht nur für den Körper, sondern auch für den Geist. Durch die bewusste Atmung im body-

ART-Training findet der Sportler wieder zu mentaler Stärke und innerer Ausgeglichenheit.

OPTIMAL TRAINIEREN NACH DER REHABILITATION

Rehabilitation (lat. *rehabilitatio* = Wiederherstellung) bedeutet im Gesundheitswesen die (Wieder-) Eingliederung von Personen mit körperlichen Einschränkungen oder geistigen Erkrankungen in das gesellschaftliche oder berufliche Leben. Im bodyART-Training wurden zusammen mit Physiotherapeuten einzelne Übungen und Abfolgen zusammengestellt, die den Trainierenden nach einer Verletzung optimal auf dem Weg zur Wiederherstellung seines ursprünglichen körperlichen Zustands begleiten. Betrachten wir beispielsweise einen Bandscheibenvorfall im Lendenwirbelbereich: Bei dem überwiegenden Teil der Patienten entstehen Bewegungseinschränkungen und Schmerzen beim Vorbeugen, da die Bandscheibe nach hinten verschoben ist und an den Nervenkanal drückt. Trainiert man nun an der Streckung und Rückbeugung der Wirbelsäule mit korrekter Ansteuerung der Bauchmuskulatur, wie etwa bei der Kobra (→ Seite 119), wird dem einseitigen

Druck entgegengewirkt, und die Bandscheibe kann sich dadurch wieder leicht in ihre ursprüngliche Position, nämlich zwischen die Wirbelkörper, zurückbewegen. Zusätzlich wird die Hüftbeugemuskulatur gedehnt, die dafür zuständig ist, dass sich das Becken wieder aufrichtet und die Bandscheibe dadurch entlastet wird. Wiederholen Sie diese Übung täglich mehrere Male, aber gehen Sie niemals über die Schmerzgrenze. Ihr Rücken wird Ihnen signalisieren, wann Sie zu weit gehen. Nach Verletzungen ist es besonders wichtig, beide Körperhälften wieder auszubalancieren, da man über eine längere Zeit versucht hat, schmerzvolle Bewegungen zu vermeiden. Dadurch werden andere Strukturen im Körper (Muskeln, Gelenke, Bänder und Sehnen) überdurchschnittlich belastet, was wiederum zu Beschwerden führen kann. Die langsame und bewusste Ausführung der bodyART-Übungen ermöglicht es, diese ungewollten Veränderungen im Körper wahrzunehmen, sie zu lokalisieren und dadurch gezielt Haltungsschwächen entgegenzuwirken. Das bodyART-Training ist eine sinnvolle Ergänzung zur physiotherapeutischen Behandlung, da sich manche Übungen und Bewegungsabläufe ähneln. Zahlreiche Physiothe-

INFO Die Öffnung des Brust-Schulter-Bereichs

Im Alltag führen wir viele Bewegungen nach vorn gebeugt aus, beispielsweise bei der Hausarbeit oder am Schreibtisch. Diese Haltung schränkt die Dehnfähigkeit der Brustmuskulatur und des vorderen Anteils der Schultermuskulatur ein, die Muskeln sind scheinbar verkürzt. In Wirklichkeit kommt es jedoch strukturell gar nicht zu einer Längenveränderung des Muskels. Es ist lediglich die Muskelspannung im Ruhezustand erhöht, sodass er kürzer erscheint. Zu-

sätzlich senkt sich der Brustkorb und verengt damit den Atemraum. Um wieder freier atmen zu können und eine Muskelbalance herzustellen, werden der größtmögliche Bewegungsradius des Muskels sowie die Stärkung der Rückenmuskulatur und des hinteren Anteils der Schultern angestrebt. Dadurch richten sich Oberkörper und Schultern wieder auf, der Brustkorb hebt sich. Diese Öffnung im Brust-Schulter-Bereich bewirkt also eine optimale Haltung.

rapeuten haben auch bereits eine Ausbildung zum bodyART-Trainer absolviert, um das Bewegungsspektrum bei der Behandlung ihrer Patienten erweitern zu können. Das regelmäßige Training verbessert also nicht nur den allgemeinen körperlichen und mentalen Zustand, sondern verringert oder baut Beschwerden ab. Denken Sie aber immer daran, dass Qualität vor Quantität geht. Achten Sie deshalb ganz besonders auf die korrekte Ausführung der Übungen, die Ihnen in Kapitel 2 detailliert erklärt wird. Auch die Unterstützung durch die Atmung fördert die Qualität und Effektivität des Trainings.

BODYART-TRAINING FÜR SCHWANGERE

Es spricht nichts dagegen, sich während der Schwangerschaft sportlich zu betätigen, solange Sie sich wohl dabei fühlen. Eine Schwangerschaft ist jedoch nicht der Startschuss, grundsätzlich mit Sport zu beginnen – sei es nun mit dem bodyART-Training oder einer anderen Sportart. Auch wenn Sie sich schon immer sportlich betätigt haben, ist es ratsam, sich von Ihrem behandelnden Arzt grünes Licht geben zu lassen, weiterhin sportlich aktiv zu sein, wenn Ihre Schwangerschaft normal verläuft. Die wichtigste Grundregel dabei lautet: Steigern Sie nicht Ihr Fitnesslevel, sondern halten Sie es! Gehen Sie deshalb in den Übungen nur so weit, wie es Ihnen guttut, und hören Sie auf die Signale Ihres Körpers! Bei Unwohlsein machen Sie Pausen oder beenden das Training. Es gibt mehrere Gründe, warum Sie sich an diese Regel halten sollten.

● Im bodyART-Training wird der Fokus auf die Rumpfstabilität gelegt. Das schließt auch eine erhöhte Anspannung der gesamten Bauchmuskulatur sowie des Beckenbodens mit ein, der während der Schwangerschaft stark beansprucht wird. Sie sollten deshalb Ihr Training und die Auswahl der Bauchübungen Ihrer Schwangerschaftsphase anpassen. Bauchübungen im Liegen sollten Sie zum Ende der Schwangerschaft gar nicht mehr durchführen, bei stehenden Positionen gehen Sie nur so weit, wie es Ihnen möglich ist. Achten Sie wieder auf die Signale Ihres Körpers.

● Da der Ruhepuls einer Schwangeren leicht erhöht ist, ist es umso wichtiger, bewusst und konzentriert zu atmen. Die Pressatmung (→ Seite 63 f.)

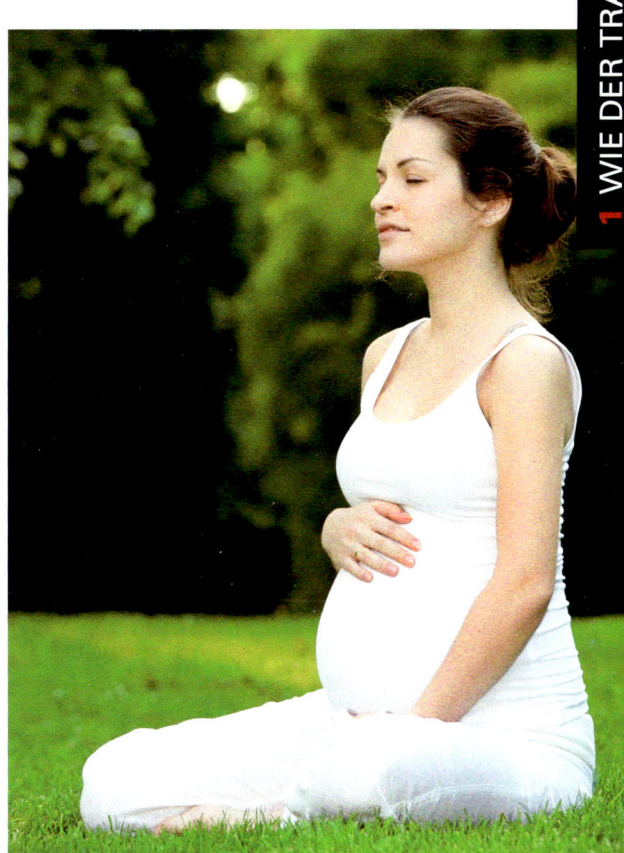

Durch die Übungsvarianten und die langsamen Bewegungen ist das Training für Schwangere ideal.

sollten Sie deshalb gar nicht mehr anwenden, da diese dann eingesetzt wird, wenn eine Leistungssteigerung erforderlich ist, beispielsweise bei Wiederholungen des Liegestützes. Passen Sie bei solchen Übungen das Training Ihrem Zustand an.

● Durch den Bauchumfang kann es oftmals zu Rückenschmerzen kommen. Rückenübungen sind deshalb ideal zur Vorbeugung. Vermeiden Sie jedoch mit fortschreitender Schwangerschaft alle Übungen, die auf dem Bauch liegend ausgeführt werden. Auf der sicheren Seite sind Sie, wenn Sie mit Ihrem Arzt sprechen, ab wann solche Übungen auf keinen Fall mehr durchgeführt werden sollten.

● Des Weiteren verändert sich während der Schwangerschaft Ihr gesamter Körpertonus. Die Muskeln und Bänder werden weicher, die Gelenke lockerer, und Sie haben vielleicht das Gefühl, Ihre Körpermitte sei aus dem Gleichgewicht geraten. Und genau da setzt das bodyART-Training an, denn es werden sämtliche Muskeln des Rumpfs beansprucht, Ihre »stabile Mitte« stellt sich wieder ein.

FÜR KINDER EIN AUSGLEICHENDES TRAINING ZUM ALLTAG

Während Erwachsene hauptsächlich Sport treiben, um sich gesund und fit zu halten und schlanker zu werden, haben Kinder noch das natürliche Bedürfnis, sich zu bewegen, weil es Spaß macht und weil sie instinktiv wissen, dass sie sich dadurch weiterentwickeln. In der heutigen Gesellschaftsstruktur können nicht alle Kinder – aus welchen Gründen auch immer – diesem Grundbedürfnis nachgehen. Sie müssen immer länger in

> »Wer nicht jeden Tag etwas Zeit für seine Gesundheit aufbringt, muss eines Tages sehr viel Zeit für die Krankheit opfern.«
>
> *Sebastian Kneipp*

die Schule gehen, verbringen zu viel Zeit vor dem Computer oder Fernseher, anstatt mit Freunden auf Bäume zu klettern. Durch eine permanente Reizüberflutung kommt es immer häufiger zu Verhaltensauffälligkeiten, Konzentrationsstörungen, Hyperaktivität und mangelnder Kommunikationsfähigkeit, die nur zu gern mit Medikamenten behandelt werden, um die Kinder anzupassen und ruhig zu halten. Eine moderne Gesellschaft wie unsere ist nun gefordert, den Kindern zu zeigen, dass Sport und Bewegung auch Spaß machen können und sie gleichzeitig auch etwas für ihre Gesundheit tun, beispielsweise die Haltung zu verbessern und Muskelschwächen auszugleichen. Bewegungsangebote wie bodyART kids tragen dazu bei, einen sinnvollen Ausgleich zu den veränderten Lebensbedingungen der Kinder zu schaffen. Ihr Körper- und Selbstbewusstsein werden gestärkt, motorische Schwächen ausgeglichen, und Übergewicht wird entgegengewirkt. Vielleicht gibt es in Ihrer Nähe ein Fitnessstudio, in dem ein von der bodyARTschool lizenzierter Trainer unterrichtet, oder Sie informieren sich an der örtlichen VHS. Auch wenn Kinder gern mit Gleichaltrigen Sport treiben, spricht nichts dagegen, die in diesem Buch dargestellten Übungen auch mit Kindern durchzuführen.

Wenn Sie in Ihrem Training selbst schon etwas sicherer sind, können Sie versuchen, Ihr Kind spielerisch in die Übungen miteinzubeziehen.

MEINE ERFOLGSGESCHICHTE

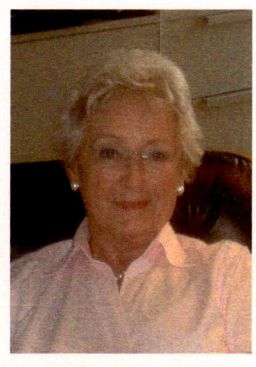

Helen S. aus Zürich, 78 Jahre

BodyART hält mich fit, aktiv und vor allem beweglich

Ich habe schon einige Jahre unter Beschwerden des linken Hüftgelenks gelitten, die mit einer Entzündung des Schleimbeutels verbunden waren. Dann wurde auch noch eine Spinalkanalverengung festgestellt. Ich bin zu einem weiteren Arzt gegangen, um mir von ihm eine zweite Meinung einzuholen, und dort bekam ich dann die Diagnose ››Hüftgelenksnekrose links‹‹. Die Folge: Mir wurde ein Hüftgelenkersatz implantiert. Vor der Operation war ich regelmäßig und gern schwimmen und wandern, was aber im Laufe der Zeit wegen der zunehmenden Schmerzen einfach nicht mehr möglich war. Nach dem Eingriff ging es mir aber glücklicherweise schnell besser, sodass ich bald wieder ein wenig Sport treiben konnte.
In meiner neuen Umgebung – ich bin inzwischen in eine Altenwohnanlage gezogen – wird bodyART angeboten. Ich habe mir erst mal eine Stunde angesehen und nehme nun regelmäßig an den Stunden teil. Ich spüre dabei, wie sich von Mal zu Mal meine Beweglichkeit verbessert. Die Übungen sind zwar wirklich anstrengend, aber nach einer bodyART-Stunde fühle ich mich sehr viel lockerer und auch entspannter. Und das Training gibt mir ein völlig neues Lebensgefühl, wenn ich sehe, dass ich noch absolut in der Lage bin, mit dem Programm mitzuhalten.

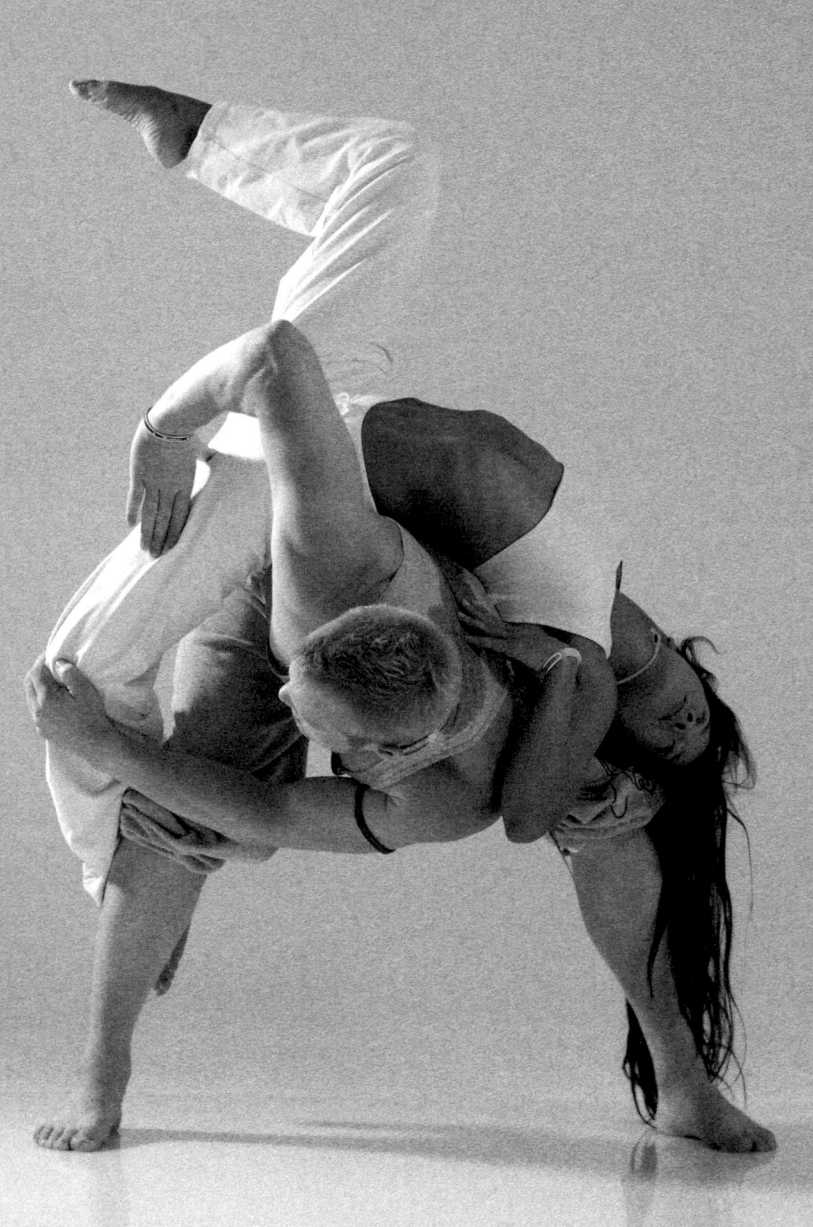

2 DAS BODYART-TRAINING

WAS SIE VORAB WISSEN SOLLTEN

Vor jedem bodyART-Training sollten Sie sich ein wenig Zeit nehmen, um in sich hineinzuhören. Fühlen Sie sich heute motiviert und voller Energie, sodass Sie sich den Herausforderungen im Training stellen wollen? Oder war der Tag anstrengend, sind Sie verspannt und fühlen sich eher erschöpft? Machen Sie das Training von Ihrer momentanen Tagesverfassung abhängig und passen Sie es an.

Das bodyART-Training soll Sie ermutigen, einen Dialog mit sich selbst auf Ihrer Matte zu führen. Nicht jede Tagesverfassung ist gleich, also verändert sich dieser Dialog permanent, und Sie stellen sich je nach Tagesform Ihre ganz individuelle bodyART-Trainingseinheit zusammen. Ohne einen Wettkampf gewinnen zu wollen oder einer Gruppendynamik gerecht werden zu müssen, entscheiden Sie selbst, wie sehr Sie sich fordern möchten. Sie bestimmen durch die Auswahl der Übungen die Trainingsintensität und entscheiden selbst, wie lange Sie eine Position halten möchten oder wie viele Wiederholungen Sie machen. Die angegebenen Haltezeiten bei den Übungen und in den Trainingsplänen in Kapitel 3 ab Seite 141 sind lediglich Richtwerte, die Ihnen eine Orientierung bieten sollen. Durch die Atmung beeinflussen Sie außerdem das Trainingstempo.

All das hilft Ihnen, Ihre Aufmerksamkeit nach innen zu richten und Ihr eigenes Trainingslevel zu bestimmen.

Die erste Energiephase ist ideal dafür, sich diese Zeit zu nehmen. Bleiben Sie einfach so lange im Fersensitz, bis Sie bereit sind, mit Ihrem Training zu beginnen. Beobachten Sie sich im Laufe einer Trainingseinheit, denn die Bedürfnisse können sich auch während des Trainings verändern. Fühlen Sie sich zu Beginn vielleicht etwas müde und erschöpft, so kann sich die Energie im Laufe des Trainings durch die bewusste Atmung und die stärkere Durchblutung des Körpers erhöhen. Passen Sie nun den Schwierigkeitsgrad der Übungen Ihrem momentanen Zustand an und scheuen Sie sich nicht, die einfachere Variante zu wählen oder auch einmal an Ihre Grenzen zu gehen. Oft entstehen Grenzen auf mentaler Ebene, auch wenn die körperliche Grenze noch weit entfernt ist. Oder aber das Ego ist so stark, dass wir aus falschem Ehrgeiz über unsere Grenzen hinausgehen, somit die Verletzungsgefahr erhöhen und uns nach dem Training unangenehm erschöpft fühlen. Verantwortung für uns selbst und unseren Körper zu übernehmen, ist ein übergeordnetes Ziel des bodyART-Trainings, von dem Sie auf vielen Ebenen profitieren werden.

Sind Sie innerlich auf das Training vorbereitet, passen Sie jetzt Ihre Umgebung an. Lassen Sie sich durch nichts und niemanden in Ihrem Trainingsfluss unterbrechen.

EINE ANGENEHME ATMOSPHÄRE SCHAFFEN

Das Training zu Hause hat den Vorteil, dass Sie sich Ihren Trainingsraum so gestalten und einrichten können, dass Sie sich während des Trainings wohlfühlen. Vielleicht haben Sie ein Zimmer, in dem Sie die Tür schließen können, sodass Sie ungestört trainieren können. Nehmen Sie sich vor Ihrem ersten bodyART-Training genügend Zeit, um herauszufinden, wie der Raum, in dem Sie trainieren möchten, aussehen soll:

- Die Einrichtung in diesem Raum sollte Sie möglichst wenig ablenken. Räumen Sie alle Dinge beiseite, die Sie daran erinnern, was eigentlich noch zu erledigen wäre, wie ein Wäschekorb voll ungebügelter Wäsche oder ein Stapel ungeöffneter Briefe. Verschieben Sie die Hausarbeit auf später – dies ist Ihre Auszeit vom Alltag.

- Vielleicht ist es Ihnen möglich, eine Wand des Raums so frei zu halten, dass Ihr Blick nicht abgelenkt wird. Je mehr Sie sich auf sich selbst konzentrieren, desto effizienter wird auch das Training sein. Jede gedankliche Ablenkung spiegelt sich in Ihrer äußeren Haltung wider, und es kann zu einer unkorrekten Körperhaltung und unpräzisen Übungsausführung kommen.

- Wenn Sie einen Raum haben, in dem Sie sich wohlfühlen, schaffen Sie als Nächstes Platz um sich und Ihre Matte herum. Stellen Sie sich so hin, dass Sie sich zu allen Seiten ausstrecken können. Suchen Sie den größtmöglichen Abstand zu sämtlichen Gegenständen.

- Zu einer angenehmen Trainingsatmosphäre gehört auch die passende Beleuchtung. Wenn Sie ein Training nicht bei Tageslicht absolvieren können, das einen Raum normalerweise gleichmäßig ausleuchtet, sollten Sie indirekte Lichtquellen bevorzugen. Vermeiden Sie grelles oder buntes Licht sowie intensive Lichtstrahler. Ein dimmbarer Deckenfluter oder eine Lampe, die den Raum in ein warmes Licht tauchen, wären ideal. Vermeiden Sie jedoch, den Raum zu stark abzudunkeln, denn dadurch werden Sie schläfrig. Ein intensives Training braucht einen wachen Geist.

- Verbannen Sie auch sämtliche störenden Geräuschquellen. Am besten lassen Sie das Telefon im Nebenraum. Auch Geschirrspüler, Waschmaschine und Trockner sollten außer Hörweite sein.

- Was jetzt noch fehlt, ist die richtige Musik. Sie kennen das vielleicht aus dem Fitnessstudio – der Rhythmus der Musik bestimmt in zahlreichen Kursen die Trainingsgeschwindigkeit, wie das in klassischen Aerobic- oder sogenannten Dancekursen der Fall ist. Umgekehrt ist das bei ganzheitlichen Kursen wie dem bodyART-Training, bei Yoga, Pilates oder der Meditation. Hier bestimmt die Atmung den Rhythmus, und die Beruhigung des Geistes steht im Vordergrund, die Musik wirkt dahingehend unterstützend. Wählen Sie deshalb eine ruhige Hintergrundmusik, die Sie nicht ablenkt.

- Vielleicht gibt es einen Duft, den Sie gern riechen und der Sie entspannt. Er sollte nur sehr dezent den Raum erfüllen. Nehmen Sie Abstand von intensivem Räucherwerk, damit Sie während Ihres Trainings frei durchatmen können. Am besten lüften Sie den Raum zusätzlich vor dem Training.

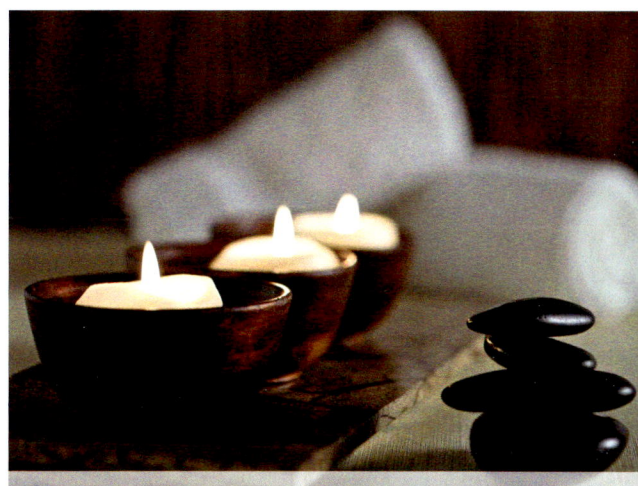

Gerade in der Entspannungsphase ist eine angenehme Atmosphäre wichtig, um Körper und Geist zur Ruhe zu bringen.

TRAININGSEQUIPMENT UND KLEIDUNG

Für das Training benötigen Sie nichts weiter als sich selbst und eine Matte, um das Training bequemer zu gestalten.

● Sie haben die Wahl zwischen einer Gymnastikmatte und einer Yogamatte. Im Vergleich zu herkömmlichen Gymnastikmatten sind Yogamatten jedoch zu bevorzugen. Zum einen sind sie dünner und bieten dadurch einen stabileren Halt bei Balanceübungen. Zum anderen wird durch ein speziell eingearbeitetes Vlies verhindert, dass sie in der Länge nachgeben. Achten Sie beim Kauf auch darauf, dass die Matte für einen festen und sicheren Halt rutschfest ist, sowohl im Stand als auch bei Stützpositionen.

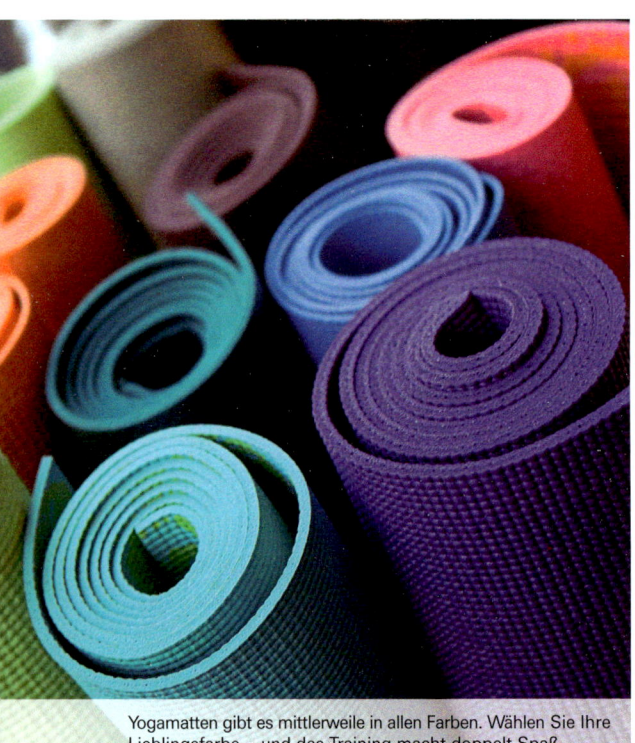

Yogamatten gibt es mittlerweile in allen Farben. Wählen Sie Ihre Lieblingsfarbe – und das Training macht doppelt Spaß.

So wie Gymnastikmatten gibt es auch Yogamatten in unterschiedlichen Stärken. Wählen Sie diese so, dass Sie das Knie absetzen können, ohne dabei Schmerzen zu haben. Andernfalls können Sie sich aber auch ein kleines Handtuch als Polster unterlegen. Yogamatten sollten aus hygienischen Gründen abwaschbar sein, denn Sie trainieren barfuß und ohne zusätzliche Mattenauflage. Eine gewaschene Matte ist zudem meist weniger rutschig als eine neue und ungewaschene.

● Legen Sie sich eine Decke und ein paar Socken für die Entspannungsphase am Ende des Trainings bereit, damit Sie Ihren Körper warm halten und die Regeneration genießen können.

Aber wie sieht es nun mit Ihrer Kleidung aus? Beginnen wir zunächst einmal bei den Füßen.

● Wie Sie bei den Abbildungen zur bodyART-Uhr schon sehen konnten, wird das Training ohne Socken und Turnschuhe, also barfuß, durchgeführt. Das hat den Vorteil, dass Sie bei Stand- und Balanceübungen zum einen festen Bodenkontakt und einen sicheren Stand haben, zum anderen wird die gesamte Fußmuskulatur aktiviert. Eine wackelige Schuhsohle dazwischen stört die Wahrnehmung der Standfläche und kann die Fußstellung ungünstig beeinflussen. Sie werden es merken, sobald Sie die ersten Übungen ausführen, bei denen Sie all Ihre Kraft in den Fuß, vorrangig die Zehen, den Fußballen und die Ferse, richten müssen, wie beispielsweise beim Sturm oder den Kriegerpositionen. Starten Sie das Training nicht unbedingt mit eiskalten Füßen. Lockern und bewegen Sie sie vorher etwas, damit die Durchblutung angeregt wird. Während des Trainings erhöht sich dann die gesamte Körpertemperatur weiter.

> »Das Lächeln, das du aussendest, kehrt immer zu dir zurück.«
>
> *Indisches Sprichwort*

- Ihre Trainingsbekleidung sollte bequem und atmungsaktiv sein. Wählen Sie Hose und T-Shirt so, dass Sie sich so frei wie möglich und ohne Einschränkung bewegen können. Die Kleidungsstücke sollten aber auch nicht zu weit sein, damit Sie nicht ständig damit beschäftigt sind, Hose oder T-Shirt zurechtzuzupfen, was wiederum Ihren Trainingsfluss beeinträchtigt. Denken Sie zum Beispiel bei der bodyART-Uhr an den Übergang vom Vierfüßlerstand in das umgekehrte V. Würde Ihnen jetzt das T-Shirt ins Gesicht rutschen, wäre das mehr als störend.

HÖREN SIE AUF IHREN KÖRPER, BEVOR SIE BEGINNEN

Wie bei jedem Training, das man beginnt, muss sich der Körper erst auf dieses Training einstellen. Auch der momentane gesundheitliche Zustand entscheidet darüber, ob dies oder jenes Training für einen geeignet ist oder nicht. Daher ist es wichtig, dass Sie Ihren körperlichen Zustand zuerst von einem Arzt prüfen lassen, bevor Sie mit dem Training beginnen. Das gilt nicht nur für das bodyART-Training, sondern grundsätzlich für jede Art von Training.

- Wenn auch im vorangegangenen Kapitel eine Eignung für Rehapatienten angesprochen wurde, so kommt es doch darauf an, wie hoch die gesundheitliche Beeinträchtigung nach den Rehabilitationsmaßnahmen noch ist. Nur Ihr Arzt oder Physiotherapeut kann beurteilen, ob alle bodyART-Übungen für Ihren gesundheitlichen Zustand geeignet sind.

- Wenn Sie leicht erkältet sind oder sich schlapp fühlen, sollten Sie sich für weniger intensive Übungen entscheiden, deren Fokus auf Dehnung und Entspannung liegt.

- Müssen Sie aufgrund einer Krankheit Medikamente einnehmen, beachten Sie die Empfehlungen Ihres Arztes.

- Leiden Sie an Bluthochdruck oder erhöhtem Augendruck, ist Vorsicht bei lang gehaltenen Über-Kopf-Positionen geboten, das heißt bei allen Übungen, bei denen der Kopf tiefer als das Herz ist.

- Wer dagegen einen niedrigen Blutdruck hat, dem kann bei vornübergebeugten Übungen, bei denen im Anschluss daran ein Aufrichten des Oberkörpers folgt, leicht schwindlig werden. Das ist nichts Dramatisches. Der Körper gewöhnt sich mit zunehmender Trainingspraxis daran. Außerdem können Sie das Tempo beim Aufrichten selbst bestimmen und so dem Schwindel etwas vorbeugen. Auch an die ungewohnte und oft intensive Atmung wird sich Ihr Körper schnell gewöhnen. Haben Sie das Gefühl, dass es nicht besser wird, konsultieren Sie nochmals Ihren Arzt.

- Wie bei jedem Training ist es ungünstig, wenn Sie mit vollem Magen trainieren. Das erschwert das Ausführen der Übungen und kann bei Vorbeugungen und Drehbewegungen zu Unwohlsein führen. Die letzte größere Mahlzeit sollte mindestens zwei Stunden zurückliegen.

- Betrachten Sie Ihren Körper immer verantwortungsvoll und versuchen Sie, sich objektiv, ohne jede Wertung, einzuschätzen. Wenn Sie unsicher sind, lassen Sie sich von Ihrem Arzt beraten.

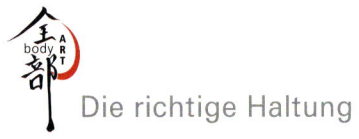

DIE RICHTIGE HALTUNG

Wenn wir von der richtigen Haltung sprechen, betrachten wir eine äußere Form, die Körperhaltung, die wir visuell wahrnehmen. Bei jedem Menschen wird aber aufgrund der individuellen Proportionen und des momentanen Fitnessgrads eine Position nie jedes Mal gleich aussehen. Deswegen ist es umso wichtiger, die muskuläre Ansteuerung und Ausrichtung in einer Position zu verstehen und nicht nur eine äußere Form, die Körperhaltung, nachzuahmen.

So kann es sein, dass für einen Betrachter zwei Trainierende ganz unterschiedliche Positionen einnehmen, aber die Absicht der inneren, muskulären Ansteuerung der zwei Trainierenden dieselbe ist. Das kann zum Beispiel so aussehen, dass jemand im umgekehrten V die Beine beugt, der andere sie streckt. Auch wenn beide Positionen von außen betrachtet anders aussehen, haben sie das gemeinsame Ziel, die Wirbelsäule zu strecken, die Körperrückseite zu dehnen und Kraft in der Stützmuskulatur aufzubauen.

Allgemein betrachtet, ist die richtige Haltung diejenige, bei der die Gelenke in ihren Achsen mithilfe einer Grundspannung in der Muskulatur so ausgerichtet sind, dass sie möglichst wenig belastet werden. Fehlstellungen verursachen eine einseitige Abnutzung, was auf Dauer zu Schmerzen führen kann.

> »Ist der Körper gerade,
> ist der Geist gerade.«
>
> *Chinesisches Sprichwort*

Betrachten wir die Gelenkachsen anhand des neutralen Stands: Sprung-, Knie- und Hüftgelenk sollten sich in einer parallelen Position auf einer senkrechten Achse befinden. Oft weichen die Kniegelenke von dieser Achse ab, wie das beispielsweise bei X- und O-Beinen der Fall ist. Das führt mit der Zeit zu einer einseitigen Abnutzung der Gelenkknorpel. Auch durch Fußfehlstellungen werden die Gelenke verstärkt abgenutzt. Bei Stützübungen ist es wichtig, Hand-, Ellbogen- und Schultergelenke in eine Achse zu bringen und darauf zu achten, dass die Ellbogengelenke nicht überstreckt werden. Erfordert eine Übung eine Außenrotation des Fußes, wie beispielsweise die Reiterstellung, rotieren auch Knie- und Hüftgelenk nach außen, sodass eben diese Gelenkachse erhalten bleibt.

Damit diese Achsen während des Trainings muskulär richtig angesteuert werden, gilt es, im gesamten Körper eine Grundspannung aufzubauen. Wie diese aufgebaut wird und was dabei zu beachten ist, erfahren Sie im nächsten Abschnitt Schritt für Schritt.

DIE GRUNDSPANNUNG IM BODYART-TRAINING

Zu Beginn des Trainings ist es wichtig, erst einmal zu lernen, wie die Grundspannung im Körper aufgebaut wird, wie also unsere Muskeln richtig angesteuert werden, und welche Bedeutung sie in der Ausführung der Positionen und Übungen hat. Diese Grundspannung nämlich ist es, die uns hilft, die richtige Haltung bei der Ausführung einzunehmen. Sie erfordert Ihre volle Konzentration, sodass Ihr Geist anfangs völlig auf Ihren Körper fixiert ist. Später kommt dann die Atmung hinzu. Eine korrekte Grundhaltung und die richtige muskuläre Ansteuerung bilden die Basis für ein funktionelles Training. Sind unsere Gelenke gut durch unsere Muskeln gestützt und getragen, so entstehen weniger Belastungspunkte, und die Abnutzung der Gelenke wird minimiert.

Die Grundspannung kann am besten im **neutralen Stand** erklärt werden. Dabei beginnen wir bei den Füßen und enden beim Kopf. Diese Grundspannung lässt sich auf alle stehenden bodyART-Übungen übertragen.

1. Nehmen Sie zunächst die Position des neutralen Stands ein, stellen Sie sich locker und aufrecht hin, lassen Sie die Arme hängen, die Beine sind nur leicht geöffnet und die Zehenspitzen zeigen nach vorn.

2. Konzentrieren Sie sich jetzt auf Ihre Füße. Belasten Sie das Gelenk des großen Zehs, des kleinen Zehs und die Ferse gleichmäßig, lassen Sie dabei aber die Zehen entspannt. Spüren Sie an diesen drei Punkten fest den Boden unter Ihren Füßen. Das ist die sogenannte Drei-Punkt-Belastung, deren Bedeutung beim Fuß ab Seite 93 erklärt wird.

3. Jetzt strecken Sie die Beine ganz bewusst, und zwar so, dass sich die Kniescheiben anheben. Das geschieht, indem Sie den vorderen Oberschenkelmuskel, den Quadrizeps, fest anspannen. Dadurch wird verhindert, dass die Kniegelenke überstreckt werden.

4. Wenn Sie nun noch zusätzlich versuchen, die Oberschenkelvorderseiten leicht zueinander zu ziehen und das Kreuzbein (→ Info Seite 85) in Richtung Fersen zu schieben, werden Sie spüren, wie sich Ihr Becken von ganz allein etwas aufrichtet. Diese Beckenaufrichtung wird durch das An-

spannen der tiefer liegenden Bauchmuskulatur unterstützt. Stellen Sie sich vor, Sie tragen eine Hose, die Ihnen eine Nummer zu klein ist. Sie möchten den Reißverschluss und den Knopf trotzdem schließen. Dazu ziehen Sie Ihre Bauchdecke nach innen oben. Genauso fühlt sich die Grundspannung der Bauchmuskulatur an.

5. Wenn Sie wieder ausatmen, versuchen Sie zu spüren, was nun mit Ihren Rippenbögen passiert. Sie werden sich leicht annähern, und der Brustkorb wird sich insgesamt etwas senken. Dadurch werden die quer verlaufenden sowie die inneren und äußeren schrägen Bauchmuskeln aktiviert, und der Brustkorb wird optimal über dem Becken ausgerichtet. Das Senken des Brustkorbs bewirkt zusätzlich, dass sich die Nackenmuskulatur entspannt und sich die Schultern senken. Der Oberkörper bleibt jedoch aufrecht. Ein Absenken der Schultern bedeutet aber nicht, dass Sie sie nach vorn einrollen. Es bedeutet lediglich, dass die Schulterblätter in Richtung Becken abgesenkt werden und die Schultern leicht nach hinten rollen. Gleichzeitig schieben sich die Schulterblätter etwas in den Körper hinein. Das bewirkt auf der Körpervorderseite, dass sich das Schlüsselbein zur Seite weitet und es somit optimal ausgerichtet ist. Ihre Schultern befinden sich nun auf einer Linie.

6. Durch das Aufrichten der Schultern rotiert gleichzeitig der Bizeps des Oberarms etwas nach außen und die Handflächen zeigen womöglich ebenfalls nach außen. Drehen Sie nun die Handflächen zurück, sodass sie wieder zum Körper zeigen. Der Bizeps bleibt in der gerade angesprochenen Stellung. Strecken Sie nun Ihre Finger, und ziehen Sie Ihre Fingerspitzen in Richtung Boden, damit die Arme gestreckt sind.

7. Als Letztes ziehen Sie nun das Kinn leicht in Richtung Kehlkopf, also nach innen. Gleichzeitig

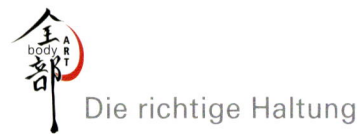

hebt sich der Hinterkopf etwas und Ihr Scheitel verlängert sich in Richtung Himmel. Dabei spüren Sie am Hinterkopf ein leichtes Ziehen.

Überprüfen Sie nun einige Atemzüge lang diese Grundspannung. Drücken Sie dabei ganz bewusst die Füße in den Boden und spüren Sie, wie sich Ihr Körper noch mehr aufrichtet.

Bei **Stützübungen** jedoch, wie etwa beim Liegestütz oder dem T-Stand (Abb.), liegt der Schwerpunkt auf den Armen und dem Schulterbereich. Bei solchen Übungen müssen unsere Hände und Handgelenke viel Gewicht tragen, deshalb ist es wichtig, dass das Gewicht gleichmäßig auf den Händen verteilt ist. Welche Technik Sie dafür anwenden, erfahren Sie später.

Wenn Sie zusätzlich die Rumpfmuskeln anspannen und die Grundspannung in der Beinmusku-

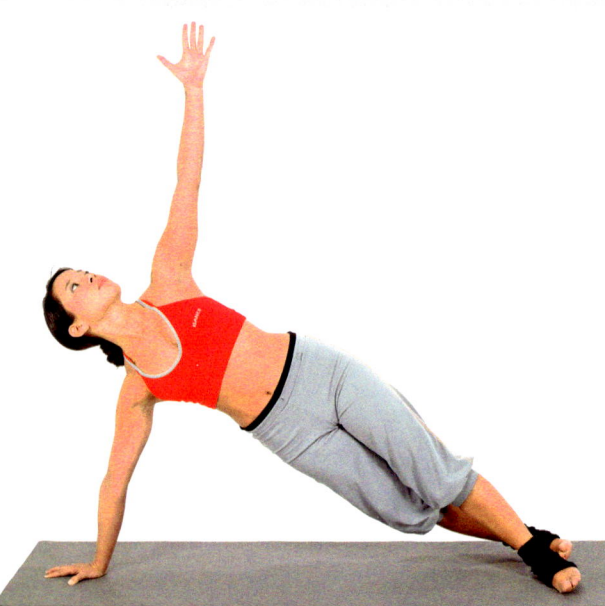

Im T-Stand mit gestreckten Beinen, einer fliegenden Position, ist viel Kraft in Schulter, Arm und Handgelenk notwendig.

latur aufbauen, werden Sie merken, dass dadurch der Liegestütz viel einfacher einige Atemzüge lang zu halten ist.

Einen dritten Schwerpunkt gibt es bei Übungen aus der **Bauch- oder Rückenlage**. Hier wird die Grundspannung in der Bauch- und Rückenmuskulatur, so wie beim neutralen Stand beschrieben, aufgebaut.

Anfangs erscheint die Ansteuerung der verschiedenen Körperbereiche ziemlich komplex und anstrengend. Aber mit der Zeit automatisiert Ihr Körper die Muskelspannung an der richtigen Stelle, und Sie können sich dann auch wieder verstärkt auf die Atmung konzentrieren. Feilen Sie während des Trainings an Ihrer Körperausrichtung, damit sich keine Belastungsfehler einschleichen. Idealerweise verbessert sich Ihr gesamtes Haltungsbild, was sich wiederum positiv auf Ihre Ausstrahlung auswirken wird. Das bodyART-Training soll nicht nur ein Training bleiben, sondern viel mehr die Brücke schlagen ins Bewusstsein des Alltags. Denn oft verbringen wir mehr als zwölf Stunden am Tag mit Alltagsbeschäftigungen im Gegensatz zu vielleicht ein oder zwei Stunden Sport in der Woche. Haben Sie einmal die Ansteuerung der Grundspannung automatisiert, so werden Sie diese ganz unbewusst auch in Ihren Alltag integrieren. Das beginnt bereits damit, dass Sie schon eine ganz andere Körperhaltung während des Sitzens einnehmen werden. Sie werden aufrechter sitzen als vorher. Das hat damit zu tun, dass sich Ihr Körperbewusstsein durch das bodyART-Training verändert hat. Sie werden es schnell registrieren, wenn Ihr Körper in alte Gewohnheitsmuster zurückfällt und Sie zum Beispiel am Schreibtisch oder im Auto in sich zusammensinken. Sie werden sich sofort wieder automatisch aufrichten. Dabei hilft Ihnen auch die kräftigere

Rückenstreckmuskulatur, die es Ihnen erleichtert, sich aufrecht auf die Sitzbeinhöcker zu setzen. Oder Sie erinnern sich beim Bügeln an die Gewichtsverteilung auf beide Füße und stellen sich in der Grundspannung aufrecht hin. Über solche Ansteuerungen entsteht eine Synergie, ein aktiver Austausch zwischen Alltagsbewegungen und Training.

ENTLASTUNG DER GELENKE

Wenn ein Gleichgewicht zwischen Muskelspannung und Haltungsbild bei gleichzeitiger Lockerheit und Entspanntheit besteht, können die Gelenke ihre Funktion optimal erfüllen, ohne unnötigem Druck ausgesetzt zu sein. Gelenke nutzen sich durch Fehlbelastungen, die durch unser Eigengewicht zusammen mit falschem Bewegungsverhalten entstehen, ab. Unser ganzes Körpergewicht wird durch unsere Füße getragen, denen wir viel zu wenig Beachtung schenken. Jedoch ist die ursprünglichste und gesündeste Art, um die von außen einwirkenden Kräfte optimal durch unseren Körper zu leiten, der barfüßige Gang. In Ländern, in denen die Menschen vorwiegend barfuß auf unebenen Flächen laufen, gibt es weniger Rückenprobleme. Die Muskulatur lernt auszugleichen, Gewicht zu verteilen und Gelenke zu stabilisieren. In unserem Kulturkreis werden schon Kleinkinder in Hausschuhe gesteckt und die Schuhe so gewählt, dass der Fuß möglichst gut stabilisiert wird. Wie sollen Körperstrukturen aber ihre Funktion dauerhaft erfüllen, wenn ihnen ihre Aufgabe durch äußere Einwirkung genommen wird?

Heutzutage stehen uns viele Dinge zur Verfügung, die unseren Alltag bequemer und einfacher gestalten: vom perfekten Laufschuh über Gesundheitsstühle bis hin zu Auto, Bus und Bahn. Obwohl all diese Erfindungen den Alltag wesentlich erleichtern, bringen Sie gleichzeitig, auf längere Sicht gesehen, bei mangelndem Ausgleich Probleme mit sich, weil wir dadurch immer bequemer werden. Durch die schönen Dinge, die uns den Alltag erleichtern, verlernen wir mehr und mehr, uns richtig und bewusst zu bewegen. Das Gleichgewicht zwischen Körperspannung, dynamischer Bewegung und Ruhephase ist aus dem Lot. Das bodyART-Training soll helfen, die Gelenke wieder in ihren Achsen auszurichten und die Muskeln zu stärken, die die Gelenke stabilisieren, um so den Druck darauf möglichst optimal zu verteilen. Hierbei spielen wieder die Grundspannung der

---

INFO   Das Kreuzbein

Die Ansteuerung des Beckens findet oft über das Kreuzbein (*Os sacrum*) statt. Aber wo befindet es sich denn nun genau und was ist seine Funktion? Das Kreuzbein schließt sich als keilförmiger, nach hinten gebogener Knochen dem letzten Lendenwirbel an, getrennt durch eine Bandscheibe. Als Letztes folgt das kleine, nach vorn gebogene Steißbein. Ursprünglich bestand das Kreuzbein aus einzelnen, beweglichen Kreuzwirbeln, die jedoch im Lauf der Evolution miteinander verwachsen sind. Zusammen mit Hüft- und Darmbein bildet es den Beckengürtel. Im Gegensatz zum kleinen, verkümmerten Dornfortsatz des Steißbeins ist das Kreuzbein ein wesentlich größerer Knochen, der auch deutlich zu ertasten ist. Bei der Beckenausrichtung ist deshalb die Ansteuerung über das Kreuzbein sinnvoller als über das Steißbein.

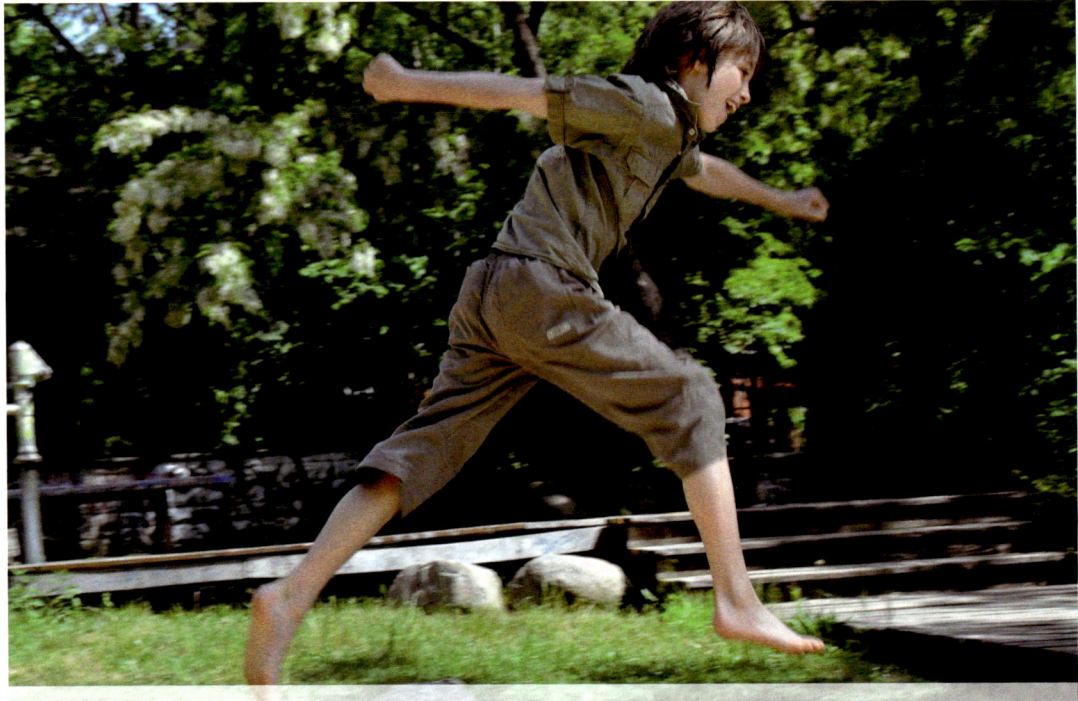

In der Freizeit sollten wir viel öfter barfuß laufen, um die Fußmuskeln zu stimulieren und Fehlbelastungen vorzubeugen.

Muskulatur und die korrekte Übungsausführung eine entscheidende Rolle. Erinnern Sie sich an eine der wichtigsten bodyART-Grundregeln: Qualität geht vor Quantität, also lieber weniger Übungen ganz konzentriert und korrekt ausführen als viele verschiedene mit nicht optimaler Ansteuerung.

FEHLBELASTUNG DER GELENKE DURCH VERMINDERTE DEHNFÄHIGKEIT

Wie Sie bereits wissen, gibt es nach der Betrachtungsweise des Yin und Yang zwei entgegengesetzte Kräfte, die ein Spannungsfeld bewirken. Wenn beide Kräfte gleich stark sind, sind sie in Balance zueinander. Genauso verhält es sich bei der Muskulatur. Wird also ein Muskel beansprucht, gibt es dazu immer einen Gegenspieler. Man spricht vom Spielermuskel, dem Agonisten, und vom Gegenspieler, dem Antagonisten. Nehmen wir als Beispiel die Oberarmmuskulatur. Der zweiköpfige Armbeuger *(Biceps brachii)* befindet sich an der Vorderseite des Oberarms. Wenn wir diesen trainieren, beugen wir das Ellbogengelenk. Der Bizeps wird folglich kontrahiert. Während sich also der Armbeuger zusammenzieht, wird der Gegenspieler, der dreiköpfige Armstrecker *(Triceps brachii)*, in die Länge gezogen, also gestreckt. Er fungiert als Gegenspieler zum Armbeuger. Durch eine einseitige Beanspruchung kommt es oft vor, dass in unserem Körper Spieler- und Gegenspielermuskel nicht ausgeglichen sind. Der kräftigere Muskel neigt dazu, mehr Spannung zu haben und damit weniger dehnfähig zu sein, sein Gegenspieler ist schwächer. Eine permanente einseitige Trainingsbelastung führt schließlich dazu, dass auch ein einseitiger Druck auf die Gelenke ausgeübt wird und es dadurch zu Dysbalancen kommt.

Ganz gleich, welches Training Sie machen, die Muskelbeanspruchung sollte stets ausbalanciert sein, sowohl bei der Kräftigung als auch bei der Dehnung. Das bodyART-Training ist als funktionelles Ganzkörpertraining so aufgebaut, dass es beides miteinander vereint: Die Muskulatur wird während einer Übung sowohl gekräftigt als auch gedehnt. Die Atmung wirkt dabei unterstützend und hilft, den Muskeln und Gelenken den maximalen Bewegungsspielraum zu ermöglichen.

Bevor Sie mit den Übungen starten, schauen wir uns zunächst einmal an, wie die optimale Körperhaltung konkret aussieht, damit Sie verstehen, warum es bei der Übungsausführung so wichtig ist, die funktionelle Ansteuerung bestimmter Muskeln und Gelenke genau zu beachten.

DIE KOPFHALTUNG

Der Anteil der Menschen, der über Nackenverspannungen und Kopfschmerzen klagt, nimmt stetig zu, ebenso der Verschleiß der Nackenwirbel und damit Bandscheibenvorfälle in diesem Bereich. Der Schulter-Nacken-Bereich kompensiert oft Stress und emotionale Belastung. Hinzu kommt, wie bereits beschrieben, eine Muskeldysbalance zusammen mit einer Fehlhaltung. Der dadurch entstehende Verschleiß wird zusätzlich durch eine Hyperlordose (→ Info Seite 34), also eine zu starke Krümmung der Halswirbelsäule nach vorn, begünstigt.

Zwischen den einzelnen Wirbelkörpern liegt die Bandscheibe, die aus einem Faserring mit einem Gallertkern besteht. Der hintere Bereich der Bandscheibe wird bei einer Hyperlordose extrem belastet, sodass nach einiger Zeit der harte Faserring der Bandscheibe unter dem Druck reißt und der weiche Kern austritt. Geschieht das, spricht man von einem Bandscheibenvorfall. Die Halswirbelsäule muss oft die starke Kyphose (Krümmung nach hinten) der Brustwirbelsäule ausgleichen, da der Kopf zur Erhaltung unseres Gleichgewichts immer gerade gehalten wird. Um dem Verschleiß der Halswirbelsäule und den Verspannungen im Nacken entgegenzuwirken, muss an der gesamten Körperhaltung gearbeitet werden. Sie beginnt bei der richtigen Platzierung des Beckens über den Füßen. Dann folgen die Aufrichtung des Brustkorbs über dem Becken und schließlich die richtige Kopfhaltung. Ist der Körper optimal ausgerichtet, muss er an keiner Stelle kompensieren und somit unnötig Energie aufwenden. Eine häufige Ursache für Nackenverspannungen und Bandscheibenvorfälle ist eine sitzende Schreibtischtätigkeit, vor allem dann, wenn man stundenlang am Computer arbeitet. Neben der vernachlässigten Aufrichtung des Oberkörpers ist auch oft der Blickwinkel zum Bildschirm falsch. Durch die fehlende Bewegung und die falsche Haltung entstehen Verspannungen.

Sie können Ihre Kopfhaltung ganz einfach kontrollieren. Egal, ob Sie sitzen, stehen oder liegen – der Hinterkopf, die Brustwirbelsäule und Ihr Kreuzbein sollten sich auf einer Achse befinden. Stellen Sie sich mit dem Rücken an eine Wand und bauen Sie die Grundspannung der unteren Bauchmuskulatur auf. Dadurch werden Sie Ihr Kreuzbein (→ Info Seite 85) an der Wand spüren. Jetzt ziehen Sie die Rippenbögen leicht zueinander, ohne den Oberkörper abzusenken, und spüren Sie nachfolgend bewusst den Bereich der

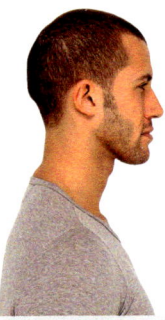

Der Kopf sitzt gerade und schwerelos auf dem Hals. Die natürliche Lordose im Nackenbereich bildet die Fortsetzung der s-förmig geschwungenen Wirbelsäule. Die Nackenmuskeln und die vordere Halsmuskulatur sind in dieser Position in einer ausgeglichenen Grundspannung.

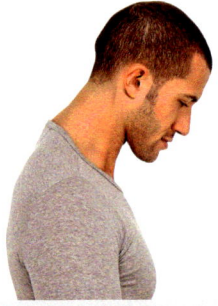

Der Kopf ist zu weit nach vorn geneigt und bildet hier die Fortsetzung der Kyphose der Brustwirbelsäule. In dieser Haltung werden die vorderen Halsmuskeln kontrahiert und die hinteren Nackenmuskeln überdehnt, was zu Verspannungen führt, da die Halsmuskeln gleichzeitig das Gewicht des Kopfes tragen müssen.

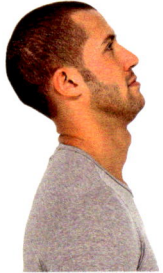

Der Kopf ist hier zu weit nach hinten geneigt. Durch die starke Lordose wird der gesamte Nackenbereich zusammengestaucht. Es entsteht eine Dysbalance zwischen Hals- und Nackenmuskeln. Daraus resultieren oft Spannungsschmerzen und im Extremfall auch Bandscheibenvorfälle.

Schulterblätter und der Brustwirbelsäule an der Wand. Halten Sie diese Grundspannung und schieben Sie den Hinterkopf leicht nach hinten oben, während sich das Kinn etwas zum Hals senkt. Hinterkopf, Brustwirbelsäule und Kreuzbein sind nun auf einer Achse. Anfangs fühlt sich das ungewohnt an, aber wenn Sie diese Achse während der Übungen immer wieder visualisieren, werden sich Ihre Haltung und damit die Ausrichtung der Gelenke positiv verändern. Probieren Sie es aus!

Bei allen isolierten Bauchübungen im bodyART-Training wird der Kopf ohne Unterstützung der Arme gehalten. Dadurch werden die vorderen Halsmuskeln gekräftigt und so die Dysbalance zur erhöhten Spannung in der Nackenmuskulatur ausgeglichen. Diese Balance ermöglicht es, die Kopfhaltung zu optimieren.

DER SCHULTERGÜRTEL

Allgemein betrachtet, besteht der Schultergürtel aus der Muskulatur, die sich zwischen Schlüsselbeinen und Schulterblättern befindet und sowohl die Aufrichtung des Brustkorbs und die Platzierung der Schultern als auch die Beweglichkeit des Schultergelenks beeinflusst. Wie bereits erwähnt, werden viele unserer Alltagsbewegungen nach vorn gebeugt ausgeübt. Auch eine sitzende Tätigkeit mit zu wenig Ausgleichsbewegung bewirkt das Nach-vorn-Einrollen der Schultern, was wiederum eine zu starke Krümmung der Wirbelsäule nach sich zieht. Bei den Muskeln passiert nun Folgendes: Die Muskeln an der Vorderseite der Schultern und die Brustmuskulatur ziehen sich zusammen. Auf Dauer vermindert sich dadurch die Dehnfähigkeit dieser Muskulatur. Viele Menschen klagen deshalb über Rückenschmerzen und über eine eingeschränkte Beweglichkeit des Schultergelenks. Das Ergebnis: Schmerzen beim Heben des Arms und ein entsprechend eingeschränkter Bewegungsradius. Im weiteren Verlauf kann sich der Schmerz bis über die Außenseite des Oberarms hin zum Ellbogen ausdehnen, sodass die Symptome denen des sogenannten Tennisarms ähneln.

Das bodyART-Training enthält viele Übungen zur Kräftigung der Rückenmuskulatur und zur Öffnung des Brust-Schulter-Bereichs (→ Info Seite 72). Dadurch wird die Dehnfähigkeit der Brustmuskeln und der Muskeln im vorderen Schulterbereich wiederhergestellt, sodass der Brustkorb aufgerichtet und das Schultergelenk wieder beweglicher wird.

Um die Platzierung Ihres Schultergürtels wahrzunehmen, wiederholen Sie die Übung an der Wand, wie bei der Kopfhaltung beschrieben. Nun konzentrieren Sie sich auf die Ausrichtung der Schlüsselbeine und Schultern. Versuchen Sie, den Abstand zwischen den Schlüsselbeinen zu vergrößern, und stellen Sie sich vor, dass die Schultern die Verlängerung der Schlüsselbeine bilden. Beide befinden sich sozusagen auf einer Linie. Ist Ihnen das gelungen, richten Sie Ihre Aufmerksamkeit nun auf die Schulterblätter. Diese sollten immer noch mit einer großen Auflagefläche an der Wand spürbar sein. Ziehen Sie jetzt die Schulterblattspitzen aktiv in Richtung Becken. Vor jeder Armbewegung, sei es im Alltag oder beim bodyART-Training, werden die Schultern abgesenkt, bevor sich der Arm hebt. So werden Nackenverspannungen vermieden, und es wird Bewegungsspielraum im Schultergelenk geschaffen.

DAS HANDGELENK

Obwohl Hände und Füße anatomisch sehr ähnlich aufgebaut sind, nutzen wir sie im Alltag unterschiedlich. Die Hände benutzen wir oft in

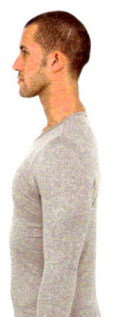

Die Brustwirbelsäule ist in einer leichten Kyphose, und die Arme hängen entspannt seitlich am Körper. Das Brustbein liegt mittig zwischen den Schlüsselbeinen, die sich zu beiden Seiten weit ausdehnen und so die Schultern am Nach-vorn-Einrollen hindern.

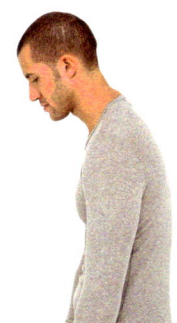

Der Oberkörper ist stark nach vorn geneigt, die Schultern sind nach vorn eingerollt. Dadurch wird das Atemvolumen erheblich eingeschränkt. Gerade in Stützpositionen wird bei so einer Fehlhaltung oft über Schmerzen im Schulterbereich geklagt.

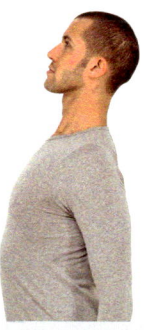

Die Schultern sind stark nach hinten gezogen und der Brustkorb aufgebläht. Dieser Haltung geht oftmals ein Hohlkreuz voraus. Alle Stabilisationsübungen, die eine kräftige vordere Rumpfmuskulatur voraussetzen, werden dadurch schwierig zu halten sein.

der Feinmotorik beim Tippen, Greifen, Halten und Tragen. Eher selten benutzen wir unsere Handgelenke im Alltag dazu, uns irgendwo abzustützen. Dadurch fehlt es uns auch an Kraft in den Handgelenken, vor allem den Frauen. Die Dehnfähigkeit der Unterarmmuskulatur ist eingeschränkt und verhindert, dass wir die Handgelenke in eine Beugung (Flexion) bringen. So kommt es bei Stürzen oft vor, dass man sich das Handgelenk verletzt. Im bodyART-Training gibt es zahlreiche Stützpositionen, bei denen verstärkt die Kraft in den Handgelenken aufgebaut und damit die Beweglichkeit der Unterarmmuskulatur verbessert wird, wie etwa beim hohen Liegestütz, dem Vierfüßlerstand oder dem T-Stand. Je stärker unsere Stützmuskulatur – das sind vorwiegend die Arm-, Schulter- und Brustmuskeln – ist, umso weniger werden die Handgelenke belastet. Deshalb ist es wichtig, dass das Gewicht beim Abstützen gleichmäßig auf die Handfläche verteilt wird, um so wiederum das Handgelenk zu entlasten. Für die Entlastung des Handgelenks bei allen Stützpositionen gibt es zwei Möglichkeiten. Welche Sie wählen, bleibt Ihnen überlassen.

- Bei der ersten Variante werden wie beim **Gecko** (Abb. rechts oben) die Finger so weit wie möglich gespreizt – der Mittelfinger zeigt dabei gerade nach vorn; das Gewicht wird auf der ganzen Handfläche bis zu den Fingerkuppen gleichmäßig verteilt.
- Bei der zweiten Variante, dem **Löwen** (Abb. rechts Mitte), wird die Hand so platziert, dass das Gewicht auf dem Handballen und den Fingerkuppen ruht. Stellen Sie sich dabei die Tatze des Löwen vor, dessen Krallen hakenförmig nach unten gebogen sind. Dadurch entsteht unter der Handfläche ein Hohlraum. Indem das

Gewicht nun aktiv bis in die Fingerspitzen bzw. -kuppen geleitet wird, wird der Druck auf das Handgelenk vermindert.

Um die muskuläre Ansteuerung in den Händen zu verdeutlichen, können Sie einen Test machen: Lassen Sie Ihre rechte Hand ganz entspannt und ziehen Sie an einem Ihrer Finger. Sie werden feststellen, dass sich das Fingergelenk sehr leicht auseinanderziehen lässt. Jetzt spannen Sie die Muskulatur in den Fingern an und ziehen nochmals an einem Ihrer Finger. Jetzt ist es wesentlich schwerer, das Gelenk überhaupt in irgendeine Richtung zu ziehen oder zu bewegen. Dies soll Ihnen verdeutlichen, wie sich die Muskelanspannung auf die Belastung der Gelenke auswirkt. Anfangs werden Ihnen Stützpositionen schwerer fallen, und die Haltezeiten werden eher kurz sein. Nach und nach wird es Ihnen jedoch immer leichter fallen, Körperspannung und Balance aufzubauen und zu halten. Denken Sie daran, bei jeder

---

INFO **Pfeilstellung der Hände – eine weitere Variante**

Zunächst werden die Finger fest miteinander verklinkt. Dann strecken Sie die Zeigefinger aus und pressen sie aneinander. Jetzt sollten Sie einen intensiven Druck zwischen beiden Handflächen spüren. Die Daumen bleiben übereinandergekreuzt. Diese Handstellung wird oft in Positionen als Variante ausgeführt, in denen die Arme gestreckt sind, aber die Schultern gesenkt bleiben, wie etwa im Sturm oder im Ausfallschritt. Auch Bauchübungen mit gestreckten Armen sind möglich. Die Pfeilstellung unterstützt die obere Rumpfstabilität und erleichtert Ihnen das Senken des Schultergürtels.

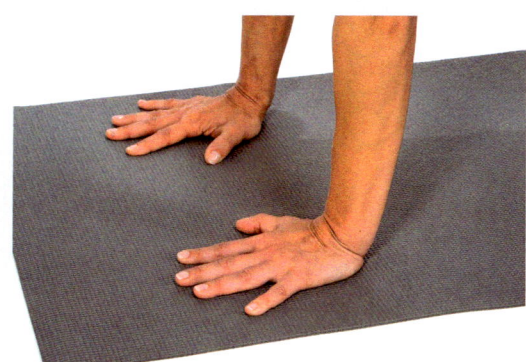

Bei der Geckostellung der Hand werden die Finger weit gespreizt, um eine möglichst große Fläche zu haben. Das Gewicht ist auf der Handfläche bis hin zu den Fingerkuppen gleichmäßig verteilt, um somit das Handgelenk zu entlasten.

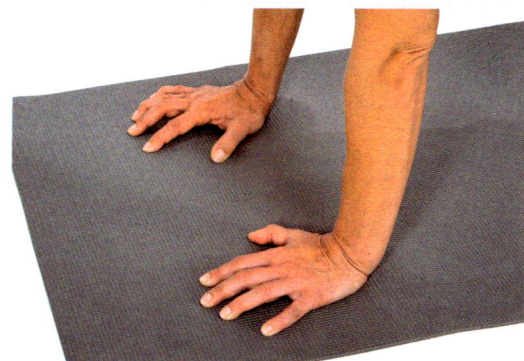

Bei der Löwentatze werden die Finger leicht angezogen und die Fingerkuppen fest in den Boden gedrückt. Dadurch hebt sich die Handmitte komplett vom Boden ab, und es entsteht ein Hohlraum unter der Handfläche.

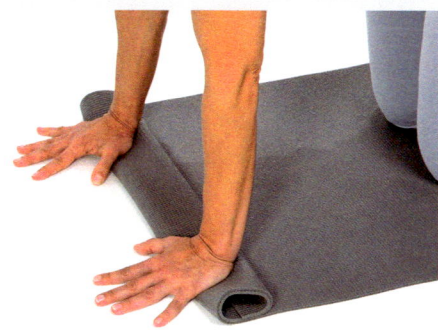

Die Matte wird je nach Bedarf eingerollt und dient so zur Unterstützung des Handballens. Indem die Handwurzel angehoben wird, wird gleichzeitig der Beugungswinkel des Handgelenks verringert.

Stützposition den Gecko oder den Löwen anzuwenden. Haben Sie krankheitsbedingt Schmerzen im Handgelenk, etwa Arthrose oder das Karpaltunnelsyndrom, ist es empfehlenswert, in den Ellbogenstütz zu gehen oder auch das vordere Ende der Matte einzurollen (Abb. unten) und darauf den Handballen zu platzieren.

Lockern Sie bei Schmerzen die Handgelenke nach einer Stützposition. Lässt der Schmerz innerhalb kurzer Zeit nach, ist es wahrscheinlich nur die ungewohnte Belastung. Mit jeder Trainingseinheit werden die Muskeln kräftiger, und der Schmerz verschwindet bald ganz.

DAS BECKEN

Betrachten wir die Beckenstellung, wird schnell klar, welche komplexen Auswirkungen eine Fehlstellung des Beckens nach sich ziehen kann. Ist das Becken nicht aufgerichtet und gut über den Füßen platziert, kommt es zu Ausweichbewegungen der Wirbelsäule, des Brustkorbs, der Schultern und des Kopfes. Zudem müssen die Beinmuskeln diese Fehlstellung kompensieren. Die Ursachen für eine Beckenfehlstellung sind genauso vielfältig wie deren Auswirkungen. Sowohl im Alltag als auch während der Arbeit kommt es oft zu einer permanenten, minimalen, einseitigen Belastung des Hüftgelenks, was mitunter zu Schmerzen im unteren Rücken und im Beckenbereich führen kann. Der Schmerz strahlt oft in das gesamte Bein aus. Außerdem haben viele Menschen durch zu häufiges Sitzen eine erhöhte Muskelspannung im Hüftbeugemuskel. Diese Spannung bewirkt, dass das Becken extrem nach vorn kippt und ein Hohlkreuz entsteht.

Im bodyART-Training wird dieser Dysbalance mit dem neutralen Stand (→ Seite 48) entgegengewirkt, indem das Becken aufgerichtet und die

91

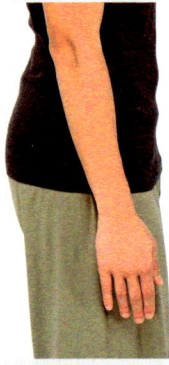

Das Becken ist leicht aufgerichtet, die Hüfte gestreckt und die untere Bauchdecke leicht nach innen gezogen. Diese Beckenstellung ist optimal und bildet eine neutrale Basis für die Aufrichtung der Wirbelsäule.

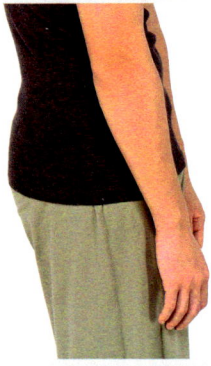

Der Beckenkamm ist nach hinten gekippt. Der Oberkörper muss diese Beckenstellung durch ein Nach-vorn-Beugen kompensieren. Es kommt zu einem Rundrücken, wobei sich die Schultern zusätzlich nach vorn einrollen.

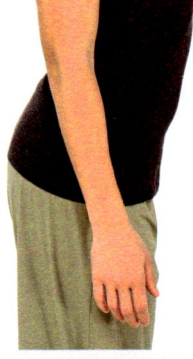

Der Beckenkamm ist nach vorn gekippt, was zu erhöhtem Druck im Lendenwirbelbereich führt und das sogenannte Hohlkreuz verursacht. Der Oberkörper und die Schultern müssen den Druck in die Gegenrichtung kompensieren.

tiefe Bauchmuskulatur angesteuert wird. Des Weiteren gibt es viele Übungen, beispielsweise den Krieger I (→ Seite 105), die die stützende Becken- und die Hüftbeugemuskulatur dehnen und somit die Beweglichkeit im Hüftbereich optimieren. Dadurch ist auch der Oberschenkelknochen freier beweglich, und der Gelenkknorpel wird weniger belastet. Hüftschmerzen können aber auch durch Fehlstellungen oder Fehlbelastungen des Fußes hervorgerufen werden. Durch die gezielte Ansteuerung des Fußes bei allen Standübungen wird dieser optimal belastet.

DAS KNIEGELENK

Im bodyART-Training gibt es viele Übungen und Positionen, die die Muskulatur um das Kniegelenk kräftigen und gleichzeitig dehnen. Bei allen Standübungen wie Sturm, Ausfallschritt oder Kriegerpositionen wird das Kniegelenk auf der Achse mit dem Sprung- und Hüftgelenk mithilfe der Oberschenkelmuskulatur stabilisiert. Die Knie werden niemals überstreckt. Diese Gelenkausrichtung zusammen mit der Ansteuerung der Grundspannung in der Oberschenkelmuskulatur schützt vor einer verstärkten Abnutzung der Gelenke. Abnutzung ist ein natürlicher Vorgang, der durch den allgemeinen Alterungsprozess und grundsätzlich immer bei Bewegung eintritt. Übermäßiger Verschleiß entsteht nur dann, wenn die Gelenkflächen während der Bewegung nicht ideal zueinander stehen. Diese Fehlstellung muss über längere Zeit auf das Gelenk wirken und wird vom Betroffenen zunächst nicht bemerkt. Auch eine übermäßige Stoßbelastung durch Übergewicht oder beispielsweise beim Joggen oder Springen nutzt die Gelenkflächen ab. Eine andere mögliche Ursache könnte ungünstiges Schuhwerk sein. Wenn wir unser Bewegungsverhalten nicht ändern, tritt auch nach einer Operation keine Besserung ein. Deshalb sollte bei Kniebeschwerden immer der externe Grund für die Fehlbelastung gesucht und beseitigt werden.

Das bodyART-Training beinhaltet viele Bewegungen, bei denen der Übende ein paar Atemzüge lang mit gebeugten Knien verharrt, wie etwa im Sturm oder in der Reiterstellung (→ Abb. rechts). Unter dieser Belastung wird der Trainierende aufgefordert, seinen Stand genau zu überprüfen, um sich bewusst zu werden, ob Fuß- und Kniegelenke auf einer Achse ausgerichtet sind.

Neben der Fehlbelastung des Kniegelenks im Alltag kommen verstärkte Muskelspannungen in den Adduktoren hinzu. Adduktoren sind Muskeln, die immer dann aktiviert werden, wenn ein Körperglied herangezogen wird. Diesen Verspannungen wird im bodyART-Training bei Übungen entgegengewirkt, bei denen die Beine gegrätscht werden und eine intensive Dehnung an der Innenseite der Oberschenkelmuskeln zu spüren ist. Durch die starke Dehnung fällt das Knie oft nach innen, sodass ein Überdruck auf die Innenseite des Kniegelenks entsteht. Um dies zu verhindern und Ihre Kniegelenke zu schützen, achten Sie bei jeder Übung mit gestreckten Beinen darauf, dass Sie Ihre Oberschenkelmuskeln anspannen. Die Kniescheibe wird dabei nach oben und der Oberschenkelmuskel nach oben und außen gezogen. Diese Ansteuerung verhindert, dass Sie Ihre Kniegelenke überstrecken. Auch in aktiven Pausen, wie der kompletten Vorwärtsbeugung im Stehen, muss die Oberschenkelvorderseite aktiviert bleiben, um die Gelenke zu schützen. Führen Sie Übungen mit gebeugten Beinen aus, wie den Ausfallschritt, sind Ihre Beine hüftbreit geöffnet. Das Knie des vorderen gebeugten Beins befindet sich in einer Linie mit dem vorderen Fuß und dem

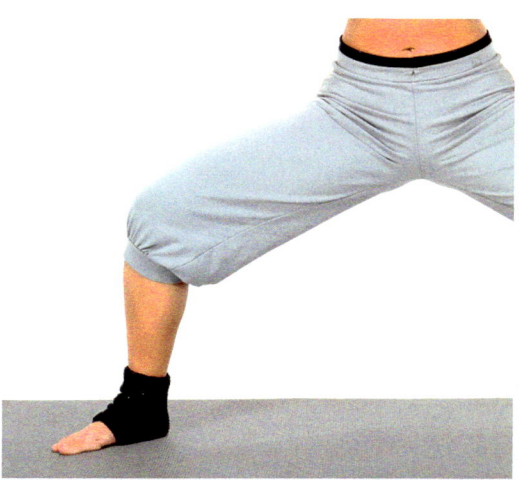

In der Reiterstellung sind Füße, Knie und Oberschenkel nach außen gedreht. Durch die Ansteuerung der Oberschenkel- und Gesäßmuskeln sind Füße, Knie und Hüfte in einer Achse und somit stabilisiert.

Hüftgelenk, ist also optimal ausgerichtet. Während des bodyART-Trainings erhöhen sich Ihre Aufmerksamkeit und Wahrnehmung für diese korrekte Ausrichtung der Gelenke, was sich schließlich in den Alltag überträgt und so zu einer dauerhaft positiven Veränderung führen kann.

DER FUSS

Der Fuß mit seiner geringen Auflagefläche trägt unser Körpergewicht ein Leben lang, er gewährleistet Standfestigkeit und Fortbewegung. Von außen betrachtet, besteht der Fuß aus jeweils fünf Zehen, dem Längs- und dem Quergewölbe, der Ferse und der Fußsohle. Der Hauptanteil des Körpergewichts wird von der Ferse und dem Fußballen getragen. Im Inneren befinden sich eine Vielzahl an Knochen, Gelenken und Muskeln, die es uns erst ermöglichen, den Fuß in seiner Komplexität zu bewegen und sein ganzes Potenzial zu nutzen. Haben wir einen sicheren Stand,

> »Für müde Füße ist jeder Weg zu weit.«
>
> *Georg Büchner, Schriftsteller*

sind wir geerdet, was im übertragenen Sinne bedeutet, dass uns so schnell nichts umwerfen kann. Wie aber sehen ein sicherer Stand und damit eine Verankerung aus? Am besten ist dies an einem Übungsbeispiel zu erklären:

Stellen Sie sich dafür aufrecht hin, schließen Sie Ihre Augen und richten Sie Ihre Aufmerksamkeit auf die Fußsohlen. Spüren Sie den Bodenkontakt und die Gewichtsverteilung auf dem gesamten Fuß. Jetzt lösen Sie die Zehen vom Boden und senken nur das Gelenk des großen und kleinen Zehs wieder ab. Das Längsgewölbe des Fußes, also der Teil der Fußsohle zwischen Zehen und Ferse, wird dadurch aktiviert und löst sich vom Boden. Sie spüren jetzt eine Belastung auf dem Gelenk des großen und des kleinen Zehs sowie auf der Ferse. Dies ist die Drei-Punkt-Belastung. Lassen Sie nun alle Zehen wieder entspannt sinken, aber behalten Sie die Drei-Punkt-Belastung bei. Durch individuelle Muskeldysbalancen oder Gelenkfehlstellungen kann es passieren, dass Sie mit dem Kniegelenk ausweichen, um die gleichmäßige Belastung der Fußsohle beizubehalten. Über das Anspannen der Oberschenkelmuskeln ist es möglich, das Kniegelenk wieder in die Achse von Fuß und Hüfte zurückzubringen.

Während des bodyART-Trainings werden viele Standpositionen geübt, die dem Trainierenden im wahrsten Sinne des Wortes Standhaftigkeit verleihen. Je nach Übungsvariante erhöhen sich die Anforderungen an Koordination und vor allem Balance. Vergleicht man den Aufbau einer Position mit dem Bau eines Hauses, bilden die Füße das Fundament. Erst auf einem stabilen Fundament können Wände hochgezogen werden (Beine, Becken und Rumpf), um zum Schluss das Dach daraufzusetzen (Schultern, Arme, Kopf). Hat der Mensch einen guten Stand, können die Beine und der Oberkörper darauf balancieren. Stimmt aber das Fundament nicht, kann man auch nicht darauf aufbauen, und andere Körperbereiche müssen dies kompensieren.

INFO Die Flex- und Pointstellung des Fußes

Der Fuß mit Sprungbein, oberem und unterem Sprunggelenk sowie seinen Bändern, die für die Stabilisation zuständig und mit Waden- und Schienbein verbunden sind, ist ein sehr kompliziertes Gelenk. Auf ihm lastet nicht nur das gesamte Körpergewicht, er ist auch für ein optimales Gangbild zuständig. Durch die hohe Belastung kann es im Lauf des Lebens zu einem Verschleiß kommen, Sportler reißen sich oft die Außenbänder. Damit unser Fuß beweglich und die Bänder elastisch bleiben, werden auch die Füße während des Trainings bewusst durch die Flex- und Pointstellung angesteuert. Bei der Flexion werden die Zehen nach oben in Richtung Schienbein gezogen. Dieser Zug sollte noch in der Beckenbodenmuskulatur zu spüren sein. Bei der Extension oder Pointstellung wird der Fuß so weit es geht gestreckt. Hier ist der Zug an der Vorderseite bis zum Hüftbeugemuskel spürbar. Die bewusste Ansteuerung des Fußes sorgt durch die erhöhte Muskelspannung für eine verbesserte Balance und Stabilität.

Unsere Füße sind durch ebenes Gelände wie Gehsteige und gut ausgebaute Straßen kaum mehr Ausgleichsarbeit gewohnt. Hinzu kommt, dass immer neues Schuhwerk unsere Füße schont. Im Gegensatz dazu steht das Tragen von Schuhen mit hohen Absätzen, auf die viele Frauen trotz der schmerzhaften Begleiterscheinungen nicht verzichten möchten.

Die Dehnfähigkeit der Wadenmuskulatur lässt bei regelmäßigem Tragen nach, sodass das natürliche Abrollen des Fußes nicht mehr möglich ist.

In der heutigen Zeit sollten wir unseren Füßen mehr Aufmerksamkeit widmen! Neben einer funktionellen Belastung des Fußes gibt es vielfältige Möglichkeiten, dem Fuß mehr Wohlbefinden zu verschaffen. Laufen Sie, wann immer es Ihnen möglich ist, barfuß, bevorzugt auf unebenen Flächen wie Kies oder Sand. Gönnen Sie Ihren Füßen öfter einmal ein Fußbad und eine Massage: Spreizen Sie Ihre Zehen weit auseinander. Sollte Ihnen das aus eigener Kraft nicht gelingen, nehmen Sie Ihren Fuß in die Hand und schieben Sie die Finger der anderen Hand zwischen Ihre Zehen. Dann machen Sie leichte kreisende Bewegungen in beide Richtungen, um so die Gelenke zu mobilisieren. Oder versuchen Sie doch einmal, mit den Zehen etwas vom Boden aufzuheben. Sind alle Strukturen des Fußes frei beweglich, können sie ihre Funktion voll erfüllen und ein stabiles Fundament für eine gesunde aufrechte und stabile Haltung bilden.

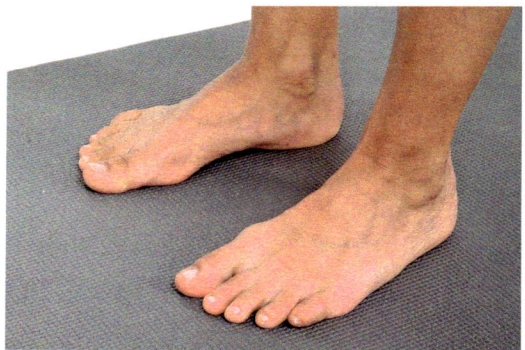

Drei-Punkt-Belastung: Das Körpergewicht ist gleichmäßig auf dem Gelenk des großen Zehs, des kleinen Zehs und der Ferse verteilt, und das Fußgewölbe ist aktiviert.

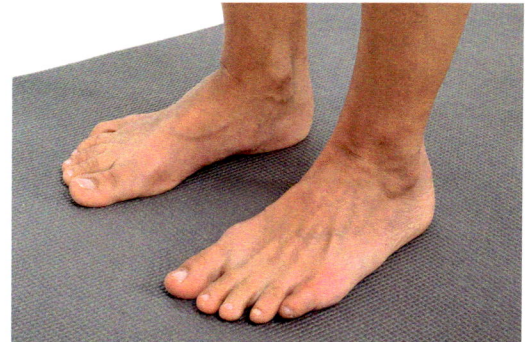

Senkfuß: Bedingt durch eine schwache Fußmuskulatur, senkt sich das Fußgewölbe ab und der Fuß knickt nach innen ein. Der innere Knöchel wird verstärkt nach außen gedrückt.

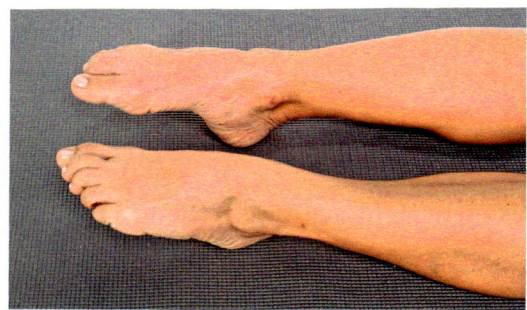

Pointstellung: Die Zehen werden vom Körper weggestreckt, dadurch wird die Wadenmuskulatur angespannt. Die Beinvorderseite wird verlängert.

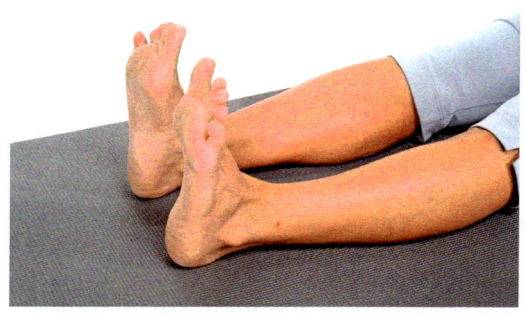

Flexstellung: Die Zehen werden zum Körper gezogen. Dadurch werden die Muskeln des Schienbeins und der Quadrizeps angespannt. Die Oberschenkelrückseite wird gestreckt.

DIE ÜBUNGEN DER FÜNF ENERGIEPHASEN

In der Einführung haben Sie die fünf Energiephasen und deren Wirkungen bereits kennengelernt. Wie Sie nun wissen, werden durch diese Energiephasen die physische und mentale Leistungsfähigkeit optimal genutzt oder sogar verbessert, und der Energiehaushalt wird ausgeglichen. Dies macht das bodyART-Trainingskonzept so einzigartig und ganzheitlich.

In vielen Trainingsarten liegt der Schwerpunkt entweder hauptsächlich auf der Zirkulation (alle Ausdauersportarten) oder auf der Zentrierung (Pilates und einige Formen von Yoga). Im bodyART-Training werden nicht nur das Prinzip und die Philosophie des Yin und Yang berücksichtigt, sondern der Körper wird in allen seinen Energieformen angesprochen – deshalb auch die Einteilung der Übungen in fünf Energiephasen.

Die Übungen der Energiephasen 1 und 2 (ankommen und ausdehnen) können von jedem ausgeführt werden. Hier nehmen Sie sich bei jedem Training erneut die Zeit zu spüren, wie Sie sich heute fühlen und was Ihr Körper gerade braucht. In den Energiephasen 3 und 4, also der zirkulierenden Energiephase und der isolierten Bauchkräftigung, werden verschiedene Schwierigkeitsgrade der Übungen angeboten, deren Auswahl Sie Ihrer Tagesform und Ihrem Trainingszustand anpassen sollten. Energiephase 5 dient der Regeneration.

Im Folgenden werden die Übungen der einzelnen Energiephasen detailliert beschrieben. Achten Sie darauf, sich langsam an die unterschiedlichen Schwierigkeitsgrade der Übungen heranzutasten. Erst wenn Sie die Basisübungen beherrschen, gehen Sie zur nächstschwierigeren Variante über.

DER ÜBUNGSAUFBAU

Auf den folgenden Seiten werden die den Energiephasen zugeordneten Übungen genau beschrieben. Da das Training viel Gestaltungsspielraum lässt, können Sie sich Ihr Stundenbild aus diesen Übungen selbst zusammenstellen. Als Grundlage ist jedoch unbedingt das Basiswissen zur bodyART-Uhr erforderlich (→ Kapitel 1, Seite 30–59). Anfangs erscheint es Ihnen vielleicht noch etwas schwierig, sich Ihr individuelles Stundenbild zusammenzustellen. Je mehr Sie aber trainieren, desto leichter wird es Ihnen fallen, da Sie den Ablauf mehr und mehr verinnerlichen.

Ausreichende Trainingsmöglichkeiten bieten Ihnen vorerst die in Kapitel 3 ab Seite 141 zusammengestellten Trainingspläne. In diesen Trainingsplänen finden sich nicht alle Übungen aus Kapitel 2 wieder, sodass Ihnen noch zahlreiche weitere Möglichkeiten der Trainingsgestaltung offenbleiben.

Lesen Sie sich die Übungsbeschreibungen aufmerksam durch und nehmen Sie sich anfangs für die richtige Ausführung Zeit. Die Atemtechnik können Sie später einfließen lassen, wenn Sie sich schon sicherer fühlen. Alle Übungen sind nach demselben Schema aufgebaut und bestehen aus den folgenden Rubriken:

Ausgangsposition

Wie Sie aus Kapitel 1 bereits wissen, werden die Übungen an bestimmten Positionen, den Ausgangspositionen (→ Seite 34), innerhalb der bodyART-Uhr eingeflochten. Bei jeder Übung erfahren Sie also zuerst, in welcher Ausgangsposition bzw. an welcher Stelle der bodyART-Uhr Sie sich befinden müssen, um die jeweilige Übung integrieren zu können. Wie Sie in diese Ausgangspositionen gelangen, ergibt sich aus dem Ablauf der bodyART-Uhr. Eine Ausnahme bilden der aufrechte Sitz (→ Seite 34) und die Rückenlage (→ Seite 34). Hier ist jeweils ein Zwischenschritt erforderlich. Die Ausgangspositionen können leicht variieren. So ist es beispielsweise von der anschließenden Übung abhängig, ob in der Rückenlage die Beine aufgestellt oder ausgestreckt sind. Diese Angaben finden Sie jeweils in Klammern dahinter.

Bewegungsablauf

Für den Bewegungsablauf ist zuerst einmal wichtig, dass die Ausgangsposition muskulär richtig angesteuert, also die Grundspannung aufgebaut wird, um die Übung dann auszuführen. Was es darüber hinaus noch zu beachten gilt, wird detailliert beschrieben. Die Übung stellt dabei in Wort und Bild immer den einfachsten Schwierigkeitsgrad dar.

Im Bewegungsablauf spielt nun die Atmung eine wichtige Rolle. Wann und wie oft in einer Position ein- und ausgeatmet wird, finden Sie ebenfalls in dieser Rubrik. Dabei wird unterschieden, ob es sich um eine Übung während des Trainings handelt oder um eine Übung in der Energiephase 5 (ruhen), also in der Entspannung. Bei Trainingsübungen ist die Anzahl der Atemzüge angegeben. Bei Entspannungsübungen dagegen ist es wichtig, dass die Position nicht zu schnell aufgelöst wird, bevor überhaupt ein entspannender Effekt eingetreten ist. Diese Angabe erfolgt also nicht nach der Anzahl der Atemzüge, sondern danach, an welcher Stelle des Körpers oder in welchem Muskel Sie etwas spüren sollen.

Variante

Des Weiteren gibt es von zahlreichen Übungen mehrere Schwierigkeitsgrade, die in einer oder mehreren Varianten beschrieben werden. Diese Varianten sind ebenfalls bebildert.

Wirkung

Durch die Grundspannung im Körper wird jede Übung zu einer Ganzkörperübung. Dabei wird jedoch durch eine unterschiedliche muskuläre Ansteuerung bei jeder Übung ein anderer Schwerpunkt gesetzt. In dieser Rubrik erfahren Sie also, was genau Sie an welcher Stelle spüren sollen, beispielsweise eine Dehnung in der Oberschenkelrückseite und gleichzeitig eine Muskelspannung in den Armen, die Kraft erfordert. Bei den Übungen in der Energiephase 5 wird beschrieben, wo und wie sich die Entspannung einstellen soll.

Hinweis

Die Hinweise sollen Ihnen helfen zu entscheiden, ob die jeweilige Übung für Sie geeignet ist oder nicht. Denn oft erlauben die momentane körperliche Verfassung oder eine vorangegangene Verletzung, beispielsweise eine Knieverletzung oder ein Bandscheibenvorfall, es nicht, die ein oder andere Übung auszuführen. In letzter Instanz kann das nur Ihr Physiotherapeut oder Ihr Arzt entscheiden. Gibt es keine speziellen Hinweise, kann die Übung von jedem ausgeführt werden.

»Nur wer sein Ziel kennt, findet den Weg.«

Laotse, chinesischer Philosoph

MOBILISATION DER WIRBELSÄULE

Jede Trainingseinheit beginnt im Fersensitz. Aus diesem schließen sich zur Mobilisation der Wirbelsäule drei einfache Bewegungsabläufe an, die stets dieselben sind. Anschließend gelangen Sie über eine verkürzte bodyART-Uhr in den neutralen Stand, um mit Energiephase 2 zu beginnen, dem freien Aufwärmen, mit ebenfalls drei Bewegungsabläufen.

Bewegungsablauf I

1 Gehen Sie in den Fersensitz. Öffnen Sie dafür die Knie leicht, damit sich Brustkorb und Bauchdecke bei der tiefen Atmung gut ausdehnen können. Strecken Sie nun Ihre Arme nach vorn auf dem Boden aus. Spreizen Sie die Finger, der Mittelfinger zeigt nach vorn, und üben Sie leichten Druck auf die gesamte Handfläche aus. Dabei spannt sich die Bauchdecke leicht an und die Schultern ziehen zurück in Richtung Becken. Der Kopf ruht auf dem Boden. Atmen Sie in dieser Position gleichmäßig ein paar Mal tief ein und aus. Konzentrieren Sie sich nur auf sich selbst, Ihre Atmung und Ihr momentanes Befinden.
2 Mit dem Einatmen machen Sie Ihren Rücken rund, ziehen den Bauch nach innen und das Steißbein in Richtung Kniekehlen. Dann kommen Sie nach oben in den Vierfüßlerstand. Ihr Blick ist zu den Oberschenkeln gerichtet.
3 Strecken Sie nun den Rücken so, dass das Kreuzbein und der obere Rücken eine Linie bilden. Beim nächsten Ausatmen setzen Sie sich wieder zurück auf Ihre Fersen. Wiederholen Sie diese Bewegung 4 bis 5 Mal.
Hinweis: Sollten Sie Knieprobleme haben, nehmen Sie ein gefaltetes Handtuch zu Hilfe und platzieren Sie es entweder unter den Knien oder in der Kniekehle, um den Winkel zu vergrößern.

1

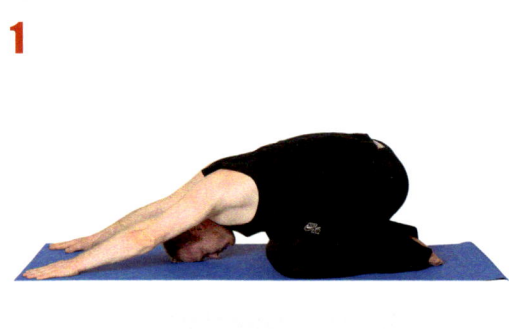

2

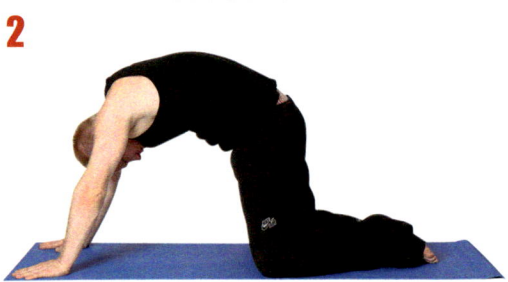

3

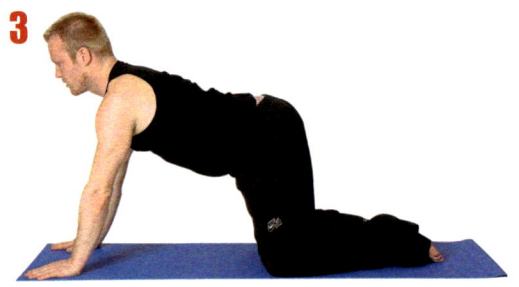

1

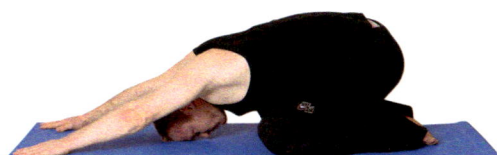

2

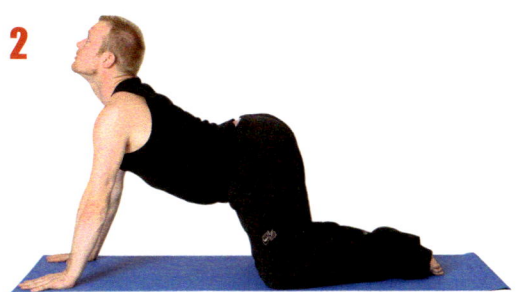

3

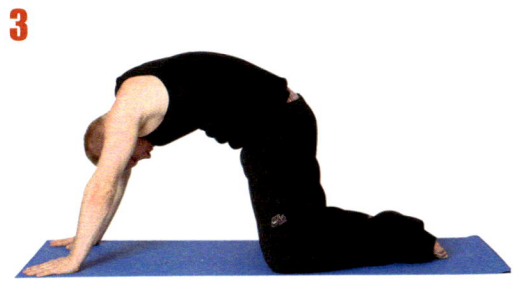

Bewegungsablauf II

1 Sie sind wieder im Fersensitz. Heben Sie nun Kopf und Brustbein so an, dass die Wirbelsäule in eine leichte Überstreckung kommt, so als würden Sie einen Bogen spannen.

2 Kommen Sie beim Einatmen in dieser Position wieder nach oben in den Vierfüßlerstand. Ihr Blick geht jetzt diagonal nach oben in Richtung Decke, Ihre Wirbelsäule befindet sich immer noch in einer Überstreckung.

3 Beim nächsten Ausatmen kippen Sie Ihr Becken nach vorn und bringen den Kopf zwischen die Arme. Der Rücken wird ganz rund, und der Bauch zieht nach innen.

Gehen Sie nun nochmals in die Überstreckung der Wirbelsäule und wiederholen Sie die beiden Bewegungen im Wechsel 3 bis 4 Mal. Anschließend kommen Sie beim nächsten Ausatmen wieder zurück in den Fersensitz.

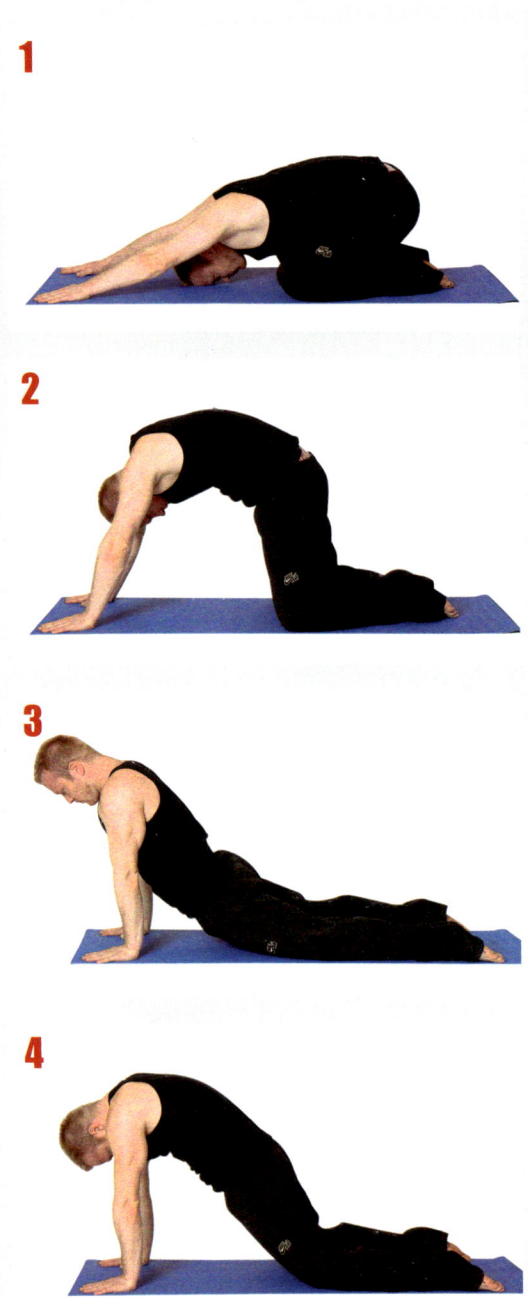

Bewegungsablauf III

1 Sie beginnen wieder im Fersensitz.

2 Beim Einatmen kommen Sie wieder mit rundem Rücken nach oben in den Vierfüßlerstand.

3 Verlagern Sie nun das Gewicht auf Ihre Hände, sodass sich die Schultergelenke über den Handgelenken befinden. Beim nächsten Ausatmen senken Sie Ihre Hüfte in Richtung Boden ab. Achten Sie darauf, dass die Gesäßmuskulatur dabei entspannt bleibt und der Blick weiterhin zum Boden gerichtet ist.

4 Aus dieser Position rollen Sie mit dem Einatmen zuerst den Kopf, dann die Brust und schließlich das Becken ein und setzen sich mit gestrecktem Rücken auf Ihre Fersen zurück. Jetzt atmen Sie wieder aus. Wiederholen Sie diesen Bewegungsablauf 4 bis 5 Mal.

Übergang zu Energiephase 2

Nachdem Sie alle drei Bewegungsabläufe hintereinander ausgeführt haben, stellen Sie im Fersensitz die Zehen auf, kommen in den Vierfüßlerstand und schieben Ihr Steißbein weit nach oben zur Decke, um die Position des umgekehrten Vs einzunehmen. Lassen Sie dabei die Knie gebeugt und verteilen Sie das Gewicht gleichmäßig auf Händen und Füßen. Verharren Sie in dieser Position 3 bis 5 Atemzüge lang und spüren Sie die Länge des Rückens und die Dehnung auf der Beinrückseite. Vergessen Sie nicht, regelmäßig zu atmen.

Heben Sie nun den Kopf leicht an, schauen Sie zu Ihren Händen und wandern Sie mit den Beinen in mehreren Schritten nach vorn zu Ihren Händen. Die Beine sind parallel, hüftbreit geöffnet und weiterhin gebeugt. Ziehen Sie die Bauchdecke nach innen und rollen Sie sich Wirbel für Wirbel nach oben in den neutralen Stand. Die Schultern sind entspannt, und der Nacken ist lang.

Diese Schritte haben Sie bereits bei der bodyART-Uhr auf den Seiten 48–59 kennengelernt. In Energiephase 1 werden zum Beenden der bodyART-Uhr keine weiteren Übungen integriert.

MEINE ERFOLGSGESCHICHTE

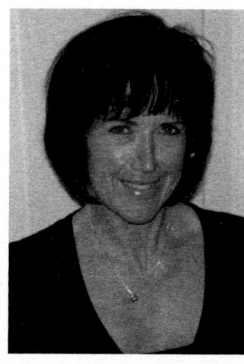

Petra E. aus Lörrach, 50 Jahre

BodyART hat mir geholfen, zu mir selbst zu finden

Nach einem Bandscheibenvorfall im unteren Rückenbereich vor zwei Jahren wurde mir bewusst, dass ich mehr für meinen Körper tun musste und Ausdauersport allein nicht ausreichte. Nachdem viele Stunden Krankengymnastik und manuelle Therapie beim Physiotherapeuten ohne Erfolg geblieben waren, wurde mir im Fitnessstudio bodyART empfohlen. Obwohl das Training sehr anstrengend ist, haben mir die Übungen von der ersten Stunde an gefallen. Zwar waren viele Dehnungen und Rotationen zu Beginn fast nicht oder nur sehr eingeschränkt möglich, aber der Erfolg ließ nicht lange auf sich warten. Bereits nach einem halben Jahr regelmäßigem Training sah ich erste Fortschritte und ließ keine bodyART-Stunde mehr ausfallen. Ich mag, dass der ganze Körper gekräftigt wird und man gleichzeitig lernt, sich zu entspannen. Die Harmonie, die durch die Verbindung von Atmung und einzelnen Übungen entsteht, wirkt sich positiv auf meine Psyche aus. Meine Körperhaltung hat sich enorm verbessert, und ich versuche ganz bewusst, einige Übungen in den Alltag zu übernehmen. Mit bodyART habe ich meine eigene Mitte gefunden und fühle mich rundum wohl. Das größte Glück aber ist, dass ich durch das regelmäßige Training nahezu frei von Rückenschmerzen bin.

FREIES AUFWÄRMEN

Das freie Aufwärmen dauert zwischen drei und fünf Minuten. Jeder Bewegungsablauf findet im Atemrhythmus statt. Atmen Sie während des freien Aufwärmens intensiv, um Ihr Herz-Kreis-lauf-System anzuregen und alle Körperstrukturen auf die kommende Belastung vorzubereiten. Der Energiefluss soll gesteigert und Blockaden sollen gelöst werden.

Bewegungsablauf I

1 Stellen Sie sich im neutralen Stand mit hüftbreit geöffneten Beinen auf Ihre Matte.
2 Mit dem Einatmen führen Sie die Arme seitlich über den Kopf nach oben, bis sich Ihre Handflächen berühren. Ziehen Sie Ihr Steißbein nach unten und den Bauch nach innen oben. Der Blick ist schräg nach oben gerichtet.
3 Beim Ausatmen beugen Sie die Beine und neigen den Oberkörper mit geradem Rücken nach vorn. Beschreiben Sie mit den Armen dabei einen Halbkreis über die Seiten. Ihre Fingerspitzen berühren die Fußknöchel. Lassen Sie Ihre Bauchmuskulatur angespannt. Das Gesäß ist tiefer als Ihr Nacken.
Mit dem nächsten Einatmen kommen Sie wieder nach oben. Führen Sie dabei die Arme über die Seite nach oben, bis sich schließlich die Handflächen wieder berühren. Wiederholen Sie diese Bewegung im Atemrhythmus 5 bis 10 Mal und versuchen Sie, bei jeder Bewegung die Körperspannung und die Streckung des Rückens beizubehalten.

Bewegungsablauf II

1 Sie beginnen wieder im neutralen Stand.
2 Beim Einatmen führen Sie die gestreckten Arme schulterbreit über den Kopf. Ihr Blick ist nach vorn gerichtet.
3 Atmen Sie jetzt über den Mund aus, halten Sie die Bauchspannung und schwingen Sie den Oberkörper nach vorn durch, bis die Arme höher sind als die Hüfte. Konzentrieren Sie sich darauf, auch Ihren Nacken beim Durchschwingen locker zu lassen.

Beim nächsten Einatmen schwingen Sie die Arme wieder nach oben. Atmen Sie aus und bauen Sie die Ganzkörperspannung auf. Dabei senken Sie Ihre Schultern in Richtung Becken ab. Wiederholen Sie den Bewegungsablauf 5 bis 10 Mal.

Bewegungsablauf III

1 Sie beginnen wieder im neutralen Stand.
2 Mit dem Einatmen verklinken Sie Ihre Finger und heben die gestreckten Arme auf Brusthöhe an.
3 Beim nächsten Ausatmen beugen Sie die Beine und ziehen die Bauchdecke nach innen. Drehen Sie die Handflächen nach vorn und schieben Sie sie weit von sich weg, während der ganze Rücken rund wird.
4 Mit der Einatmung führen Sie Ihre Arme gestreckt nach oben und richten den ganzen Körper wieder auf. Denken Sie an die Bauchspannung und das Absenken der Schultern.
5 Beim nächsten Ausatmen beugen Sie die Beine, drehen den Oberkörper zur linken Seite und öffnen die Arme zur Seite, sodass sie sich auf einer Linie mit dem Schultergürtel befinden. Die Finger weisen dabei zur Decke. So bringen Sie mehr Spannung in die Arme und dehnen die Muskulatur der Unterarme.
Beim nächsten Einatmen bringen Sie den linken Arm nach vorn, verklinken wieder die Finger wie in Schritt 2, fahren mit dem Bewegungsablauf fort und wechseln bei der Rotation die Seite. Wiederholen Sie den Bewegungsablauf für jede Seite im Wechsel 3 bis 5 Mal.

Bewegungsablauf I

1 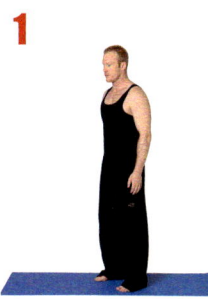 **2** 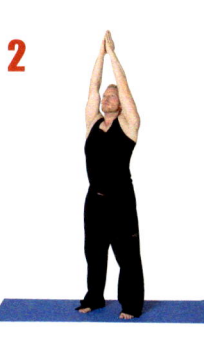 **3**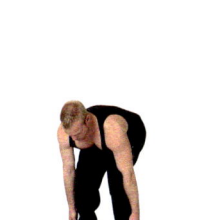

Bewegungsablauf II

1 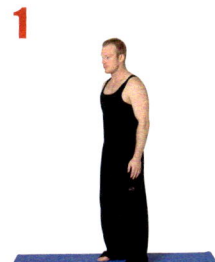 **2** 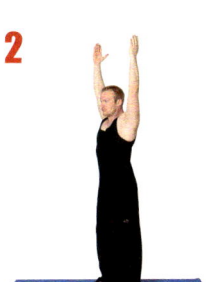 **3**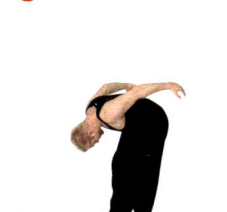

Bewegungsablauf III

1 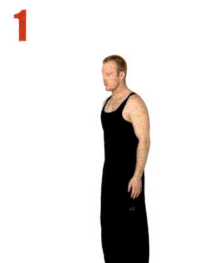 **2** 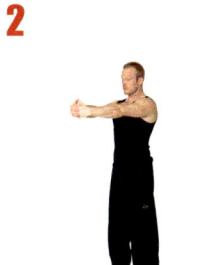 **3** 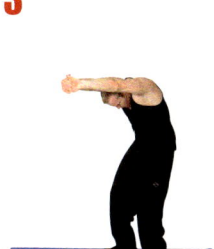 **4** 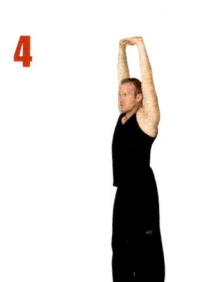 **5**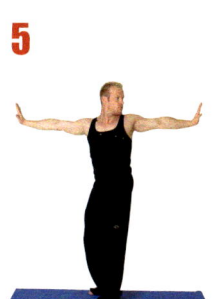

Ausfallschritt

Ausgangsposition: umgekehrtes V

Bewegungsablauf: Obwohl der Ausfallschritt wie das umgekehrte V ebenfalls eine Ausgangsposition ist, kann er als statische Übung in mehreren Schwierigkeitsgraden ausgeführt werden. Kommen Sie vom umgekehrten V über die Zwischenschritte, wie in der bodyART-Uhr auf Seite 46 bereits dargestellt, in die einfachste Version mit abgelegtem Knie. Die Hände sind in der Hüfte abgestützt, Ihr Blick ist nach vorn gerichtet. Verlagern Sie nun das Gewicht etwas weiter nach vorn und ziehen Sie den Bauch nach innen oben. Richten Sie die Brust auf und halten Sie diese Position für 3 bis 5 Atemzüge.

Die Position wird in umgekehrter Reihenfolge wieder aufgelöst.

Variante 1: Etwas schwieriger wird es, wenn Sie das hintere Knie vom Boden abheben. Dies erfordert mehr Muskelanspannung in den Oberschenkeln und eine erhöhte Balance. Legen Sie die Hände auf dem Oberschenkel ab.

Variante 2: Fortgeschrittene strecken das hintere Bein durch und führen die Arme über die Seiten gestreckt nach oben. Die Handflächen zeigen dabei zueinander. Ziehen Sie die Schultern weg von den Ohren. Am schwierigsten ist es, wenn Sie die Hände zusätzlich in Pfeilstellung bringen (→ Info Seite 90), wie in der bodyART-Uhr auf Seite 46 und 56 dargestellt.

Wirkung: Kräftigung der Oberschenkelmuskulatur, Dehnung der Hüftbeugemuskulatur. Gleichzeitig wird die Brustöffnung über die Atmung unterstützt.

Hinweis: Behalten Sie in allen Varianten die Bauch- und Oberschenkelspannung bei, um die Balance halten zu können. Variante 2 erfordert eine zusätzliche Muskelanspannung in den Armen.

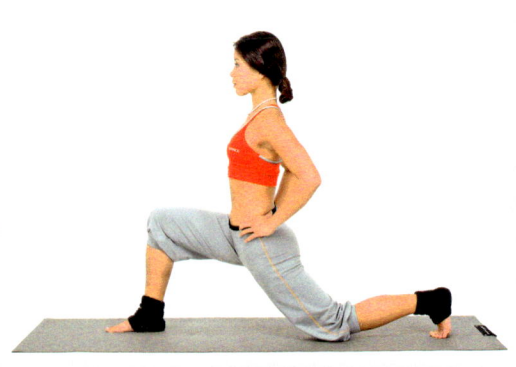

Variante 1

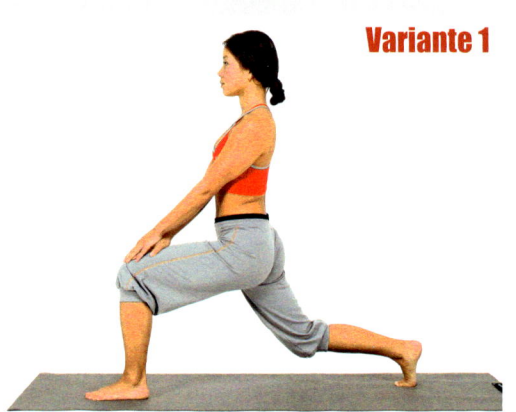

Variante 2

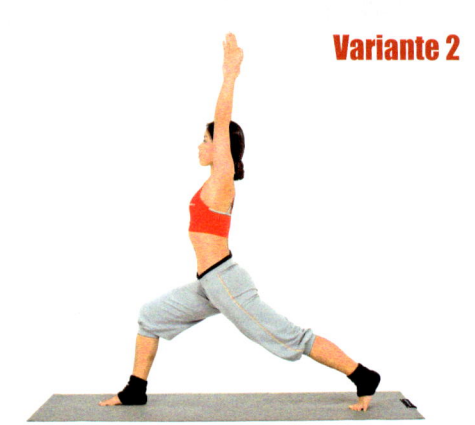

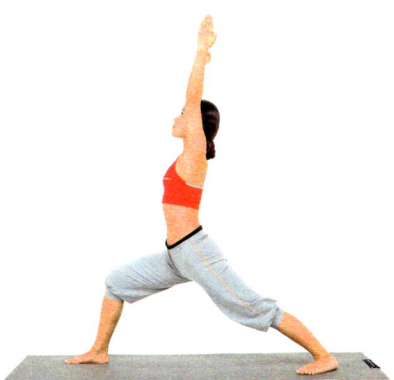

Krieger I

Ausgangsposition: umgekehrtes V

Bewegungsablauf: Vom umgekehrten V ausgehend, setzen Sie das rechte Bein mithilfe Ihrer rechten Hand nach vorn neben die linke Hand. Das hintere Bein bleibt gestreckt. Nun setzen Sie die hintere Ferse auf dem Boden ab und drehen den Fuß um etwa 45 Grad nach außen. Anschließend richten Sie den Oberkörper auf. Die Hände sind in der Hüfte abgestützt. Versuchen Sie nun, das Becken möglichst parallel zu halten, indem Sie die linke Hüftseite so gut es geht nach vorn ziehen. Drehen Sie dabei den Oberschenkel des gestreckten Beins in Richtung Boden. Der Zug in Hüfte und Bein wird stärker. Senken Sie die Schultern, während Sie das Brustbein nach vorn oben anheben und die Arme gestreckt über den Kopf führen. Ziehen Sie die Arme noch etwas weiter an den Ohren vorbei nach hinten, Ihr Blick geht dabei schräg zur Decke, die Handflächen zeigen zueinander. Bauen Sie nun die Bauchspannung auf. Achten Sie darauf, dass die hintere Fußkante fest im Boden verankert bleibt. Halten Sie diese Position für 5 Atemzüge.

Lösen Sie die Position in umgekehrter Reihenfolge wieder auf und wechseln Sie über die Ausgangsposition auf die andere Seite.

Variante: Für mehr Stabilität können Sie die hintere Fußaußenkante gegen eine Wand drücken, um so die Bauchspannung und die Aufrichtung des Oberkörpers zu unterstützen.

Wirkung: Der Krieger I fördert die Beweglichkeit der Hüfte und kräftigt die gesamte Rücken- und Bauchmuskulatur sowie den Schulterbereich durch die angehobenen Arme. Gleichzeitig wird der Brustbereich gedehnt.

Hinweis: Der Krieger I ist eine sehr schwierige Position, und es sind einige Trainingseinheiten notwendig, bis die erforderliche Hüftbeweglichkeit erreicht wird.

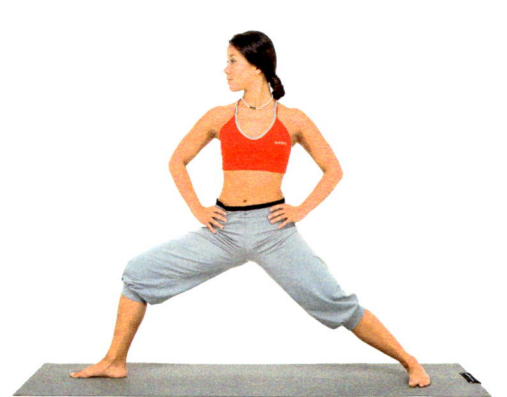

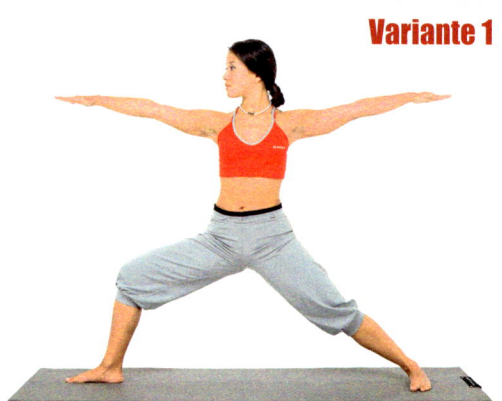

Variante 1

Krieger II

Ausgangsposition: umgekehrtes V
Bewegungsablauf: Vom umgekehrten V
ausgehend, setzen Sie das rechte Bein mithilfe
Ihrer rechten Hand nach vorn neben die linke
Hand. Bevor Sie sich aufrichten, drehen Sie
Ihren linken Fuß um etwa 90 Grad aus. Rich-
ten Sie nun den Oberkörper auf und stützen
Sie die Hände in die Hüfte. Optimieren Sie
jetzt noch einmal Ihre Fußposition: Die Ferse
des vorderen Fußes sollte in einer gedachten
Linie genau auf den Mittelfuß des hinteren
Fußes treffen. Ihr vorderes Bein ist gebeugt,
das Knie befindet sich über der Ferse, das
hintere Bein ist ganz gestreckt.
Ziehen Sie nun Ihr Steißbein nach unten und
Ihr Schambein nach vorn oben, während Sie
Ihren Bauch fest anspannen. Richten Sie den
Blick über die rechte Schulter nach vorn. Hal-
ten Sie diese Position für 5 Atemzüge.

Lösen Sie die Position in umgekehrter Reihenfolge wieder auf und wechseln Sie über die
Ausgangsposition auf die andere Seite.
Variante 1: Strecken Sie beide Arme in
Schulterhöhe aus, wobei die Handflächen zum
Boden zeigen. Senken Sie die Schultern und
bauen Sie eine Spannung bis in die Fingerspitzen auf. Richten Sie Ihren Blick über den vorderen Mittelfinger nach vorn und versuchen
Sie, mit jeder Einatmung die Stärke und Öffnung in Ihrem Brustbereich zu spüren.
Variante 2: Wenn Sie Schwierigkeiten haben,
die Balance zu halten, oder wenn Sie die Öffnung in der Hüfte intensivieren möchten, führen
Sie die Position mit dem Oberkörper an einer
Wand abgestützt aus.
Wirkung: Der Krieger II trainiert die Beweglichkeit des Fuß-, Knie- und Hüftgelenks. Es
werden Schulter-, Bauch- und Beinmuskulatur
gekräftigt.

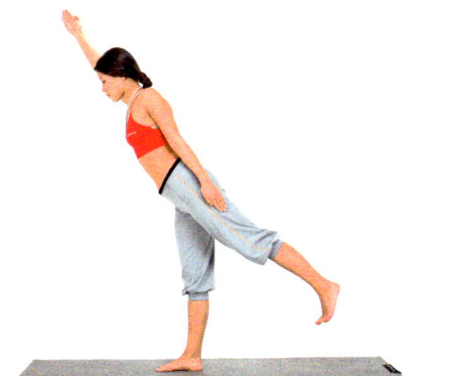

Standwaage

Ausgangsposition: neutraler Stand

Bewegungsablauf: Verlagern Sie Ihr Gewicht auf das rechte Bein. Strecken Sie den rechten Arm über den Kopf. Der linke Arm liegt eng am Körper an. Bauen Sie die Bauchspannung auf. Heben Sie nun das linke Bein um etwa 45 Grad nach hinten an – der Fuß ist geflext –, während sich der Oberkörper gleichzeitig etwas nach vorn neigt. Das hintere gestreckte Bein, der Oberkörper und die Arme befinden sich auf einer Linie. Ihr Blick ist in Richtung Boden gesenkt, der Nacken ist lang. Halten Sie die Position für 3 bis 5 Atemzüge und wechseln Sie dann die Seite.

Variante 1: Schwieriger wird die Standwaage, wenn Sie den Oberkörper und das nach hinten gestreckte Bein parallel zum Boden bringen. Um das Gleichgewicht halten zu können, legen Sie die Handaußenkanten der gestreckten Arme auf einer Stuhllehne ab. Die Bauchspannung wird dadurch intensiviert.

Variante 1

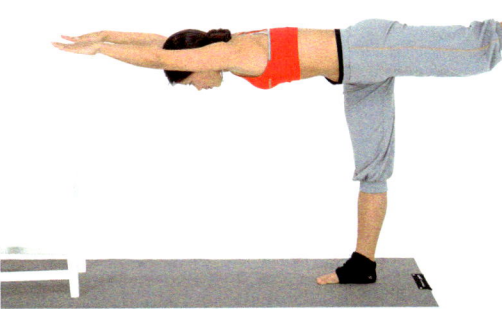

Variante 2: Fortgeschrittene strecken beide Arme auf Schulterhöhe seitlich aus. Oberkörper und gestrecktes Bein sind in einer Linie, die Handflächen zeigen zum Boden.

Wirkung: Die Standwaage trainiert besonders die Rückenmuskulatur. Die Beinrückseite des Standbeins wird intensiv gedehnt. Durch die erhöhte Balance wird das Zusammenspiel zahlreicher Muskeln gefördert.

Hinweis: Spannen Sie die Oberschenkelmuskeln des Standbeins und die Bauchmuskeln fest an, um die Balance besser halten zu können.

Variante 2

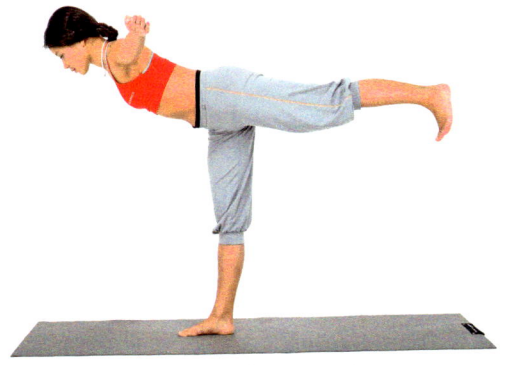

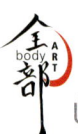

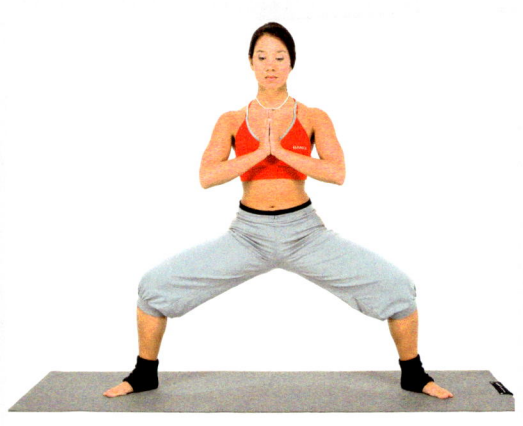

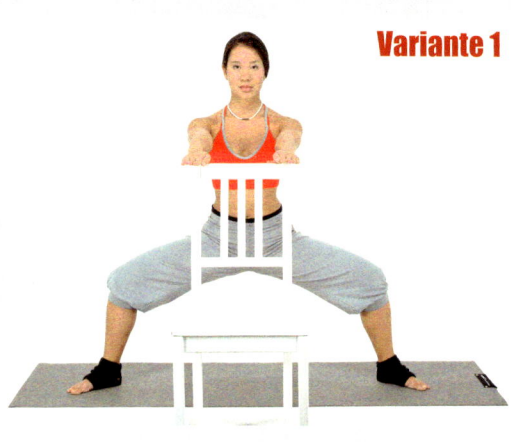

Variante 1

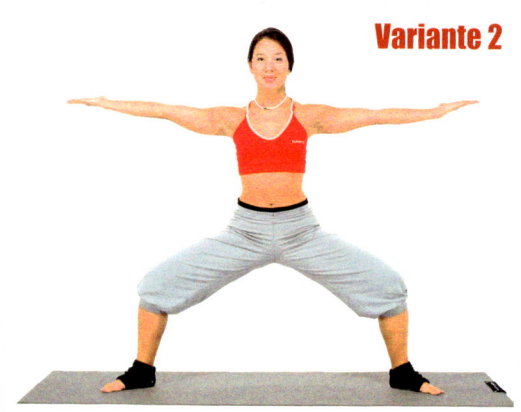

Variante 2

Reiterstellung

Ausgangsposition: neutraler Stand

Bewegungsablauf: Öffnen Sie Ihre Beine in doppelter Schulterbreite. Beugen Sie Ihre Beine etwa im 90-Grad-Winkel, die Knie sind direkt über den Fersen. Füße, Knie und Oberschenkel sind nach außen gedreht, sodass sich Füße, Knie und Hüfte in einer Achse befinden. Der Oberkörper ist aufgerichtet. Bringen Sie Ihre Hände in Gebetsstellung vor die Brust, die Ellbogen zeigen nach außen und sind etwa auf Höhe der Handballen. Konzentrieren Sie sich darauf, das Gewicht gleichmäßig auf Ihre Füßen zu verteilen, die Bauchmuskeln sind fest angespannt. Richten Sie nun Ihre Aufmerksamkeit auf das Einatmen: Das Brustbein hebt sich, und der Brustkorb dehnt sich aus. Verweilen Sie in dieser Position für 5 bis 10 Atemzüge.

Variante 1: Um die Aufrichtung des Oberkörpers zu unterstützen und die Übung zu vereinfachen, legen Sie die Handflächen auf einer Stuhllehne ab. Die Arme sind dabei ausgestreckt.

Variante 2: Fortgeschrittene strecken die Arme in Schulterhöhe seitlich aus, die Handflächen zeigen nach oben. Stellen Sie sich vor, jemand würde Ihre Arme leicht auseinanderziehen, sodass sich der Brust- und Schulterbereich weiter öffnen. Halten Sie die Spannung von den Schultern bis in die Fingerspitzen.

Wirkung: Die Reiterstellung fördert die Hüftöffnung, trainiert die Bauchspannung und den unteren Rücken. Zudem werden Brust- und Schulteröffnung durch die Atmung unterstützt.

Hinweis: Achten Sie darauf, dass Ihre Oberschenkel nicht nach innen fallen.

1

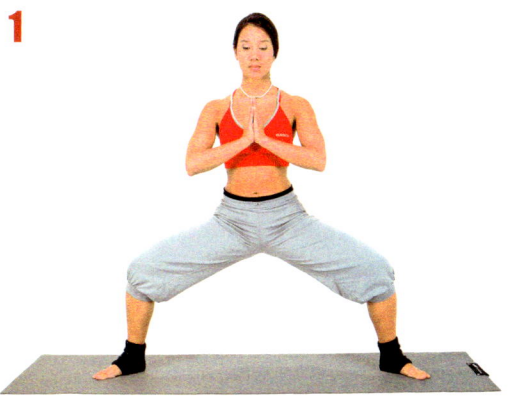

2

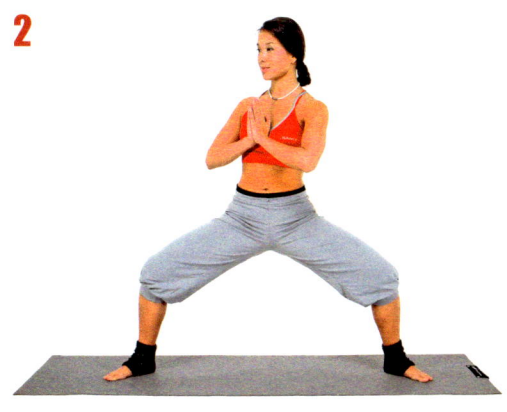

3

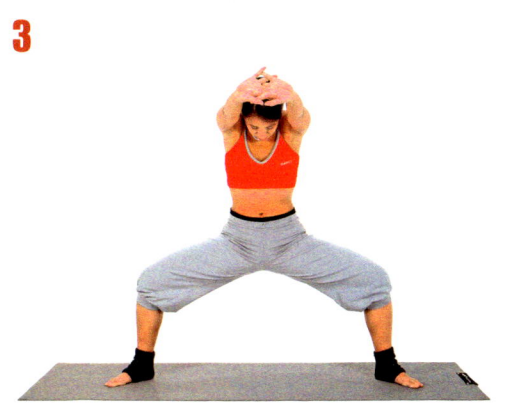

4

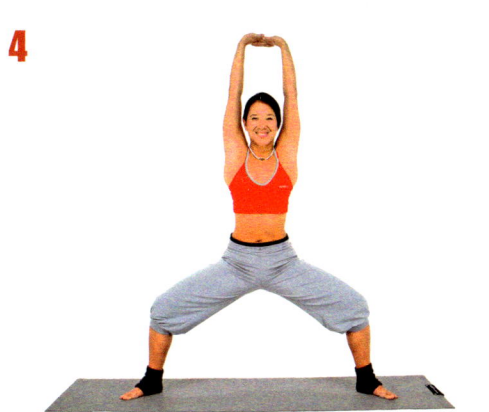

Reiterstellung mit Rotation

Ausgangsposition: neutraler Stand
Bewegungsablauf: Öffnen Sie die Beine in doppelter Schulterbreite. Atmen Sie ein.
1 Beim nächsten Ausatmen beugen Sie Ihre Beine und nehmen die Reiterstellung ein wie auf Seite 108 beschrieben.
2 Atmen Sie aus und drehen Sie Ihren Oberkörper nach rechts. Halten Sie das linke Knie in einer stabilen Position. Kopf und Hände bleiben während der Drehung in einer Achse. Mit dem nächsten Einatmen kommen Sie zurück in die Mitte und drehen sich nach links.
3 Verklinken Sie nun die Hände. Während des Ausatmens schieben Sie die nach vorn ge-

drehten Handflächen vom Körper weg und senken das Kinn in Richtung Brust.
4 Mit dem nächsten Einatmen richten Sie sich wieder auf und ziehen die Arme gestreckt über den Kopf. Lösen Sie die Hände und senken Sie die Arme über die Seiten. Strecken Sie die Beine und atmen Sie aus. Führen Sie den Bewegungsablauf 3 bis 5 Mal aus.
Wirkung: Diese Übung kräftigt und dehnt die Beinmuskulatur. Durch die Drehung im Rumpf wird die Wirbelsäule mobilisiert und durch das Anheben der Arme gleichzeitig der Schultergürtel gedehnt.
Hinweis: Halten Sie stets die Bauchspannung. Die gebeugten Knie bleiben stabil.

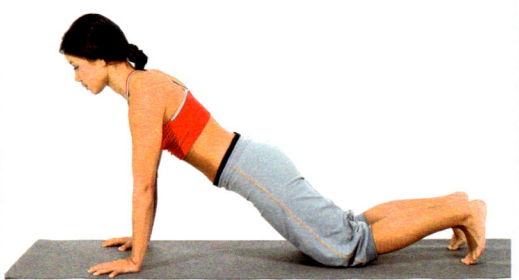 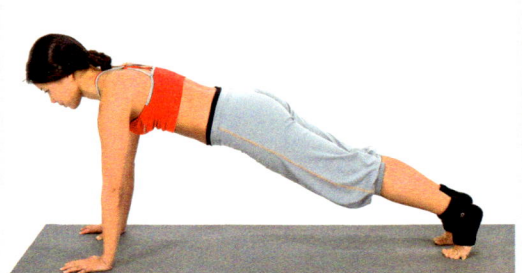

Hoher Liegestütz

Ausgangsposition: hoher Liegestütz
Bewegungsablauf: Die Handgelenke befinden sich direkt unter den Schultergelenken, der Mittelfinger zeigt nach vorn. Nutzen Sie zum Abstützen eine der Techniken, um die Handgelenke zu entlasten, wie auf Seite 90/91 dargestellt. Die Beine sind entweder hüftbreit geöffnet oder geschlossen. Zweiteres unterstützt die Körperspannung. Die Zehenspitzen sind aufgestellt und die Knie am Boden abgelegt. Bauen Sie die Bauchspannung auf. Das Körpergewicht ist gleichmäßig verteilt.
Halten Sie die Position für 3 bis 5 Atemzüge, lösen Sie dann die Spannung und wiederholen Sie die Haltezeit 3 Mal. Konzentrieren Sie sich während des Haltens auf Ihre Atmung.
Variante 1: Fortgeschrittene strecken die Beine aus, was eine erhöhte Körperspannung erfordert. Halten Sie den ganzen Körper auf einer Linie.
Variante 2: Der Liegestütz kann auch dynamisch ausgeführt werden. Achten Sie darauf, dass die Ellbogen nach hinten zeigen und während des Tiefgehens eng am Oberkörper bleiben. Im dynamischen Bewegungsablauf nutzen Sie die Pressatmung (→ Seite 63 f.). Gehen Sie nur so tief, dass Sie sich mit der Kraft der Arme auch wieder nach oben drücken können.
Wirkung: Der Liegestütz trainiert die gesamte Rumpfmuskulatur sowie die Arm- und Beinmuskeln, vor allem bei den Varianten. Variante 2 erfordert die höchste Muskelspannung in den Armen.
Hinweis: Lassen Sie den Schultergürtel nicht einsinken. Oberkörper und Beine bilden stets eine gerade Linie. Der Nacken ist lang.

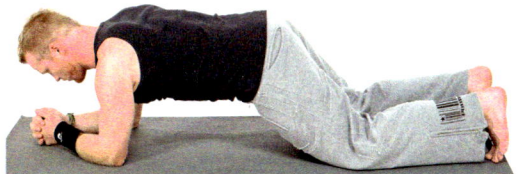 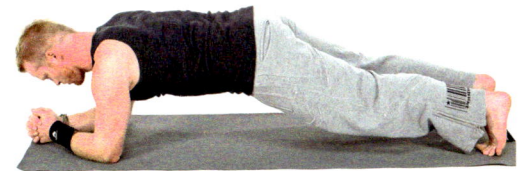

Ellbogenstütz

Ausgangsposition: Bauchlage

Bewegungsablauf: Aus der Bauchlage legen Sie Ihre Unterarme auf dem Boden ab, sodass die Ellbogen auf Brusthöhe sind, und verklinken die Finger. Die Beine sind hüftbreit geöffnet, die Zehenspitzen aufgestellt. Heben Sie nun den Oberkörper an und bauen Sie die Bauchspannung auf. Die Knie sind auf dem Boden abgelegt. Ihr Blick ist zum Boden gerichtet. Halten Sie die Position für 5 bis 10 Atemzüge, gehen Sie dann in die Bauchlage zurück und verweilen Sie dort für 2 bis 3 Atemzüge. Wiederholen Sie den Ellbogenstütz 3 Mal.

Variante: Fortgeschrittene lösen die Knie vom Boden und strecken die Beine durch. Ziehen Sie sich in die Länge, indem Sie die Fersen nach hinten drücken. Wie der hohe Liegestütz erfordert auch der Ellbogenstütz eine erhöhte Körperspannung.

Wirkung: Der Ellbogenstütz trainiert die gesamte Rumpfmuskulatur sowie die Beinmuskeln in der Variante für Fortgeschrittene.

Hinweis: Achten Sie darauf, dass Ihr Schultergürtel nicht einsinkt und der Rücken gerade und stabil bleibt.

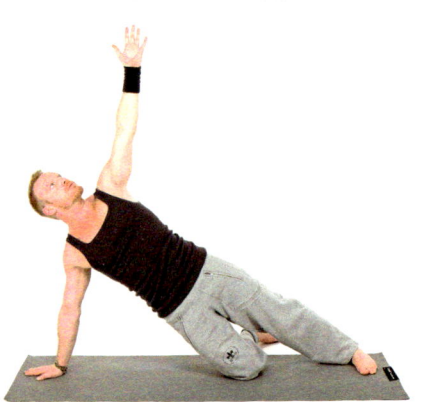

Variante

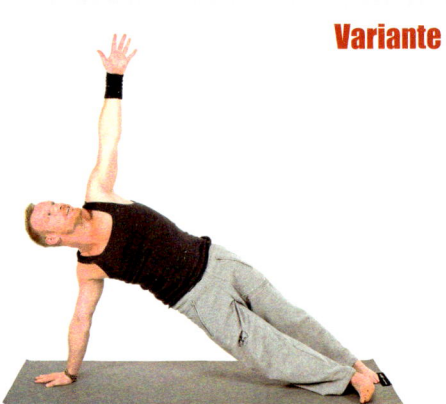

T-Stand

Ausgangsposition: hoher Liegestütz

Bewegungsablauf: Aus dem hohen Liegestütz mit gestreckten Beinen drehen Sie Ihren
Körper zur rechten Seite und setzen das untere
Knie auf dem Boden ab. Das obere Bein ist
gestreckt, die gesamte Fußsohle berührt den
Boden. Drücken Sie die Fußaußenkante des
gestreckten Beins fest in den Boden, damit
das abgelegte Knie so weit wie möglich entlastet wird. Drücken Sie sich aus der rechten
Schulter nach oben. Achten Sie darauf, dass
sich das untere Handgelenk in einer Linie mit
der Schulter befindet. Der obere Arm ist nach
oben ausgestreckt, und die Finger sind gespreizt. Ihr Blick folgt dem ausgestreckten
Arm.

Bauen Sie die Bauchspannung auf, um den
Oberkörper zu stabilisieren. Stellen Sie sich
vor, Ihr Körper befindet sich zwischen zwei
Wänden und Sie versuchen, weder nach vorn
noch nach hinten auszuweichen.

Halten Sie die Position für 5 Atemzüge. Wechseln Sie dann in einer fließenden Bewegung
über den hohen Liegestütz auf die andere
Seite.

Variante: Fortgeschrittene strecken auch
das untere Bein aus und platzieren es vor dem
anderen. Es befindet sich nur die Fußaußenkante des vorderen Fußes auf dem Boden. Der
Körper bleibt durchgestreckt und angespannt.
Knicken Sie vor allem in der Hüfte nicht ein.

Wirkung: Im T-Stand werden die Rumpfmuskeln, insbesondere die Schultermuskeln,
trainiert. Die Position erfordert eine hohe
Rumpfstabilität. Durch das Zusammenspiel
von Balance und Atmung wird Ihre Konzentration gefördert.

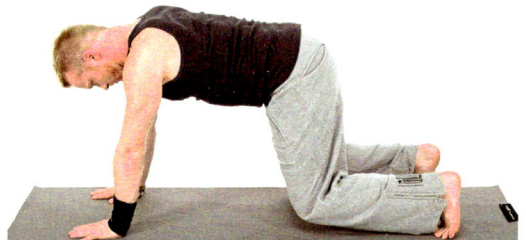 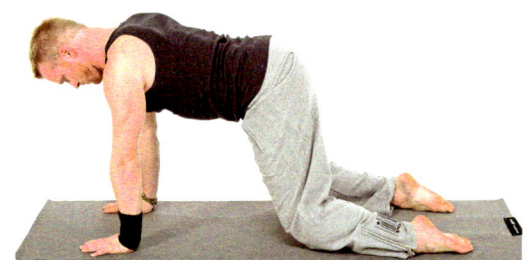

Kräftigung der Rumpfvorderseite im Vierfüßlerstand

Ausgangsposition: Vierfüßlerstand

Bewegungsablauf: Platzieren Sie Ihre Handgelenke direkt unter den Schultern und drehen Sie die Ellbogen nach hinten, sodass die Ellbogenbeugen nach vorn zeigen. Die Beine sind hüftbreit geöffnet, die Zehenspitzen aufgestellt. Ziehen Sie den Bauch nach innen oben und das Kreuzbein in Richtung Fersen, sodass sich das Becken aufrichtet. Jetzt heben Sie die Knie ungefähr eine Faustbreite vom Boden an. Der Blick ist zum Boden gerichtet. Achten Sie darauf, dass Ihre Schultern nicht durchhängen und der Rücken gerade bleibt.

Halten Sie die Position für 3 bis 5 Atemzüge, setzen Sie die Knie wieder ab und pausieren Sie für ein paar Atemzüge. Wiederholen Sie die Position 3 Mal.

Variante: Die Position wird erschwert, indem Sie Ihre Fußrücken auf dem Boden ablegen. Dies erhöht die Dehnung Ihres Fußrists und intensiviert die Bauchspannung.

Wirkung: Es werden die gesamte Rumpfmuskulatur sowie Arm- und Schultermuskeln trainiert.

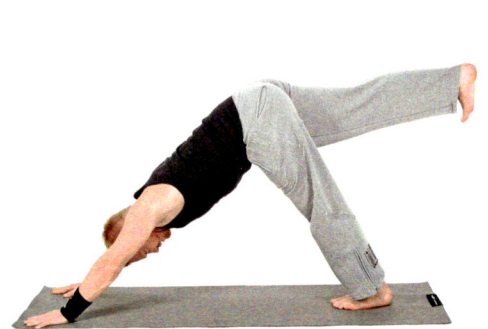
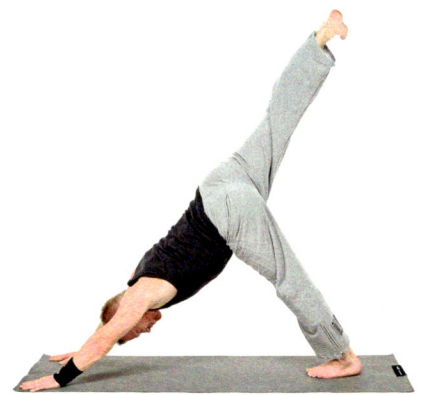

Umgekehrtes V mit angehobenem Bein

Ausgangsposition: umgekehrtes V
Bewegungsablauf: Ziehen Sie die rechte Ferse zum Gesäß und strecken Sie dann das rechte Bein nach hinten aus, sodass es parallel zum Boden ist. Der Fuß bleibt geflext. Spannen Sie die Beinmuskeln an, während Sie die Ferse des Standbeins fest in den Boden pressen. Achten Sie darauf, dass sich die Schultern in einer Achse sowie das Becken parallel zum Boden befinden. Ziehen Sie die Schultern weg von den Ohren und drehen Sie die Ellbogenbeugen nach vorn. Das erfordert eine erhöhte Muskelanspannung in den Armen. Versuchen Sie, mit dem Oberkörper nicht nach vorn auszuweichen.
Halten Sie die Position für 3 bis 5 Atemzüge und wechseln Sie dann das Bein. Wiederholen Sie die Übung auf jeder Seite 3 Mal im Wechsel.
Wirkung: Durch die Parallelstellung der Beckenknochen wird die Beinrückseite des Standbeins intensiv gedehnt, Bein- und Schultermuskeln werden gekräftigt, und die Öffnung im Brust- und Schulterbereich wird gefördert.

Umgekehrtes V mit angehobenem Bein (dynamisch)

Ausgangsposition: umgekehrtes V
Bewegungsablauf: Sie sind im umgekehrten V, die Beine sind hüftbreit geöffnet. Mit dem Einatmen strecken Sie nun Ihr rechtes Bein so weit nach oben, dass Sie Ihren Oberkörper noch in einer Achse halten können. Weichen Sie nicht nach vorn aus. Öffnen Sie dabei Ihre Hüfte seitlich. Pressen Sie die Ferse des Standbeins fest in den Boden und halten Sie die Spannung im oberen Bein. Die Fußspitze ist nach außen gedreht.
Beim Ausatmen beugen Sie das rechte Bein und stellen es wieder auf dem Boden ab. Dann wechseln Sie die Seite.
Wiederholen Sie diese Übung mit jedem Bein 5 Mal im Wechsel und achten Sie bewusst auf Atmung und Körperspannung.
Wirkung: Diese Übung mobilisiert Ihre Hüfte und trainiert deren Funktion. Die Rückseite des Standbeins wird gedehnt, die Öffnung im Brust- und Schulterbereich gefördert. Ihre Schultermuskulatur wird gleichzeitig gekräftigt. Durch die bewusste Atmung fördern Sie das Zusammenspiel von Atmung und Bewegung.

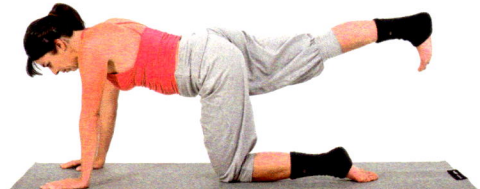

Variante 1

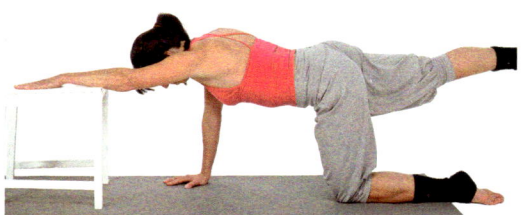

Variante 2

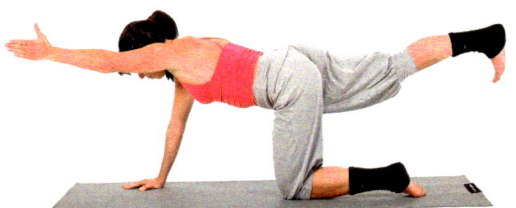

Vierfüßlerstand mit Rumpf-stabilisation

Ausgangsposition: Vierfüßlerstand

Bewegungsablauf: Platzieren Sie die Hand-gelenke direkt unter den Schultern und drehen Sie die Ellbogen nach hinten, sodass die Ell-bogenbeugen nach vorn zeigen. Die Knie be-finden sich in einer Linie mit Ihrer Hüfte, und die Füße sind gestreckt. Blicken Sie zum Boden, der Nacken ist lang, und ziehen Sie die Bauch-decke nach innen oben in Richtung Wirbel-säule. Strecken Sie Ihr rechtes Bein nach hin-ten aus, der Fuß ist geflext. Gestrecktes Bein und Oberkörper befinden sich jetzt auf einer Linie. Lassen Sie die Schultern nicht einsinken. Halten Sie die Position für 5 Atemzüge und wechseln Sie dann die Seite.

Variante 1: Um die Bauchspannung zu inten-sivieren, können Sie die linke Hand auf die Sitzfläche eines Stuhls pressen.

Variante 2: Fortgeschrittene erhöhen die Intensität, indem sie zum gestreckten rechten Bein den linken Arm nach vorn ausstrecken. Die Handfläche zeigt dabei zum Körper.

Wirkung: Es werden Balance und Rumpf-stabilität trainiert.

Hinweis: Falls das Knie am Boden schmerzt, legen Sie ein gefaltetes Handtuch darunter oder nehmen Sie die Matte doppelt.

1

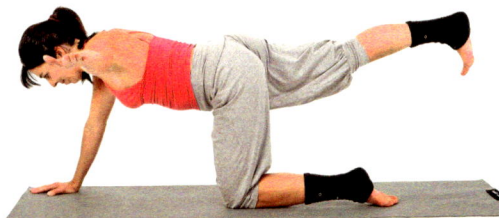

2

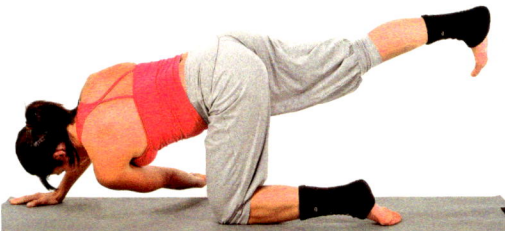

Variante

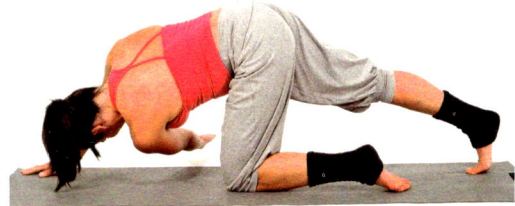

Vierfüßlerstand mit Rotation

Ausgangsposition: Vierfüßlerstand
Bewegungsablauf: Nehmen Sie den Vierfüßlerstand ein.
1 Strecken Sie nun Ihr rechtes Bein nach
hinten aus, der Fuß ist geflext. Jetzt strecken
Sie zusätzlich den linken Arm auf Schulterhöhe zur Seite aus, die Handfläche zeigt zum
Boden. Ihr Blick ist zum Boden gerichtet, der
Nacken ist lang. Atmen Sie ein.
2 Beim Ausatmen führen Sie den linken Arm
so weit wie möglich unter Ihrem Körper hin-
durch nach rechts, wobei Sie die linke Schulter möglichst knapp über dem Boden lassen.
Der linke Arm ist wieder gestreckt. Der rechte
Arm darf währenddessen gebeugt sein, um die
Schulter weit nach unten bringen zu können.
Beim nächsten Einatmen führen Sie den Arm
wieder zurück. Halten Sie während der Bewegungsausführung das rechte Bein gestreckt
oben.
Wiederholen Sie den Bewegungsablauf auf
jeder Seite 3 bis 5 Mal.
Variante: Falls es Ihnen anfangs schwerfällt,
die Balance zu halten, setzen Sie die rechte
Fußspitze auf dem Boden auf.
Wirkung: Es werden vor allem die seitlichen
Rumpfmuskeln und die Schultermuskeln trainiert.
Hinweis: Falls das Knie am Boden schmerzt,
legen Sie ein gefaltetes Handtuch darunter
oder nehmen Sie die Matte doppelt.

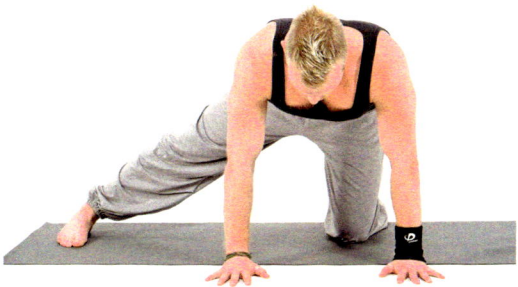

1

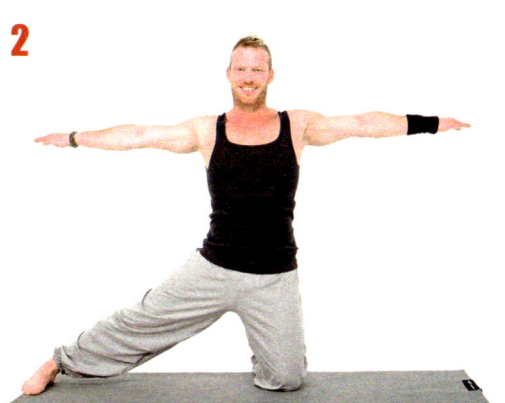

2

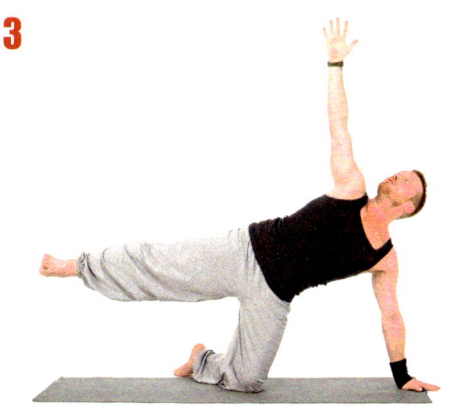

3

Seitlicher Kniestand

Ausgangsposition: Vierfüßlerstand
Bewegungsablauf: Nehmen Sie den Vierfüßlerstand ein.

1 Strecken Sie nun Ihr rechtes Bein zur Seite
aus und pressen Sie die Fußsohle fest in den
Boden.

2 Richten Sie Ihren Oberkörper auf und
strecken Sie die Arme in Schulterhöhe seitlich
aus, die Handflächen zeigen zum Boden.

3 Jetzt neigen Sie Ihren Oberkörper mit gestreckten Armen auf die linke Seite und stützen
sich mit der linken Hand auf dem Boden ab.
Schieben Sie sich aus der linken Schulter
hoch, strecken Sie sich nach oben. Gleichzeitig heben Sie das rechte Bein, sodass es
parallel zum Boden ist. Der Fuß ist geflext, die
Finger der nach oben gestreckten Hand sind
gespreizt. Wie beim T-Stand folgt Ihr Blick
dem nach oben ausgestreckten Arm. Halten
Sie die Bauchspannung, um die Position zu
stabilisieren.

Verweilen Sie für 5 Atemzüge in dieser Position. Lösen Sie sie in umgekehrter Reihenfolge
wieder auf und wechseln Sie über den Vierfüßlerstand auf die andere Seite.

Wirkung: Es werden die Rumpfmuskeln, insbesondere die Schultermuskeln, trainiert. Die
Position erfordert eine hohe Rumpfstabilität.
Durch die Haltearbeit des oberen Beins werden
zusätzlich die Gesäßmuskeln gekräftigt.

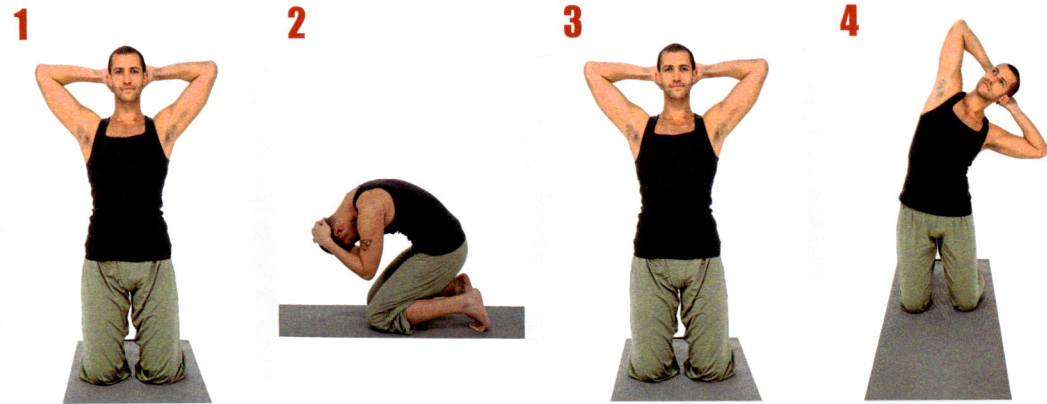

Kniestand aus dem Do-In

Ausgangsposition: Vierfüßlerstand
Bewegungsablauf: Aus dem Vierfüßlerstand richten Sie den Oberkörper auf und kommen in den Kniestand. Die Fußspitzen sind aufgestellt.

1 Legen Sie die Hände an den Hinterkopf, die Daumen zeigen dabei nach unten, und öffnen Sie die Ellbogen weit zur Seite. Heben Sie das Brustbein an und spannen Sie die Bauchmuskeln an. Ihr Blick ist nach vorn gerichtet. Atmen Sie ein.

2 Beim Ausatmen ziehen Sie die Ellbogen nach vorn und rollen den Oberkörper, so weit es Ihnen möglich ist, nach unten. Der tiefste Punkt ist erreicht, wenn die Ellbogen die Oberschenkel berühren. Gleichzeitig senkt sich Ihr Gesäß in Richtung Fersen ab, ohne dass Sie sich absetzen. Halten Sie die Balance.

3 Beim Einatmen rollen Sie sich wieder nach oben in die Ausgangsposition.

4 Mit der nächsten Ausatmung neigen Sie sich zur linken Seite, der Oberkörper bleibt jedoch aufrecht. Ihr Blick geht nun am rechten Ellbogen vorbei in Richtung Decke.

Mit dem Einatmen kommen Sie zurück in die Ausgangsposition, beginnen von vorn und wechseln dann die Seite. Führen Sie die Übung auf jeder Seite 3 bis 5 Mal im Wechsel aus.

Wirkung: Diese Übung trainiert die seitlichen Rumpf- und die geraden Bauchmuskeln. Sie erfordert eine erhöhte Rumpfstabilität.

Hinweis: Halten Sie die Bauchspannung während des gesamten Bewegungsablaufs.

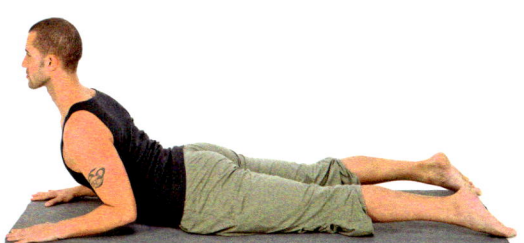

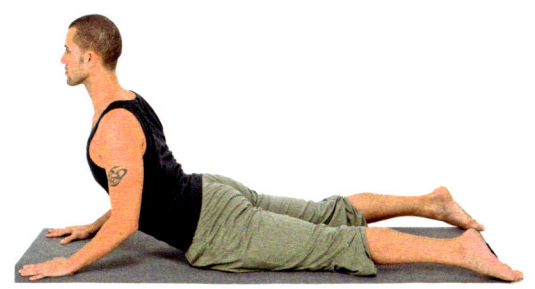

Kobra

Ausgangsposition: Bauchlage

Bewegungsablauf: Setzen Sie in der Bauchlage die Hände in Brusthöhe auf den Boden, die Ellbogen sind eng am Körper. Ziehen Sie die Bauchdecke nach innen oben und spannen Sie die Gesäßmuskeln an. Die Beine sind hüftbreit geöffnet, die Füße ausgestreckt.

Mit der Einatmung richten Sie nun Ihr Brustbein auf und heben den Oberkörper mit der Kraft Ihrer Rückenmuskeln an. Lassen Sie den Nacken in der natürlichen Aufrichtung der Wirbelsäule. Versuchen Sie, das Gewicht Ihres Körpers möglichst nicht auf die Hände zu verlagern. Mit jeder Einatmung öffnen Sie Ihren Brustbereich noch mehr. Die unteren Rippenbögen haben noch Kontakt zum Boden. Halten Sie die Kobra für 3 bis 5 Atemzüge.

Variante: Fortgeschrittene heben den Oberkörper so weit an, dass sich auch die unteren Rippenbögen vom Boden lösen. Das intensiviert die Bauchspannung.

Wirkung: Die Brustwirbelsäule wird mobilisiert und die untere Rückenmuskulatur gekräftigt. Die Kobra unterstützt die Brustöffnung.

Hinweis: In beiden Varianten sollten die Arme gebeugt und die Ellbogen eng am Körper bleiben. Haben Sie Probleme mit den Bandscheiben, gehen Sie nur so weit nach oben, wie es Ihnen guttut.

Rückenkräftigung in Bauchlage

Ausgangsposition: Bauchlage

Bewegungsablauf: Legen Sie die Stirn auf Ihren Handflächen ab. Die Beine sind hüftbreit geöffnet und gestreckt, die Zehenspitzen aufgestellt. Nun spannen Sie die Gesäßmuskeln an und versuchen, auch den Oberschenkelansatz vom Boden abzuheben, während Sie sich weiter in die Länge ziehen. Achten Sie auf die Unterbauchspannung und verweilen Sie in dieser Position für 5 Atemzüge.

Variante 1: Um noch mehr Körperspannung aufzubauen, legen Sie die Arme gestreckt neben dem Körper ab und pressen die Handflächen fest in den Boden. Heben Sie das Brustbein an, der Nacken ist lang und Ihr Blick zum Boden gerichtet. Die Zehenspitzen bleiben aufgestellt, Gesäß und Unterbauch sind angespannt.

Variante 2: Fortgeschrittene lösen zusätzlich die Füße vom Boden und ziehen die Oberschenkel leicht vom Boden weg. Die Beine bleiben parallel, die Füße sind gestreckt.

Wirkung: Diese Position kräftigt Ihren gesamten Rücken, das Gesäß und die Beinrückseite.

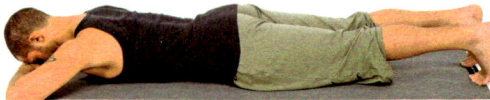

Variante 1

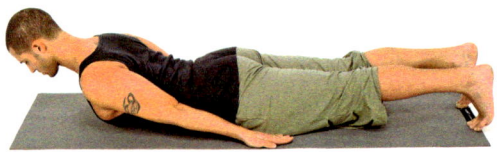

Variante 2

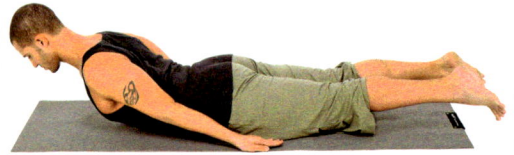

120

1

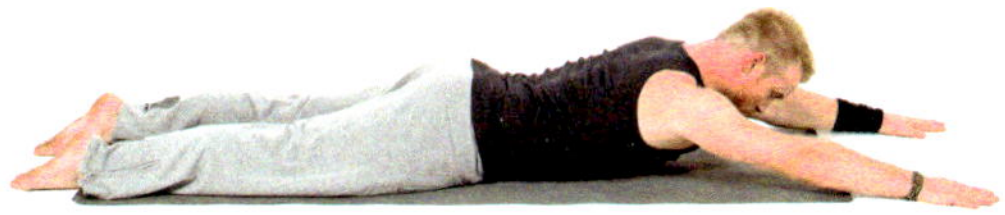

2

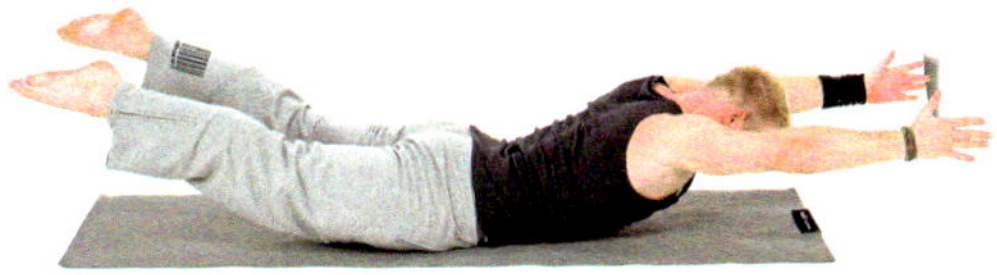

3

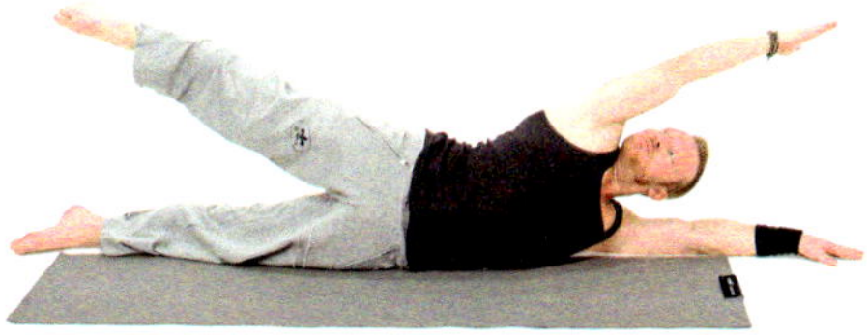

4

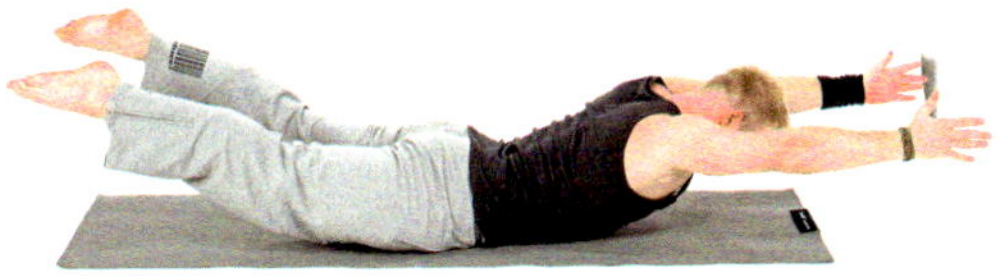

5

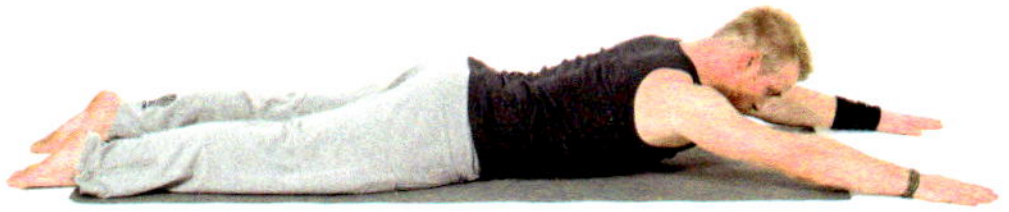

Käfer

Ausgangsposition: Bauchlage

Bewegungsablauf: Strecken Sie in der Bauchlage die Arme mehr als schulterbreit geöffnet nach vorn aus. Die Handflächen sind auf dem Boden. Die Beine sind hüftbreit geöffnet, die Fußspitzen abgelegt.

1 Bauen Sie zunächst eine Grundspannung auf, indem Sie Ihren Kopf leicht anheben und den Bauch nach innen oben ziehen.

2 Heben Sie nun Arme und Beine vom Boden ab. Ihr Blick ist zum Boden gerichtet, der Nacken ist lang. Versuchen Sie, sich aus der Körpermitte in die Länge zu ziehen. Halten Sie diese Position.

3 Mit dem Einatmen verlagern Sie Ihr Körpergewicht nach links und rollen sich in eine Seitenlage. Pressen Sie den unteren Arm und Ihr unteres Bein fest in den Boden und ziehen Sie sich mit dem oberen Arm und dem oberen Bein noch mehr in die Länge. Ihr Blick ist schräg nach oben gerichtet. Ihr Körper befindet sich auf einer Achse. Versuchen Sie, die Position bis zu 5 Atemzüge lang zu halten.

4 Kommen Sie mit dem Ausatmen langsam und kontrolliert in die Mitte zurück, ohne dabei die Grundspannung zu verlieren. Zählen Sie langsam bis 5.

5 Jetzt legen Sie Arme und Beine wieder ab und wiederholen die Übung auf der anderen Seite. Führen Sie den Bewegungsablauf pro Seite noch 2 Mal aus.

Wirkung: Diese Übung erhöht das Bewusstsein der Ganzkörperspannung, kräftigt die gesamte Rumpfmuskulatur und fördert die Balance.

Hinweis: Entspannen Sie die Körperrückseite bewusst, indem Sie das Becken ein paar Mal hin- und herwiegen, wenn Sie wieder in der Bauchlage sind. Bevor Sie sich in die Seitenlage rollen, heben Sie zuerst den rechten Arm und das rechte Bein und halten Sie diese Position für ein paar Atemzüge, um das Gleichgewicht zu trainieren. Wechseln Sie dann die Seite. Beginnen Sie anschließend erneut mit dem gesamten Bewegungsablauf.

1

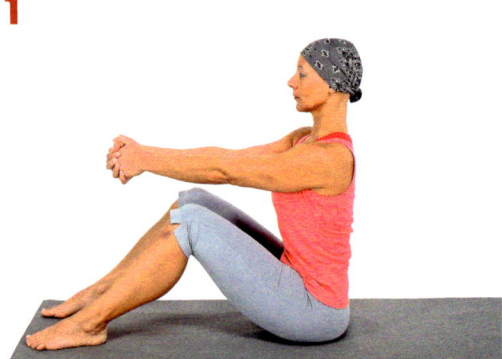

2

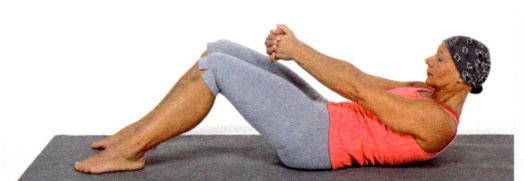

Hoch- und Tiefrollen

Ausgangsposition: aufrechter Sitz
Bewegungsablauf: Stellen Sie die Beine
hüftbreit auf und pressen Sie die Fußsohlen in
den Boden.
1 Ihr Oberkörper ist aufgerichtet, der Rücken
gerade. Verklinken Sie die Finger und strecken
Sie die Arme auf Schulterhöhe nach vorn aus.
Ihr Blick ist in die Ferne gerichtet. Atmen Sie ein.
2 Beim Ausatmen rollen Sie den Oberkörper
von der Halswirbelsäule ausgehend ein, sodass Ihr Blick auf Ihren Bauchnabel gerichtet
ist, und senken Ihren Oberkörper kontrolliert
Wirbel für Wirbel so weit nach hinten ab, bis
sich Ihre Hände auf Kniehöhe befinden. Der
Bauch zieht nach innen oben.
Mit dem nächsten Einatmen rollen Sie sich
wieder nach oben und heben Ihr Brustbein etwas
mehr an. Mit dem Ausatmen senken Sie Ihre
Schultern. Wiederholen Sie diese Übung 3 bis
5 Mal.

INFO   Trainieren mit Partnerhilfe

Wenn es Ihnen zu Beginn Ihres Trainings
schwerfällt, während des Abrollens der Wirbelsäule die Fußsohlen fest auf dem Boden zu lassen, trainieren Sie anfangs mit Partner. Bitten
Sie ihn, mit den Händen Ihre Füße sanft auf die
Matte zu drücken. So können Sie sich besser
auf die Bauchspannung und das Abrollen konzentrieren und vermeiden, am tiefsten Punkt in
ein Hohlkreuz zu fallen. Denn Sie müssen sich
auch wieder mit der Kraft der Bauchmuskeln
nach oben ziehen. Haben Sie keinen Partner
zur Stelle, legen Sie sich Gewichtsmanschetten
oder einen anderen Gegenstand auf die Füße.
Diese beiden Möglichkeiten können Sie für die
meisten Übungen in Energiephase 4 nutzen,
die mit der Sitzposition beginnen. Ihr Ziel ist es
jedoch, die Übungen ohne Hilfestellung auszuführen. Durch regelmäßiges Trainieren werden
Sie nach und nach die dafür notwendige Muskelkraft im Rumpf aufbauen.

Variante 1

Variante 2

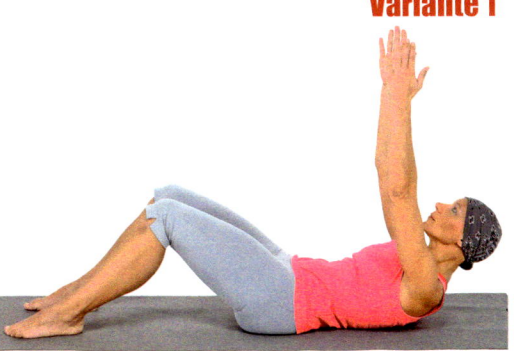

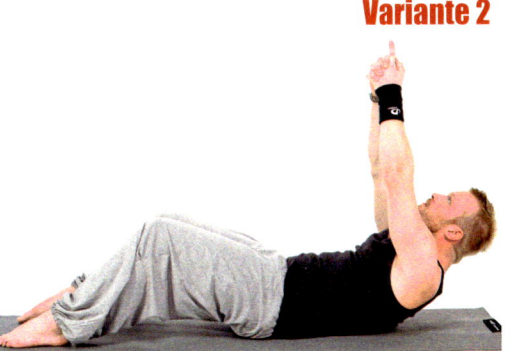

Variante 1: Fortgeschrittene rollen sich so weit zurück, bis die Schulterblattspitzen den Boden berühren. Die Arme sind nun senkrecht nach oben gestreckt und schulterbreit geöffnet. Die Handflächen zeigen zueinander. Ziehen Sie die Arme jetzt noch etwas in Richtung Decke, sodass sich die Schulterblattspitzen minimal vom Boden abheben. Halten Sie die Position für 3 bis 5 Atemzüge und rollen Sie sich mit dem nächsten Einatmen wieder hoch.

Variante 2: Die Übung erfordert mehr Armspannung, wenn Sie die Hände in Pfeilstellung (→ Info Seite 90) bringen.

Variante 3: Die Übung kann am tiefsten Punkt auch dynamisch ausgeführt werden. Ziehen Sie sich mit der Ausatmung ein Stück nach oben, sodass die Schulterblattspitzen vom Boden abgehoben sind, mit jeder Einatmung senken Sie sie wieder ab. Führen Sie

so 8 kleine Hoch- und Tiefbewegungen aus und halten Sie die Bauchspannung. Nach dem letzten Hochziehen atmen Sie am tiefsten Punkt aus und rollen sich mit dem Einatmen anschließend wieder nach oben in die Ausgangsposition.

Wirkung: Die Bauchmuskeln werden gekräftigt, und die Wirbelsäule wird mobilisiert.

Hinweis: Achten Sie darauf, dass Ihre Fußsohlen während des Tiefrollens fest auf dem Boden bleiben. Wenn Sie in die Ausgangsposition zurückkommen, richten Sie jedes Mal Ihren Rücken komplett auf. Statt der Pressatmung, die ein Ausatmen bei der Muskelkontraktion erfordert und die für Einsteiger anfangs einfacher auszuführen ist, wenden Fortgeschrittene in der dynamischen Bewegungsausführung jedoch das energetische Atmungsprinzip (→ Seite 67) an.

1

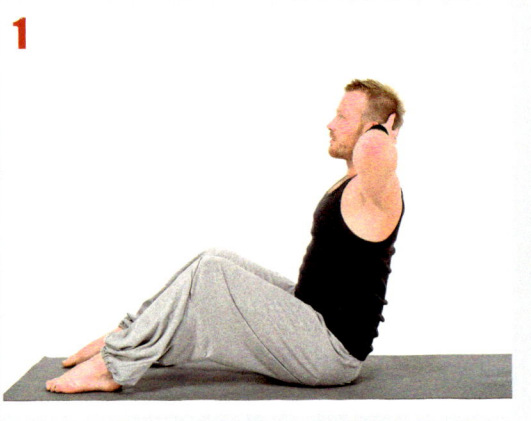

2

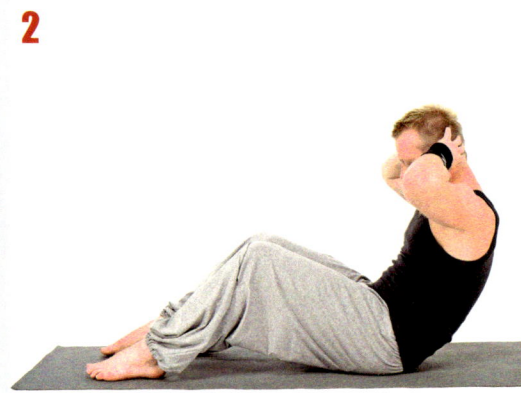

3

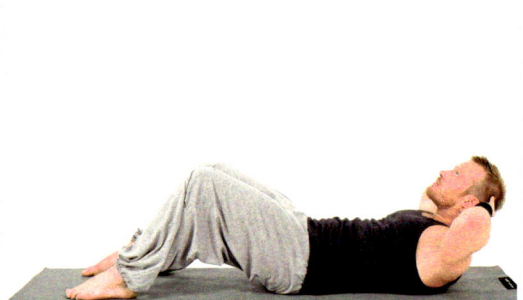

4

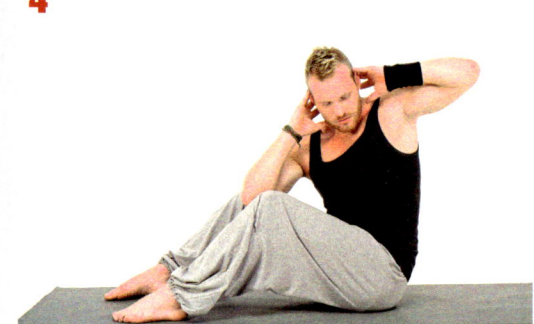

Hoch- und Tiefrollen mit Rotation

Ausgangsposition: aufrechter Sitz
Bewegungsablauf: Sie beginnen wieder mit hüftbreit aufgestellten Beinen. Die Fußsohlen sind fest auf dem Boden.
1 Legen Sie Ihre Hände an den Hinterkopf und öffnen Sie die Ellbogen weit zur Seite, sodass sie sich auf einer Linie mit dem Schultergürtel befinden. Heben Sie das Brustbein an, sodass sich Ihr Rücken aufrichtet. Richten Sie den Blick in die Ferne.
2 Mit dem Ausatmen rollen Sie sich wie in der vorangegangenen Übung kontrolliert Wirbel für Wirbel nach unten ab, bis die Schulterblattspitzen den Boden berühren.

3 Ihr Blick ist nun nach oben gerichtet. Legen Sie die Schultern nicht ab und halten Sie die Bauchspannung. Mit dem nächsten Einatmen kommen Sie wieder in die Ausgangsposition.
4 Jetzt drehen Sie Ihren Oberkörper nach links, sodass der rechte Ellbogen das linke Knie berührt. Spannen Sie den Bauch fest an und atmen Sie dabei intensiv aus. Mit dem Einatmen richten Sie sich wieder zur Mitte auf und beginnen von vorn. Wechseln Sie dann die Seite. Wiederholen Sie den gesamten Bewegungsablauf pro Seite 3 Mal.
Wirkung: Diese Übung trainiert die geraden und schrägen Bauchmuskeln und mobilisiert die Wirbelsäule.

1

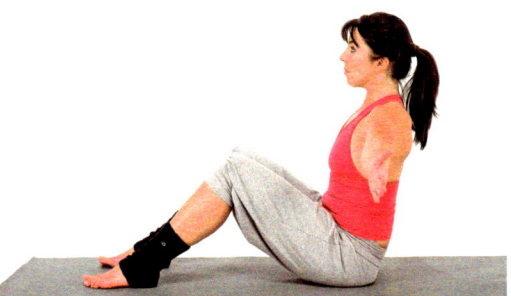

2

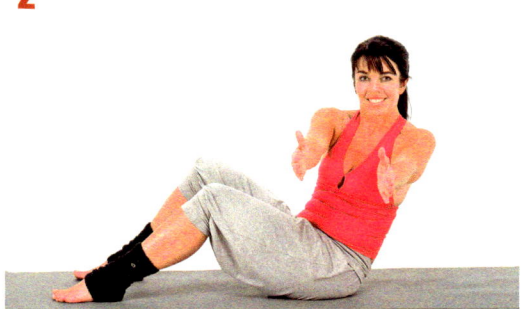

Variante

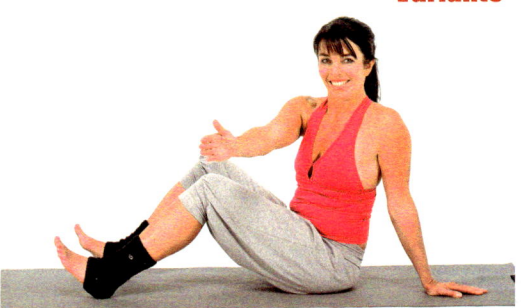

Rudern

Ausgangsposition: aufrechter Sitz

Bewegungsablauf: Stellen Sie die Beine auf und pressen Sie die Fußsohlen fest in den Boden.

1 Bauen Sie die Bauchspannung auf, strecken Sie die Arme zur Seite, die Handflächen zeigen nach vorn, und lehnen Sie sich minimal zurück. Ihr Brustbein ist aufgerichtet, Ihr Blick in die Ferne gerichtet. Atmen Sie ein.

2 Mit dem Ausatmen drehen Sie Ihren Oberkörper nach links und führen den rechten Arm parallel zum linken. Ihr Blick folgt der Richtung Ihrer Arme.

Beim Einatmen kommen Sie wieder zur Mitte zurück und drehen sich beim nächsten Ausatmen mit dem Oberkörper nach rechts; die Arme sind parallel zueinander.

Wiederholen Sie den Bewegungsablauf pro Seite 5 Mal.

Variante: Anfangs können Sie sich mit einem Arm hinten am Boden abstützen und die Fersen aufstellen. Lehnen Sie sich in der Seitbewegung so weit zurück, wie es Ihnen möglich ist, und spannen Sie die Bauchmuskeln fest an. Versuchen Sie, so wenig Gewicht wie möglich auf Ihre Hand zu verlagern.

Wirkung: Diese Übung trainiert die gesamte Rumpfmuskulatur sowie insbesondere die seitlichen Bauch- und Schultermuskeln.

1

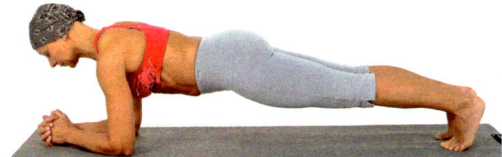

2

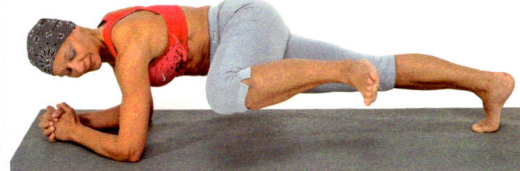

Seitlicher Crunch

Ausgangsposition: Bauchlage
Bewegungsablauf: Legen Sie in der Bauchlage Ihre Unterarme auf Brusthöhe ab und verklinken Sie die Finger.
1 Stützen Sie sich nun auf Ihre Unterarme
und drücken Sie sich beim Ausatmen hoch in
den Ellbogenstütz. Die Beine sind hüftbreit
geöffnet, der Bauch ist fest angespannt, die
Schultern befinden sich auf einer Linie, Ihr
Nacken ist lang. Pressen Sie die Zehen in die
Matte und richten Sie den Blick zum Boden.
Mit dem Einatmen heben Sie nun das linke
Bein an, der Fuß ist geflext. Halten Sie die
Bauchspannung.
2 Ziehen Sie beim nächsten Ausatmen das
linke Knie über die Außenseite nach vorn in
Richtung des linken Ellbogens und lenken Sie
Ihren Blick gleichzeitig zum Knie. Das Bein wird
so weit gebeugt, bis Ober- und Unterschenkel
einen rechten Winkel zueinander bilden. Die

Hüfte bleibt parallel zum Boden. Pressen Sie
die rechte Ferse nach hinten, damit Ihr Körper
nicht nach vorn in Richtung Schultergürtel
ausweicht.
Atmen Sie ein und führen Sie das Bein wieder
langsam und kontrolliert zurück. Wechseln Sie
dann die Seite. Wiederholen Sie die Übung
pro Seite 3 bis 5 Mal.
Variante: Wenn Sie schon sehr gut trainiert
sind, können Sie Ihr Bein vorn mindestens
2 Atemzüge lang halten und es dann erst wieder langsam zurückstellen.
Wirkung: Diese Übung ist eine hervorragende
Ganzkörperübung und trainiert besonders die
seitliche Bauchmuskulatur sowie den Rücken.
Durch das Stabilisieren des Oberkörpers wird
auch Ihr Schultergürtel intensiv beansprucht.
Hinweis: Wenn die Kraft noch nicht ausreicht,
können Sie anfangs jeweils ein Knie auf dem
Boden ablegen. Achten Sie darauf, dass Ihr
Oberkörper nicht durchhängt.

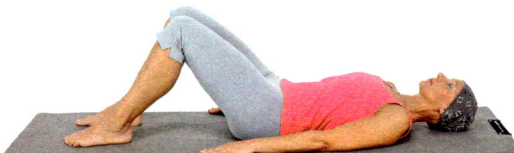

1

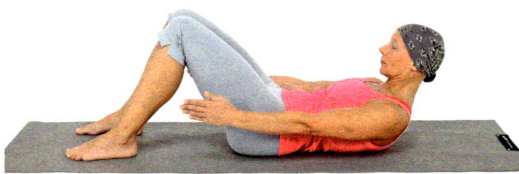

2

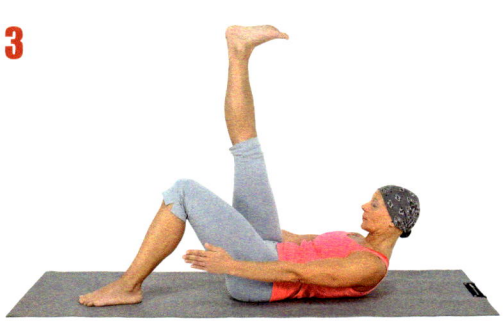

3

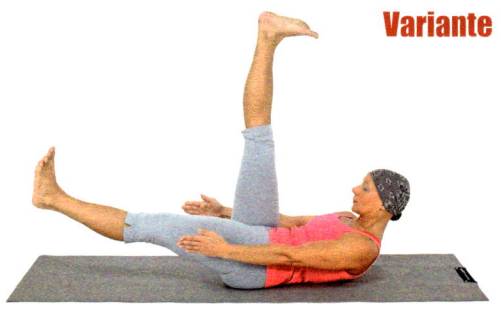

Variante

Gerader Crunch

Ausgangsposition: Rückenlage
Bewegungsablauf: Stellen Sie die Beine auf.
1 Die Beine sind hüftbreit geöffnet. Legen Sie die Arme mit den Handflächen nach unten seitlich am Körper ab. Ziehen Sie den Bauch nach innen oben.
2 Lösen Sie nun die Schultern vom Boden und heben Sie gleichzeitig die Arme eine Handbreit an. Die Handflächen weisen nun zum Körper. Richten Sie den Blick zwischen die Beine nach vorn.
3 Strecken Sie das rechte Bein senkrecht zur Decke, der Fuß ist geflext. Mit jedem Einatmen heben Sie den Oberkörper ein Stück weiter an und kommen mit der Ausatmung wieder kontrolliert zurück. Die Schultern nicht ablegen und die Bauchspannung beibehalten. Wiederholen Sie die Hoch- und Tiefbewegung 5 bis 8 Mal. Stellen Sie das gestreckte Bein wieder ab und pausieren Sie für ein paar Atemzüge. Wechseln Sie dann die Seite.
Variante: Fortgeschrittene strecken zusätzlich das linke Bein aus und halten es etwa in einem 30-Grad-Winkel über dem Boden. Der Fuß ist ebenfalls geflext. Wenn Sie die Füße leicht ausdrehen, unterstützen Sie die Muskelanspannung in den Beinen.
Wirkung: Diese Übung trainiert die gesamte Bauchmuskulatur. Gleichzeitig werden Beinvorder- und -rückseiten gekräftigt. Auch hier wenden Fortgeschrittene wie beschrieben das energetische Atmungsprinzip an, Einsteiger vorerst die Pressatmung.

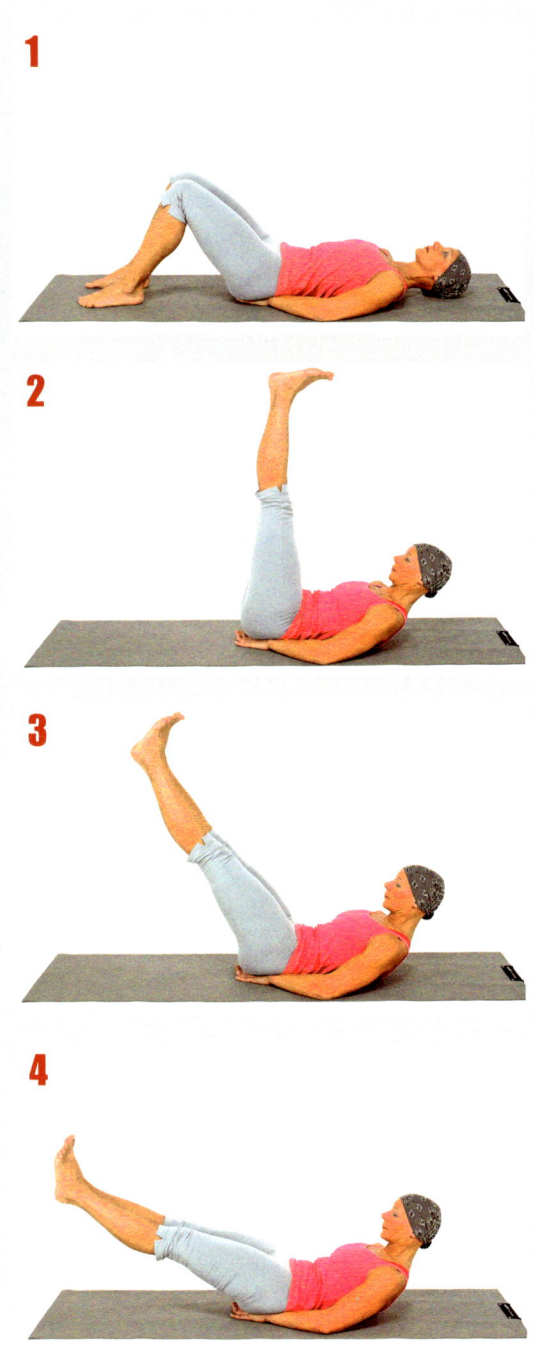

1

2

3

4

Gerader Crunch mit gestreckten Beinen

Ausgangsposition: Rückenlage
Bewegungsablauf: Stellen Sie die Beine hüftbreit auf.

1 Positionieren Sie die Hände so unter Ihrem Gesäß, dass sich die Daumen auf Höhe des Kreuzbeins berühren. Die Handflächen zeigen zum Boden. Spannen Sie die Bauchmuskeln an.

2 Beim Einatmen lösen Sie die Schultern vom Boden und strecken beide Beine senkrecht nach oben. Die Füße sind geflext, Ihr Blick ist zu den Oberschenkeln gerichtet. In dieser Position halten Sie die Bauchspannung und pressen die Oberschenkel fest aneinander.

3 Mit dem Ausatmen senken Sie die Beine um etwa 45 Grad. Achten Sie darauf, dass Sie die Bauchspannung halten. Halten Sie diese Position für 2 bis 3 Atemzüge.

4 Mit der nächsten Ausatmung senken Sie die Beine noch ein Stück weiter ab. Der Oberkörper bleibt unverändert. Hier verweilen Sie ebenfalls für 2 bis 3 Atemzüge.

Mit einer intensiven Einatmung strecken Sie die Beine wieder langsam und kontrolliert nach oben. Anschließend beugen Sie die Beine und stellen die Füße wieder hüftbreit auf dem Boden ab. Wiederholen Sie die Übung 3 Mal.

Wirkung: Die gesamte Bauchmuskulatur wird intensiv trainiert. Durch die Muskelanspannung in den Beinen werden die Beinvorder- und -rückseiten ebenfalls gekräftigt. Durch das Halten werden auch die unteren Rückenmuskeln beansprucht.

Hinweis: Achten Sie darauf, dass der Rücken immer fest auf dem Boden bleibt. Sobald Sie merken, dass er sich vom Boden löst, heben Sie die Beine wieder etwas mehr an oder verkürzen die Verweildauer.

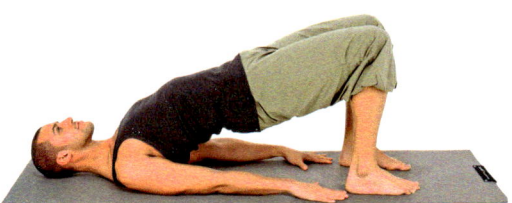

Schulterbrücke

Ausgangsposition: Rückenlage

Bewegungsablauf: Stellen Sie die Beine hüftbreit auf. Drehen Sie die Fersen leicht nach außen und drücken Sie den Schultergürtel fest in den Boden. Die Arme sind entlang des Körpers ausgestreckt, die Handflächen pressen in den Boden. Versuchen Sie, den Oberarm minimal anzuheben, um die Muskelanspannung im Trizeps zu erhöhen.

Heben Sie nun das Becken so weit an, dass sich Oberschenkel, Becken und Rumpf auf einer Linie befinden, und ziehen Sie die Bauchdecke in Richtung Wirbelsäule. Der Schultergürtel liegt fest auf dem Boden. Verweilen Sie in dieser Position für 5 Atemzüge.

Variante 1

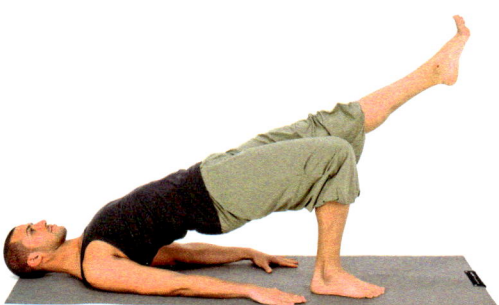

Variante 1: Stellen Sie Ihre Füße näher zusammen und strecken Sie das linke Bein nach vorn aus, sodass sich die Oberschenkel auf gleicher Höhe befinden. Das erfordert eine erhöhte Körperspannung. Nach 5 Atemzügen wechseln Sie die Seite.

Variante 2: Die Beine sind hüftbreit geöffnet. Heben Sie nun die Fersen so weit wie möglich an. Schieben Sie dabei Ihr Becken noch weiter in Richtung Decke.

Wirkung: Kräftigung der Rumpfmuskulatur und der Körperrückseite. Besonders Variante 2 erfordert mehr Kraft in den Waden.

Variante 2

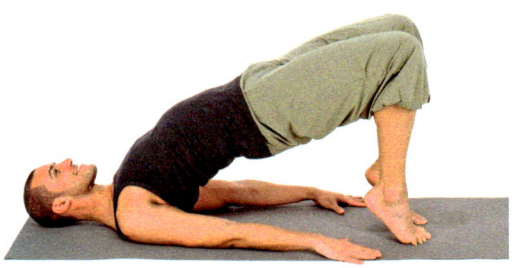

Hinweis: Wenn Sie mit dem Hinterkopf einen leichten Druck auf den Boden ausüben, stabilisieren Sie Ihre Halswirbelsäule.

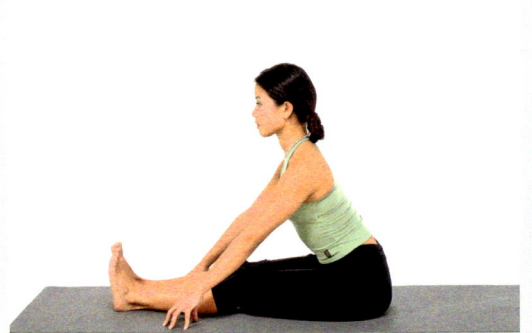

Variante

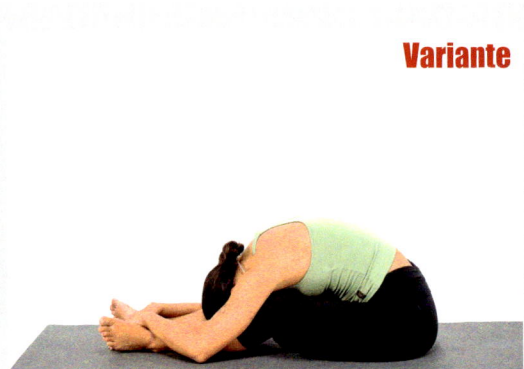

Vorwärtsbeuge im Sitzen

Ausgangsposition: aufrechter Sitz

Bewegungsablauf: Verlagern Sie Ihr Gewicht vor die Sitzbeinhöcker und richten Sie den unteren Rücken auf. Rollen Sie die Schultern zurück, sodass Ihr Oberkörper gerade ist. Die Beine sind aktiv gestreckt: Schieben Sie die Fersen vom Körper weg, die Füße sind geflext. Versuchen Sie, die Fußaußenkanten in Richtung Hüfte zurückzuziehen. Dadurch werden die Beininnenseiten etwas mehr gestreckt. Die Oberschenkel sind nach innen gedreht.

Neigen Sie den Oberkörper so weit nach vorn, dass der Rücken gerade bleibt. Platzieren Sie die Fingerspitzen neben den Beinen auf Höhe der Waden. Das Brustbein zieht in Richtung Füße, der Nacken ist lang.

Halten Sie die Position für 1 bis 2 Minuten und atmen Sie dabei tief ein und aus.

Variante: Die Beine sind leicht gebeugt, die Füße nach außen gekippt. Hier lassen Sie die gesamte Körperspannung los. Beugen Sie sich entspannt nach vorn und legen Sie die Arme vorn ab. Atmen Sie weiter und verweilen Sie für 1 bis 2 Minuten. Achten Sie darauf, dass Schultergürtel und Nacken vollkommen entspannt sind.

Wirkung: Hier wird vor allem die Körperrückseite gedehnt, mit Fokus auf unterem Rücken und Beinrückseite. In der Variante ist die Dehnung bis zum Nacken spürbar, in den Beinen werden auch die tieferen Muskelschichten angesprochen.

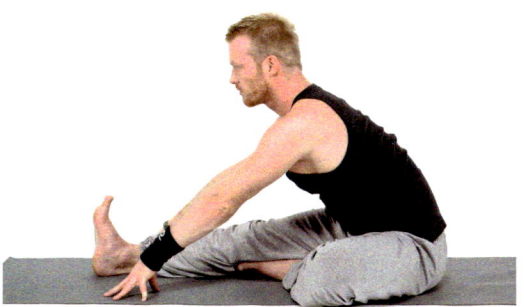

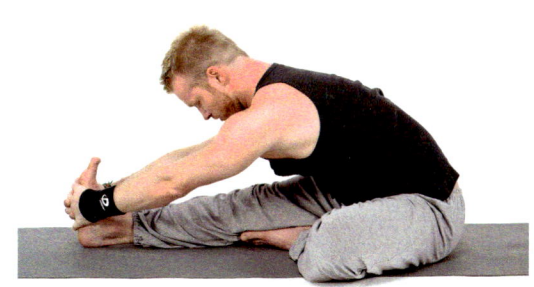

Einseitige Vorwärtsbeuge

Ausgangsposition: aufrechter Sitz
Bewegungsablauf: Winkeln Sie Ihr linkes Bein an und legen Sie die Fußsohle an die Oberschenkelinnenseite des rechten Beins. Das rechte Bein ist aktiv gestreckt, der Fuß ist geflext. Versuchen Sie nun, die Außenkante des rechten Fußes in Richtung Hüfte zurückzuziehen, sodass Sie einen Zug auf der Oberschenkelinnenseite spüren. Das Becken bleibt möglichst gerade: Schieben Sie die linke Hüftseite nach vorn und ziehen Sie die rechte gleichzeitig zurück. Richten Sie den unteren Rücken auf, rollen Sie die Schultern zurück und schieben Sie das Brustbein nach vorn. Neigen Sie nun Ihren Oberkörper so weit nach vorn, dass der Rücken gerade bleibt, und platzieren Sie Ihre Fingerspitzen etwa auf Höhe des Fußgelenks neben dem ausgestreckten Bein. Versuchen Sie, während der Beugung beide Rumpfseiten möglichst gleich lang zu lassen. Das Brustbein zieht fortwährend nach vorn. Atmen Sie so lange tief ein und aus, bis die Spannung auf der rechten Beinrückseite und der rechten Rumpfseite nachgibt. Wechseln Sie dann die Seite.

Variante: Fortgeschrittene können mit beiden Händen den Fuß des gestreckten Beins umfassen und neigen so den Oberkörper noch etwas weiter nach vorn, ohne jedoch die Schultern anzuheben. Die Neigung des Oberkörpers findet allein durch die Beugung der Ellbogen statt. Verweilen Sie für mindestens 5 Atemzüge, bevor Sie die Seite wechseln.
Wirkung: Bei dieser Übung wird die Rückseite des jeweils gestreckten Beins und der untere Rückenbereich, vor allem auf der Seite des angewinkelten Beins, gedehnt.
Hinweis: Falls Sie im Kreuz-Darmbein-Gelenk, dem Iliosakralgelenk, überbeweglich (= hypermobil) sind, achten Sie darauf, während der Übung die Sitzbeinhöcker leicht zusammenzuziehen und nicht zu tief in die Dehnung zu gehen. Die Überbeweglichkeit hat zur Folge, dass das Iliosakralgelenk, das durch starke Bänder das Kreuzbein der Wirbelsäule mit dem Darmbein des Beckens verbindet, eher instabil ist und sich das Becken dadurch in eine Schieflage drehen kann. Eine zusätzliche Dehnung fördert also die Instabilität statt der gewünschten Stabilität, die durch gezielte Kräftigungsübungen erreicht wird.

1

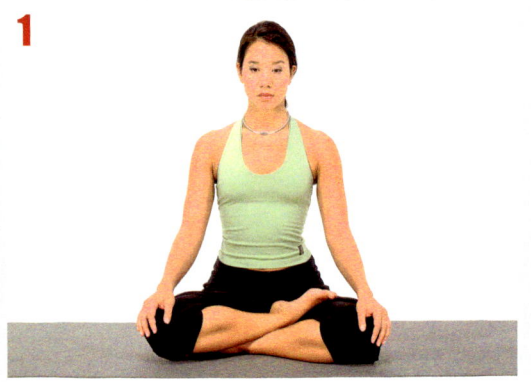

2

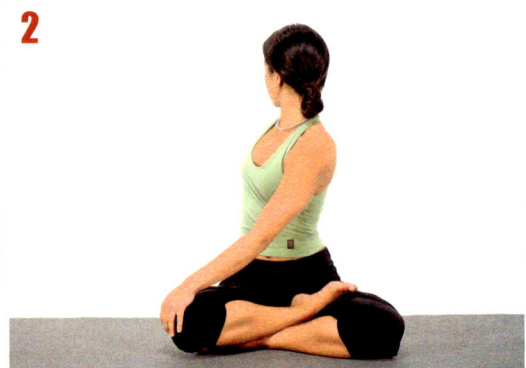

Einfache Oberkörperrotation im Sitzen

Ausgangsposition: aufrechter Sitz
Bewegungsablauf: Beginnen Sie im Schneidersitz.

1 Nehmen Sie entweder den Lotussitz ein, wie abgebildet, oder kreuzen Sie die Unterschenkel. Achten Sie darauf, dass die Wirbelsäule aufrecht und der untere Rücken stabil ist. Ziehen Sie die Schultern nach hinten unten, sodass sich das Brustbein aufrichtet. Ihr Blick ist nach vorn gerichtet.

2 Stützen Sie nun die rechte Hand hinter dem Rücken auf dem Boden auf und drehen Sie den Oberkörper nach rechts. Die Rotation sollte möglichst nur von der Brustwirbelsäule ausgehen. Ihr Blick folgt der Drehung. Mit der linken Hand können Sie das rechte Knie fassen und somit die Rotation stabilisieren. Die rechte Schulter bleibt so gut wie möglich gesenkt.

Drehen Sie den Kopf nur so weit, dass keine zu hohe Spannung in Nacken und Halsbereich zu spüren ist.

Beim Einatmen ziehen Sie den Scheitel zur Decke und schieben die Sitzbeinhöcker noch mehr in den Boden, beim Ausatmen drehen Sie den Oberkörper zur Seite.

Beim nächsten Einatmen kommen Sie wieder nach vorn und verweilen hier für ein paar Atemzüge, bevor Sie mit der nächsten Ausatmung die Seite wechseln.

Wirkung: In Rotationsbewegungen werden die tieferen Muskelschichten im Rumpfbereich gedehnt. Durch die Drehbewegung wird die Wirbelsäule mobilisiert.

Hinweis: Führen Sie bei akutem Bandscheibenvorfall keine Rotationsbewegungen aus. Lassen Sie sich zuerst von Ihrem Arzt ausführlich beraten.

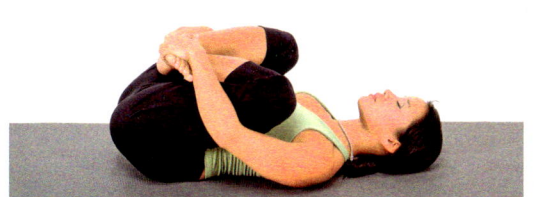

Unteren Rücken entspannen

Ausgangsposition: Rückenlage
Bewegungsablauf: Die Beine sind geschlossen. Umfassen Sie mit den Händen Ihre Knie und ziehen Sie sie zum Rumpf. Kreuzen Sie die Unterschenkel auf Höhe der Fußgelenke und greifen Sie um Ihre Fußfesseln. Die Knie können Sie zur Seite öffnen. Rollen Sie jetzt Ihr Becken sanft von einer Seite zur anderen. Machen Sie das so lange, bis sich ein entspanntes Gefühl im Rückenbereich einstellt. Dann kreuzen Sie die Beine andersrum und rollen nochmals Ihr Becken hin und her.
Wirkung: In dieser Übung wird vor allem der untere Rücken entlastet und entspannt.

Öffnende Hüftdehnung im Liegen

Ausgangsposition: Rückenlage
Bewegungsablauf: Stellen Sie die Beine aneinander und lassen Sie die Knie entspannt nach außen fallen. Die Fußsohlen berühren sich, die Hände ruhen auf dem Bauch. Schließen Sie die Augen und verweilen Sie in dieser Position für 1 bis 2 Minuten. Atmen Sie in der Drei-Kammer-Atmung (→ Seite 66).
Variante: Legen Sie die Arme, so weit es die Schulteröffnung zulässt, entspannt über dem Kopf auf dem Boden ab. Da in dieser Position der untere Rücken die Tendenz hat, sich in ein Hohlkreuz zu wölben, ziehen Sie beim Einatmen das Kreuzbein bewusst in Richtung Füße.
Wirkung: Durch die Drei-Kammer-Atmung stellt sich in Verbindung mit der Rückenlage eine allgemeine Entspannung im Körper und im Nervensystem ein. Wenn die Arme wie in der Variante über dem Kopf liegen, wird zusätzlich eine Dehnung im Brustkorb spürbar, was wiederum dem gesamten Atemvolumen zugutekommt.

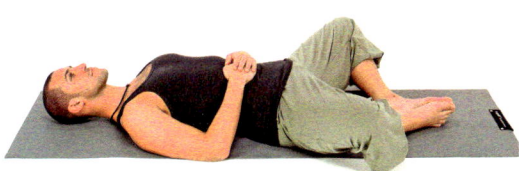

Variante

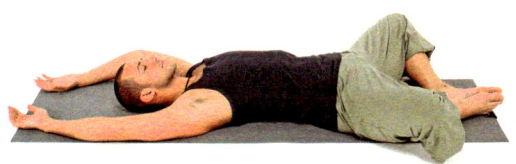

133

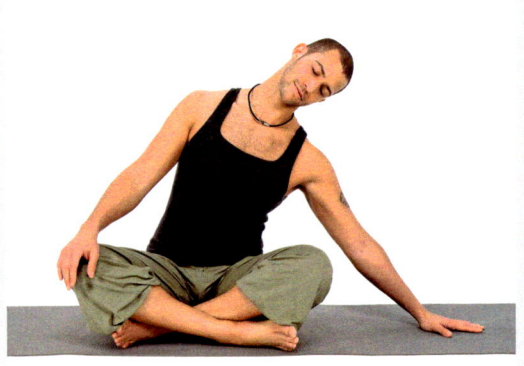 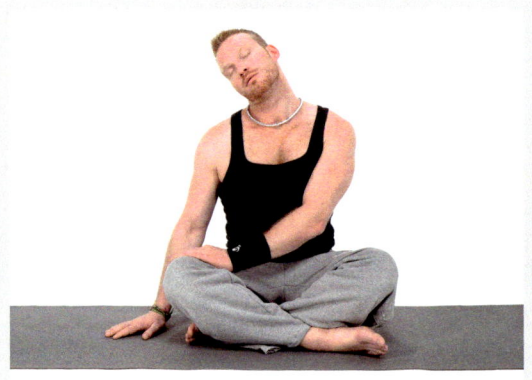

Seitliche Nackendehnung I

Ausgangsposition: aufrechter Sitz

Bewegungsablauf: Setzen Sie sich in den Schneidersitz oder nehmen Sie eine andere für Sie bequeme Sitzposition ein. Die Wirbelsäule ist aufrecht. Neigen Sie den Oberkörper nun leicht nach links und stützen Sie sich mit Ihrer linken Hand auf dem Boden ab. Die rechte Hand ruht auf dem rechten Knie. Jetzt neigen Sie den Kopf zur linken Seite. Stellen Sie sich vor, Sie würden Ihr rechtes Ohr in Richtung Decke ziehen. Verweilen Sie für ein paar Atemzüge. Atmen Sie durch die Nase ein und den Mund aus. Wenn Sie über den Mund ausatmen, entspannen sich ein Teil der Kiefermuskulatur und der Nacken. Legen Sie nun die linke Hand unter die linke Wange und schieben Sie beim Einatmen Ihren Kopf wieder in eine aufrechte Position. Der Nacken bleibt so passiv wie möglich. Spüren Sie für ein paar Atemzüge bewusst Ihre linke und rechte Seite von Schultern und Nacken. Dann wechseln Sie die Seite.

Wirkung: Diese Übung dehnt die seitlichen Halsmuskeln. Je länger Sie verweilen, desto mehr werden auch die tiefer liegenden Muskeln angesprochen. Die leichte Schieflage der Körperachse ermöglicht es, im Schulter- und Nackenbereich passiv zu verweilen.

Seitliche Nackendehnung II

Ausgangsposition: aufrechter Sitz

Bewegungsablauf: Nehmen Sie die Position wie vorher beschrieben ein. Legen Sie Ihre rechte Hand auf dem Boden ab, Ihre linke Hand ruht auf dem rechten Oberschenkel. Neigen Sie Ihren Kopf auf die rechte Seite. Atmen Sie durch die Nase ein und durch den Mund aus. Verändern Sie den Neigungswinkel des Kopfes, indem Sie Ihr Kinn etwas mehr in Richtung Brust absenken und wieder anheben. Verweilen Sie in jeder Position für ein paar Atemzüge, bevor Sie den Kopf mit dem nächsten Ausatmen über die Brust zur Mitte und beim Einatmen nach oben rollen. Spüren Sie bewusst in Ihre linke und rechte Seite von Schulter und Nacken, bevor Sie die Seite wechseln.

Wirkung: Diese Übung dehnt die seitlichen Halsmuskeln. Durch die Veränderung des Neigungswinkels Ihres Kopfes werden verschiedene Muskelstränge angesprochen. So spüren Sie selbst, welche Position für Sie am effektivsten ist. Durch den überkreuzten Arm wird die Dehnung intensiviert.

Nackendehnung im Liegen

Ausgangsposition: Rückenlage

Bewegungsablauf: Stellen Sie die Beine hüftbreit auf. Verschränken Sie die Hände am Hinterkopf, sodass der Kopf bequem in Ihren Handflächen ruht. Die Ellbogen weisen schräg zur Decke. Beim Ausatmen heben Sie nun den Kopf bis zur Dehnungsgrenze an. Achten Sie darauf, dass Sie trotzdem einen leichten Zug weg von den Schultern spüren.
Verweilen Sie hier 1 bis 2 Atemzüge und senken Sie den Kopf beim Ausatmen wieder ab. Wiederholen Sie den Ablauf noch 2 Mal.

Wirkung: Dehnung der hinteren Nackenmuskeln sowie des Schultergürtelansatzes.

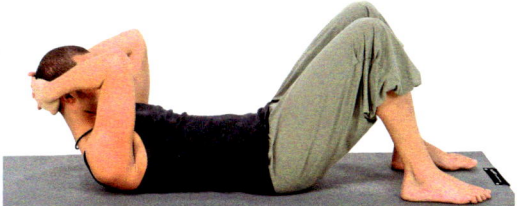

Nackendehnung mit Einrollen

Ausgangsposition: aufrechter Sitz

Bewegungsablauf: Nehmen Sie den Schneidersitz oder eine andere für Sie bequeme Sitzposition ein. Die Wirbelsäule ist aufrecht.

1 Verklinken Sie Ihre Hände am Hinterkopf. Öffnen Sie die Ellbogen weit zur Seite und drücken Sie Ihren Kopf sanft in die Hände, bis sich Ihre Nackenmuskeln leicht spannen. Mit dem Einatmen heben Sie Ihr Brustbein an und neigen den Kopf nach hinten, sodass Ihr Blick schräg nach oben geht.

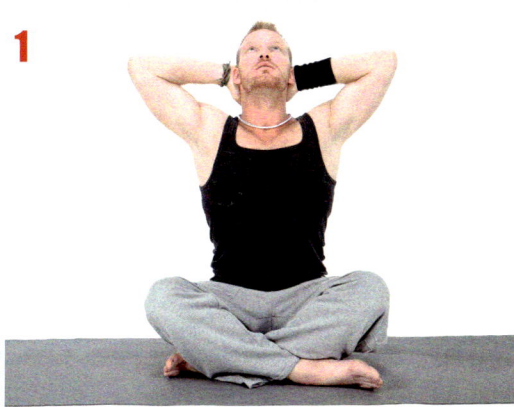

2 Mit dem Ausatmen senken Sie Ihren Kopf nach vorn in Richtung Brust und schließen die Ellbogen. Behalten Sie den leichten Druck mit Ihren Händen am Hinterkopf bei. Atmen Sie tief in den Rücken ein. Beim nächsten Ausatmen lassen Sie Ihren Kopf noch etwas mehr zur Brust sinken. Bleiben Sie für ein paar Atemzüge, bevor Sie mit dem Einatmen den Kopf wieder aufrichten und die Ellbogen zur Seite öffnen. Wiederholen Sie den Bewegungsablauf 3 bis 5 Mal.

Wirkung: Diese Übung dehnt die vordere Hals- und die hintere Nackenmuskulatur. Durch das Öffnen der Ellbogen werden gleichzeitig der Brustkorb und ein Teil der seitlichen Rumpfmuskeln gedehnt.

135

Variante

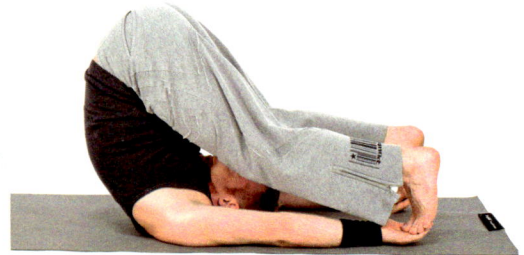 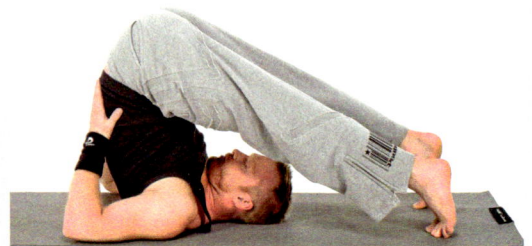

Pflug

Ausgangsposition: Rückenlage
Bewegungsablauf: Stellen Sie die Beine in der Rückenlage hüftbreit auf und legen Sie die gestreckten Arme über dem Kopf auf dem Boden ab. Heben Sie das Kinn ein wenig an und pressen Sie mit leichtem Druck den Hinterkopf in den Boden, um den Nacken zu stabilisieren. Dann heben Sie die Beine über den Kopf und legen, wenn möglich, die Fußspitzen in die Hände. Halten Sie die Zehen fest. Die Knie können dabei gebeugt sein. Mit mehr Übung werden Sie die Beine später auch strecken können.
Das Lungenvolumen wird beim Atmen bewusst in den Rücken ausgedehnt. Halten Sie die Position so lange, bis die Dehnung ein wenig nachlässt.

Variante: Fortgeschrittene lassen die Arme vorn und stützen mit den Händen den unteren Rücken ab, sobald die Beine über dem Kopf abgelegt wurden. Achten Sie darauf, dass der Nacken stabil auf dem Boden bleibt. Die Beine sind jetzt gestreckt, die Zehenspitzen berühren den Boden. Wenn die Zehen auf diese Weise den Boden nicht berühren oder Sie einen unangenehmen Druck im Rücken oder Nacken empfinden, können Sie die Beine auch beugen.
Wirkung: Je nach Beugungswinkel des Rumpfs und je nach Flexibilität des Übenden ist eine mehr oder weniger starke Dehnung auf den Beinrückseiten, im unteren Rücken oder im Schulter- und Nackenbereich zu spüren.
Hinweis: Bei einem Schleudertrauma und bei Nackenbeschwerden wird diese Übung nicht empfohlen. Sprechen Sie sich vorher mit Ihrem Arzt oder einer anderen Fachperson ab.

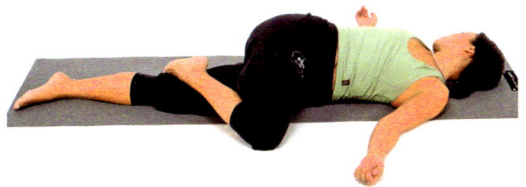

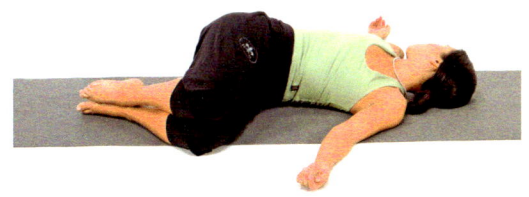

Passive Rotation im Liegen

Ausgangsposition: Rückenlage

Bewegungsablauf: Stellen Sie in der Rückenlage die Beine hüftbreit auf und legen Sie die Arme seitlich ausgestreckt auf dem Boden ab. Strecken Sie das linke Bein aus, während das rechte Bein angewinkelt bleibt. Der rechte Fuß ist direkt neben dem linken Knie. Kippen Sie nun das rechte Knie über das gestreckte Bein nach links und versuchen Sie, es auf dem Boden abzulegen. Gleichzeitig nehmen Sie Ihren rechten Arm ebenfalls zur linken Seite. Um die rechte Schulter nun entspannt abzulegen, führen Sie den rechten Arm in einem weiten Bogen wieder zurück auf die rechte Seite und legen ihn so ab, bis Sie einen angenehmen Dehnungswinkel gefunden haben. Der Kopf wird ebenfalls zur rechten Seite gedreht, aber nur so weit, wie es für Sie angenehm ist. Verweilen Sie so lange in dieser Position, bis Sie sich entspannt fühlen und die Dehnung etwas nachlässt. Bevor Sie sich in die Ausgangsposition zurückdrehen, nehmen Sie den rechten Arm wie-

der auf die linke Seite, fassen das rechte Knie und ziehen es in Richtung Brust. Jetzt drehen Sie sich zurück in die Rückenlage. Stellen Sie beide Beine auf, rücken Sie das Becken wieder in die Mitte und bleiben Sie einen Moment liegen, bevor Sie die Seite wechseln.

Variante: In der Variante stellen Sie die Beine geschlossen auf und pressen die Knie leicht aneinander. Dann kippen Sie die Beine zur Seite, bis das untere Bein den Boden berührt. Achten Sie darauf, dass die Knie übereinander bleiben. Die Oberschenkel bilden etwa einen rechten Winkel zum Rumpf. Drehen Sie den Kopf in die entgegengesetzte Richtung. Die Arme bleiben entspannt auf dem Boden. Verweilen Sie einen Moment, bevor Sie die Seite wechseln.

Wirkung: Wie bei der Oberkörperrotation werden auch hier die tieferen Muskelschichten im Rumpfbereich gedehnt und die Wirbelsäule wird mobilisiert.

Hinweis: Auch bei dieser Übung gilt, dass bei akutem Bandscheibenvorfall keine Rotationsbewegungen ausgeführt werden dürfen.

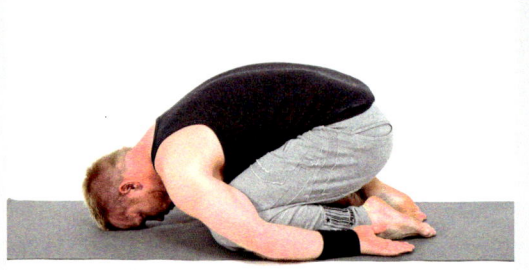

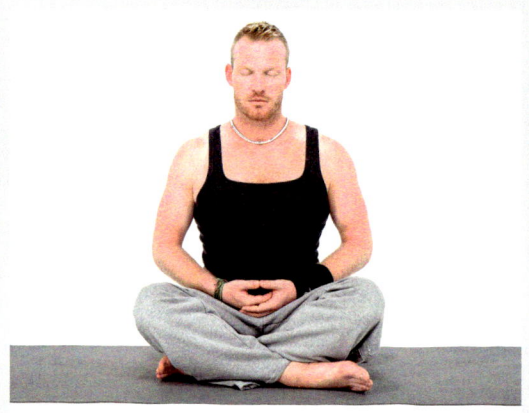

Fersensitz

Ausgangsposition: Vierfüßlerstand
Bewegungsablauf: Im Vierfüßlerstand sind die Beine hüftbreit geöffnet. Legen Sie nun die großen Zehen aneinander und setzen Sie sich zurück auf die Fersen. Die Arme ruhen entspannt seitlich am Körper, die Stirn ist auf dem Boden abgelegt. Schließen Sie die Augen und verweilen Sie für 1 bis 2 Minuten in dieser Position.
Wirkung: Der untere Rücken wird entspannt, das Nervensystem beruhigt sich.

Energetische Sitzposition

Ausgangsposition: aufrechter Sitz
Bewegungsablauf: Nehmen Sie den Schneidersitz ein. Richten Sie die Wirbelsäule auf und legen Sie die Hände so ineinander, dass sich die Daumenkuppen berühren. Lassen Sie die Hände in Ihrem Schoß ruhen. Die Ellbogen und Schultergelenke sind entspannt. Schließen Sie die Augen und verweilen Sie so lange in dieser Position, bis sich eine meditative Ruhe einstellt. Ihre Atemzüge sind tief und lang.
Wirkung: Körper und Geist kommen zur Ruhe. Es stellt sich ein mentales Wohlbefinden ein.
Hinweis: Falls es Ihnen schwerfällt, sich in der Sitzposition zu entspannen, können Sie sich auch gegen eine Wand lehnen.

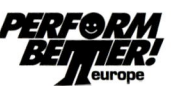

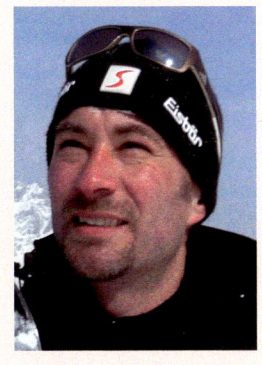

Christian G. aus Landshut, 35 Jahre

Der perfekte Ausgleich zu Basketball, Tennis und Snowboarden

Seit etwa drei Jahren mache ich einmal pro Woche eine Stunde bodyART. Ich habe über 20 Jahre lang zum Teil auch hochklassig, also in der zweiten Bundesliga und der Regionalliga, Basketball gespielt und bin begeisterter Snowboarder. Nach dem Basketball habe ich meine zweite große Leidenschaft für mich entdeckt: Tennis.

BodyART ist für mich zum einen ein genialer Ausgleich zu meinen anderen Sportarten, denn durch das Training ist mein Körper elastischer geworden, gleichzeitig hat sich meine Körperspannung enorm verbessert. Zum anderen bringt mir bodyART nach einem stressigen Tag das innere Gleichgewicht wieder.

Wichtig für mich ist aber, dass ich die bodyART-Stunde gut aufgewärmt beginne, daher gehe ich vor dem Training meistens laufen. Ich habe gemerkt, dass die Stunde vor allem bei den Dehneinheiten viel intensiver ist, wenn man sich zuvor ein bisschen ausgepowert hat – das gilt zumindest für mich.

Die ersten bodyART-Stunden fielen mir relativ schwer; ich musste die meisten Übungen mit viel Kraft ausüben und konnte mit der Atemtechnik nicht mithalten. Im Laufe der Zeit jedoch fielen mir die verschiedenen Positionen immer leichter, und ich bemerkte schnell Fortschritte. Mir ist diese eine Stunde bodyART in der Woche wirklich heilig geworden.

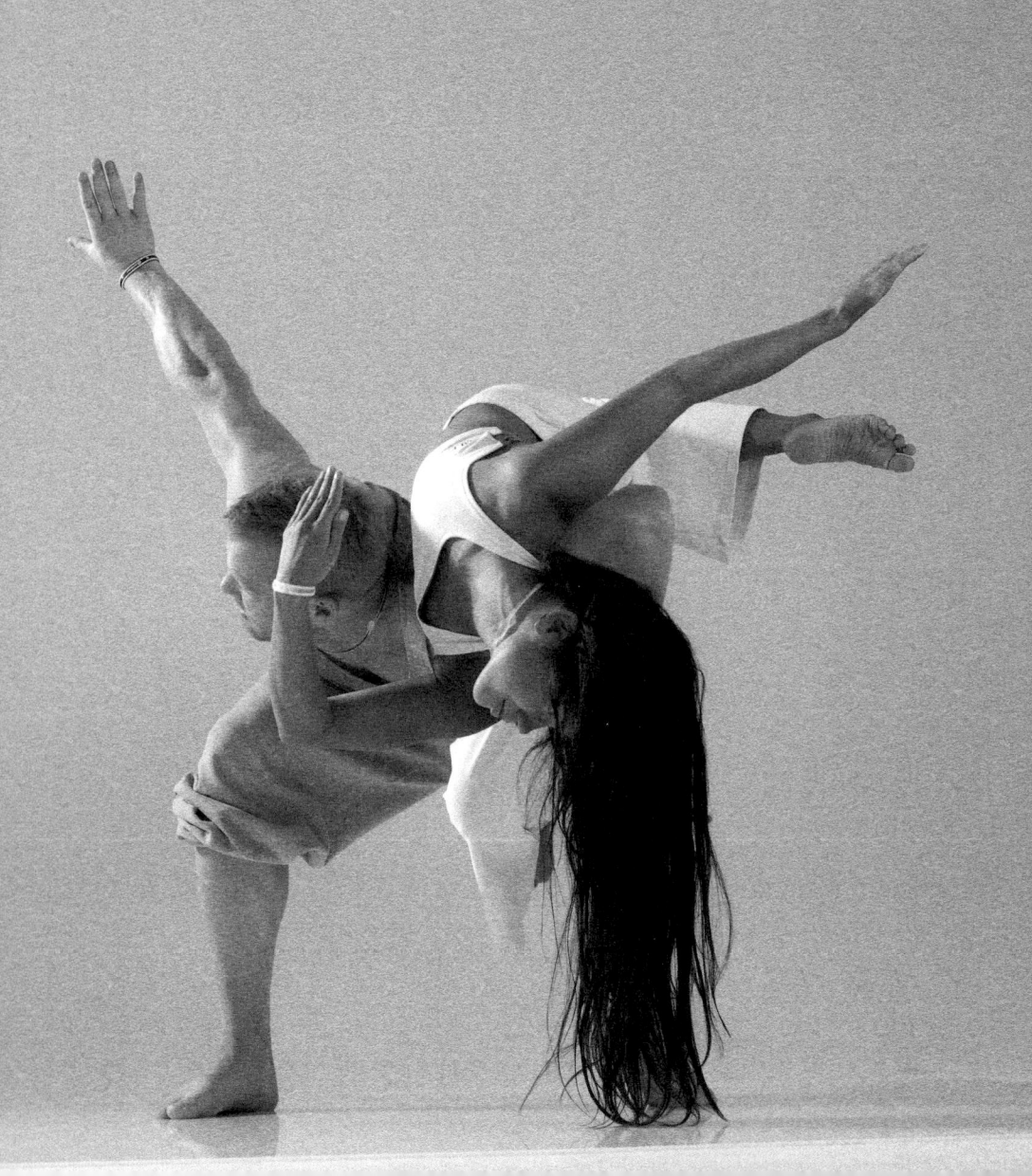

3 DIE TRAININGSPLÄNE

KURZ UND INTENSIV – DAS POWERTRAINING

Beginnen Sie aus Energiephase 1 und 2 jeweils mit Bewegungsablauf III oder führen Sie stattdessen die bodyART-Uhr einmal komplett aus. Anschlie-

ßend beginnen Sie wieder von vorn, bis Sie zum umgekehrten V kommen, der Ausgangsposition für Ihre erste Übung in Energiephase 3.

1

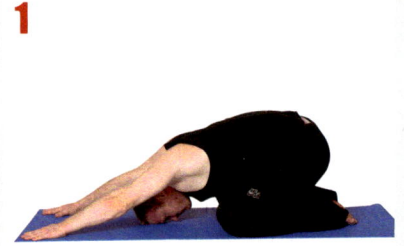

Mobilisation der Wirbel-säule, Bewegungsablauf III (→ S. 100): Beginnen Sie im Fersensitz. Verweilen Sie hier für ein paar Atemzüge.

2

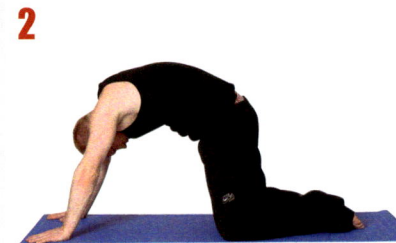

Einatmen. Kommen Sie mit rundem Rücken nach oben in den Vierfüßlerstand.

3

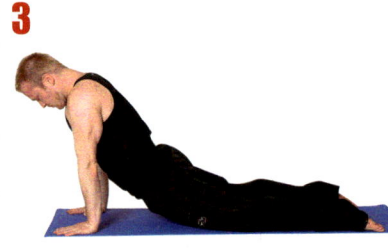

Ausatmen und Becken in Richtung Boden absenken.

4

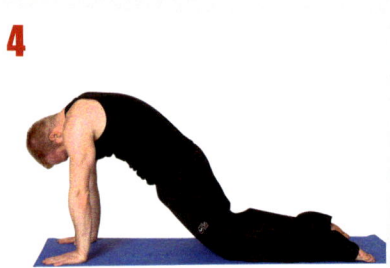

Einatmen und mit rundem Rücken wieder nach oben schieben.

5

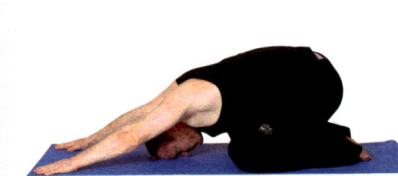

Ausatmen und zurück in den Fersensitz gehen. Bewegungsablauf 4–5 Mal wiederholen.

6

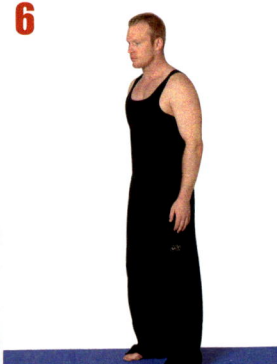

Übergang: Kommen Sie nach oben in das umgekehrte V, beugen Sie Ihre Knie und wandern Sie in mehreren Schritten nach vorn zu Ihren Händen. Rollen Sie sich in den neutralen Stand auf.

7

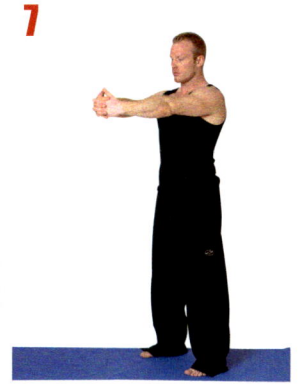

Freies Aufwärmen, Bewegungsablauf III (→ S. 102): einatmen. Finger verklinken und Arme gestreckt vor die Brust heben.

8

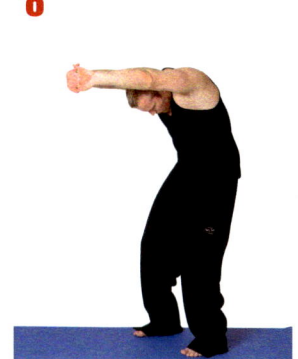

Ausatmen. Handflächen nach vorn drehen und Oberkörper einrollen. Die Beine sind leicht gebeugt.

9

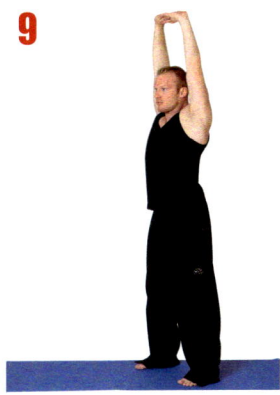

Einatmen und Arme gestreckt über den Kopf heben. Oberkörper aufrichten und Beine wieder strecken.

10

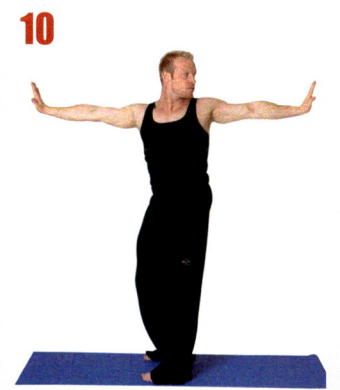

Ausatmen, Arme öffnen und Oberkörper zur Seite drehen. Einatmen und hinteren Arm nach vorn bringen, Finger wieder verklinken und von vorn beginnen. Übung auf beiden Seiten 4 Mal im Wechsel wiederholen.

11

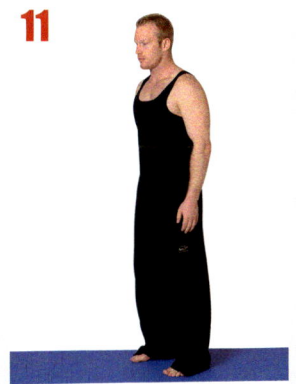

Übergang: zurück in den neutralen Stand kommen.

12

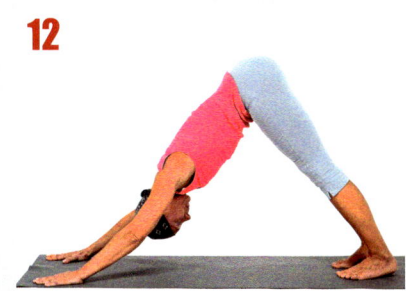

Umgekehrtes V (→ S. 55): Beginnen Sie mit der bodyART-Uhr von vorn, bis Sie im umgekehrten V sind. Es folgt Energiephase 3.

13

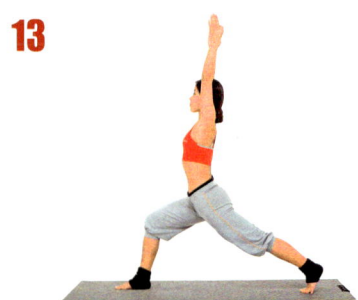

1. Ausfallschritt (→ S. 104):
Position für 5 Atemzüge halten.

14

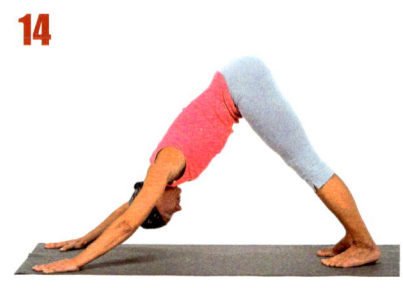

Übergang umgekehrtes V:
nächste Übung integrieren.

15

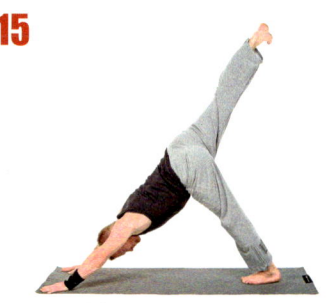

**2. Umgekehrtes V mit angeho-
benem Bein (→ S. 114):** Position
für 5 Atemzüge halten, Bein absetzen und Position des umgekehrten
Vs einnehmen.

16

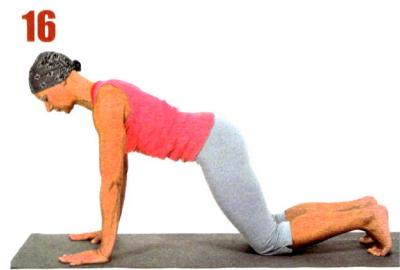

**Übergang Vierfüßlerstand
(→ S. 55):** Übungen auf der linken
Seite wiederholen und bodyART-
Uhr beenden. Von vorn beginnen
und vom umgekehrten V in den
Vierfüßlerstand kommen.

17

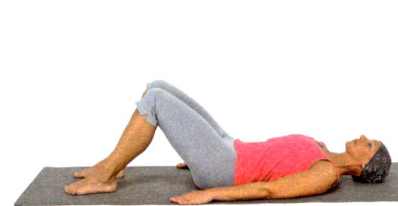

Rückenlage (→ S. 34): Kommen
Sie über die Seite in eine Sitzposition und rollen Sie sich langsam ab
in die Rückenlage. Es folgt Energiephase 4.

18

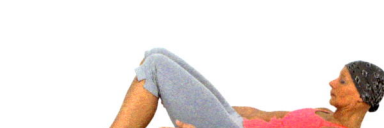

3. Gerader Crunch (→ S. 127):
Kopf, Schultern und Arme vom
Boden abheben.

19

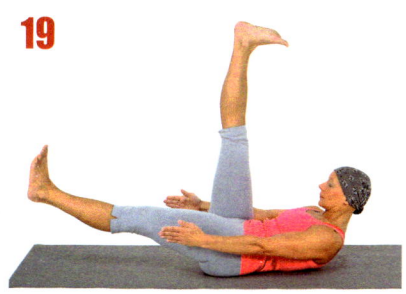

Beine ausstrecken und Position für 5 Atemzüge halten. Beine wieder aufstellen und Seite wechseln.

20

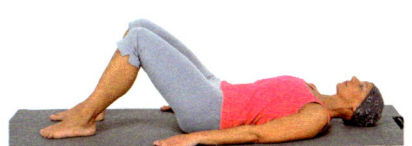

Übergang Rückenlage

21

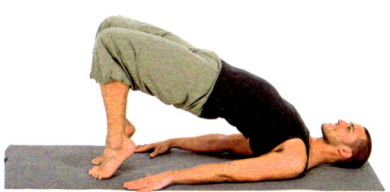

4. Schulterbrücke (→ S. 129): beide Fersen anheben. Position für 10 Atemzüge halten.

22

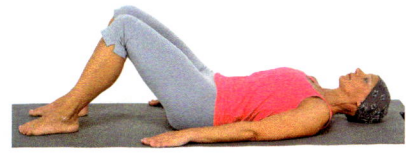

Übergang Rückenlage: Gesäß absetzen, die Beine bleiben hüftbreit aufgestellt. Es folgt Energiephase 5.

23

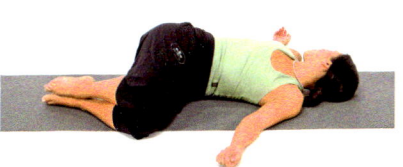

5. Passive Rotation im Liegen (→ S. 137): Position für 5 Atemzüge halten, dann Seite wechseln.

24

6. Energetische Sitzposition (→ S. 138): Atmen Sie bewusst tief ein und aus. Machen Sie 3–5 Atemzüge.

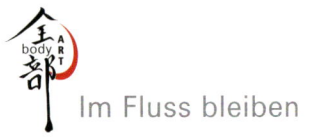

IM FLUSS BLEIBEN

Sie beginnen mit Energiephase 1 und 2 (→ S. 98–103) und führen dann die bodyART-Uhr ein oder zwei Mal komplett aus. Anschließend beginnen Sie mit der bodyART-Uhr wieder von vorn, bis Sie zum Ausfallschritt kommen, der Ausgangsposition für Ihre erste Übung in Energiephase 3.

1

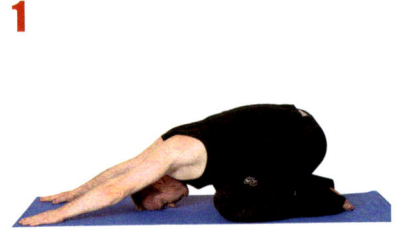

Mobilisation der Wirbelsäule, Bewegungsablauf I (→ S. 98): Beginnen Sie im Fersensitz. Verweilen Sie hier für ein paar Atemzüge.

2

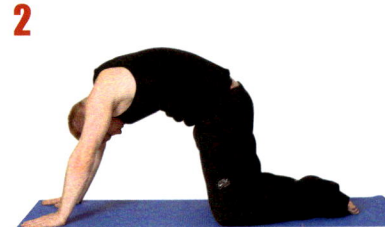

Einatmen. Kommen Sie in den Vierfüßlerstand, atmen Sie aus und ziehen Sie das Kinn zum Brustbein. Der Rücken wird rund.

3

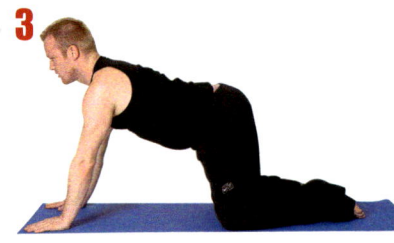

Einatmen. Kommen Sie zurück in den Vierfüßlerstand.

4

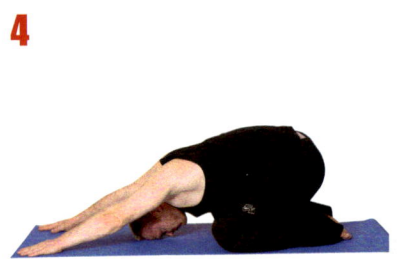

Ausatmen und zurück in den Fersensitz gehen. Bewegungsablauf 3–5 Mal wiederholen.

5

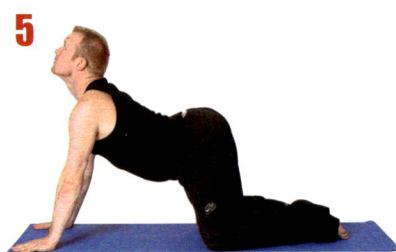

Bewegungsablauf II (→ S. 99): einatmen. Kommen Sie in den Vierfüßlerstand, die Wirbelsäule ist überstreckt.

6

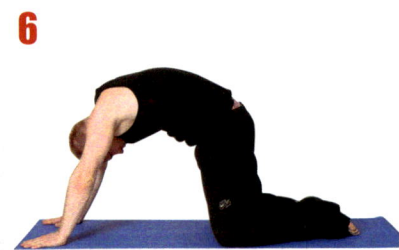

Ausatmen und Rücken rund machen. Bewegungsablauf 3 Mal wiederholen.

7

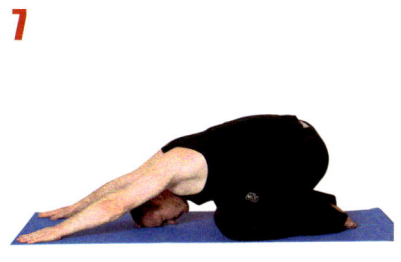

8

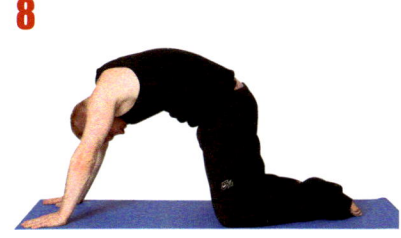

9

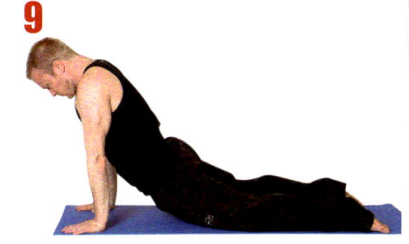

Bewegungsablauf III
(→ S. 100): zurück in den Fersensitz gehen.

Einatmen. Kommen Sie mit rundem
Rücken in den Vierfüßlerstand.

Ausatmen und Becken in Richtung
Boden absenken.

12

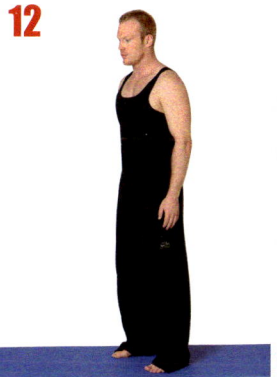

10

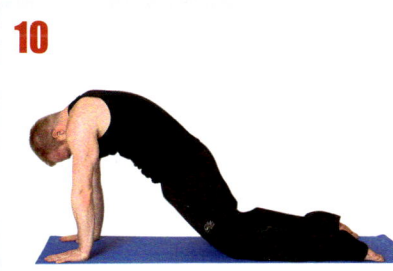

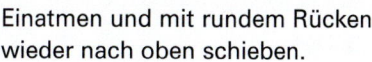

11

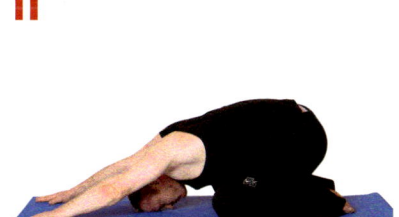

Einatmen und mit rundem Rücken
wieder nach oben schieben.

Ausatmen und zurück in den
Fersensitz gehen. Bewegungsablauf
3 Mal wiederholen.

Übergang: Kommen Sie nach
oben in das umgekehrte V, beugen
Sie Ihre Knie und wandern Sie
in mehreren Schritten nach vorn zu
Ihren Händen. Rollen Sie sich in
den neutralen Stand auf.   **147**

13

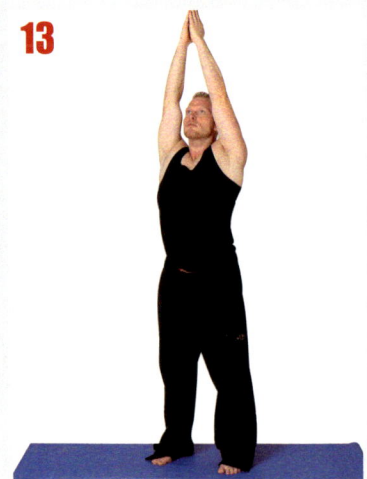

Freies Aufwärmen, Bewegungsablauf I (→ S. 102): einatmen und die Arme gestreckt über den Kopf heben, die Hände berühren sich.

14

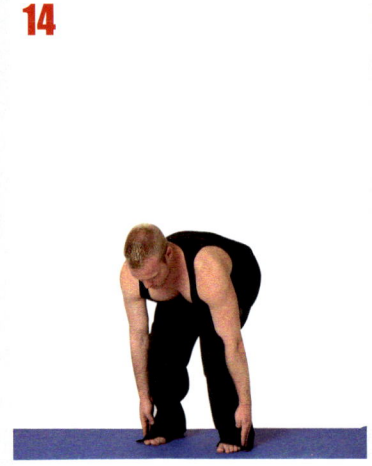

Ausatmen, Beine beugen, Arme absenken, tief kommen, die Fingerspitzen berühren die Fußknöchel. Bewegungsablauf 5 Mal wiederholen.

15

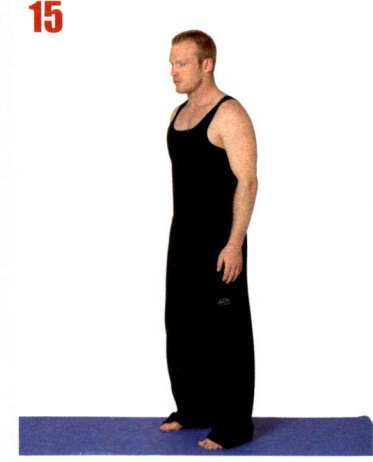

Ausatmen und neutralen Stand einnehmen.

16

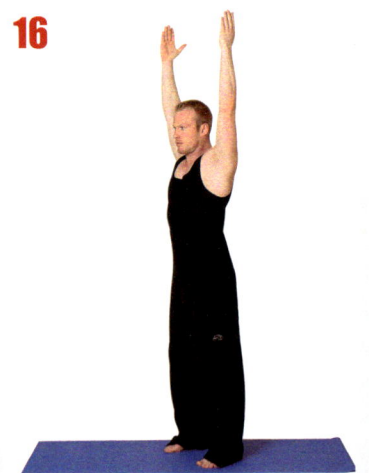

Bewegungsablauf II (→ S. 102): einatmen und die Arme gestreckt über den Kopf heben, Arme parallel halten.

17

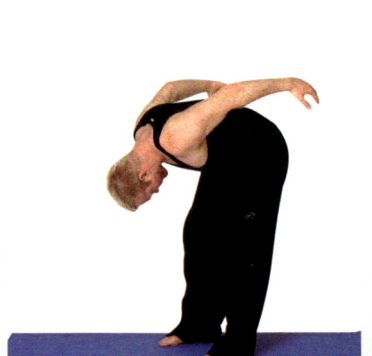

Ausatmen und Arme durchschwingen. Einatmen und wieder nach oben kommen. Bewegungsablauf 3 Mal wiederholen.

18

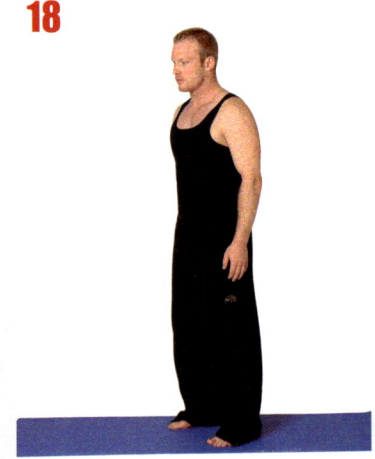

Einatmen und neutralen Stand einnehmen.

19

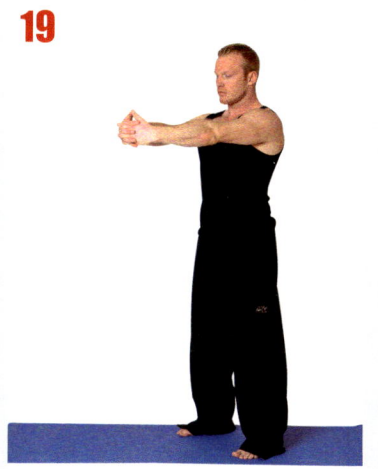

**Bewegungsablauf III
(→ S. 102):** einatmen, Hände verklinken und Arme gestreckt auf Brusthöhe anheben.

20

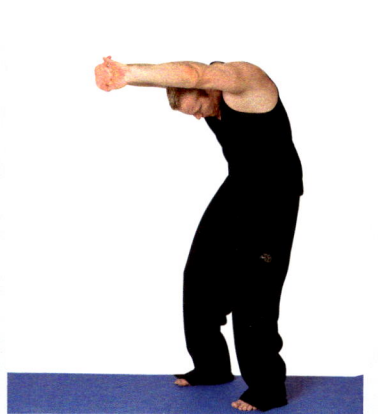

Ausatmen, Handflächen nach vorn drehen, Oberkörper einrollen, Beine leicht beugen.

21

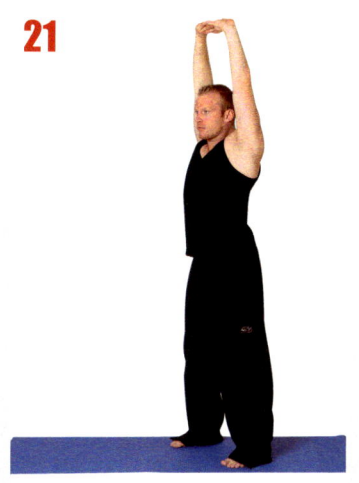

Einatmen, Arme über den Kopf heben, Oberkörper aufrollen und Beine wieder strecken.

22

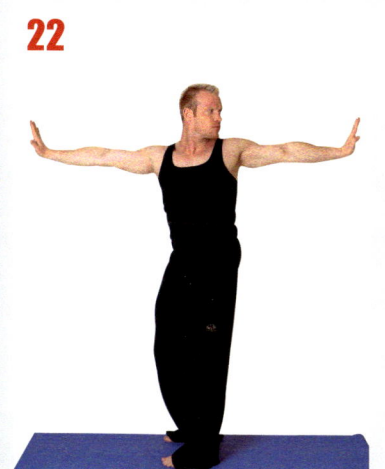

Ausatmen, Arme öffnen und Oberkörper zur Seite drehen. Einatmen und hinteren Arm nach vorn bringen, Finger wieder verklinken und von vorn beginnen. Beide Seiten 4 Mal im Wechsel wiederholen.

23

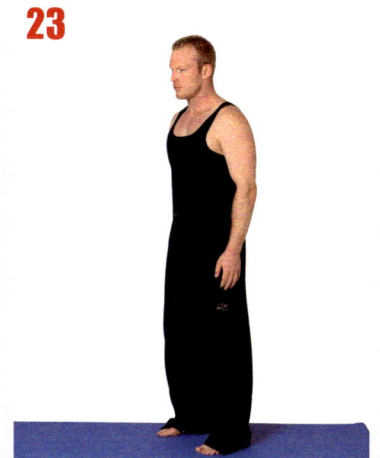

Übergang: beim nächsten Ausatmen zurück in den neutralen Stand kommen. Beginnen Sie mit der bodyART-Uhr von vorn.

24

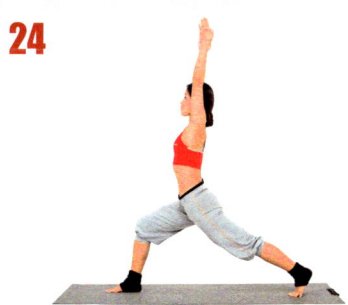

Ausfallschritt (→ S. 104)

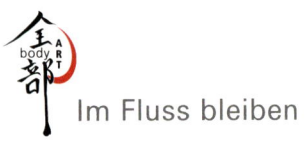

25

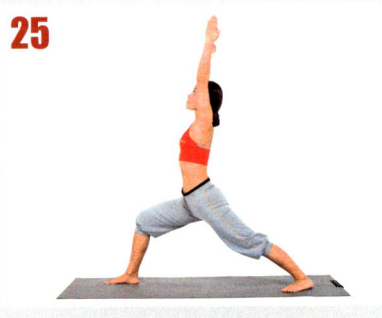

1. Krieger 1 (→ S. 105): Position für 5–10 Atemzüge halten. Beenden Sie die bodyART-Uhr und beginnen Sie von vorn.

26

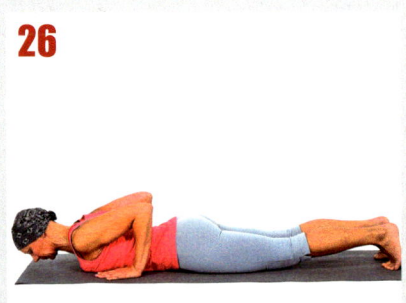

Übergang Bauchlage (→ S. 53): Wiederholen Sie den Krieger I auf der linken Seite. Fahren Sie mit der bodyART-Uhr fort bis zur Bauchlage.

27

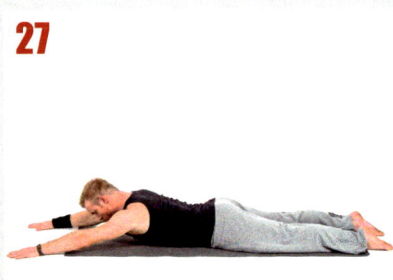

2. Käfer (→ S. 121): Arme nach vorn strecken und Fußspitzen ablegen.

28

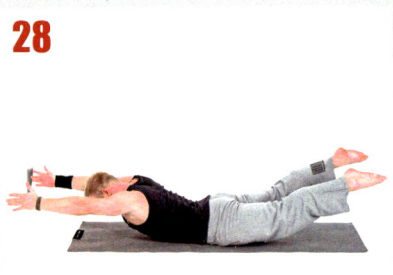

Einatmen und Arme und Beine abheben. Position für 3 Atemzüge halten. Ausatmen und Arme und Beine wieder auf den Boden absenken. Noch 2 Mal wiederholen, bevor Sie die Übung weiter aufbauen.

29

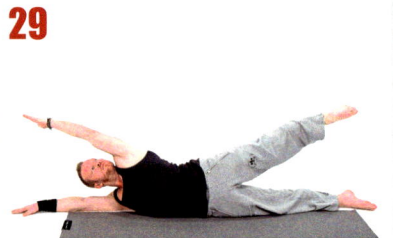

Einatmen. Rechten Arm und rechtes Bein anheben und auf die linke Rumpfseite rollen. Position für 3 Atemzüge halten.

30

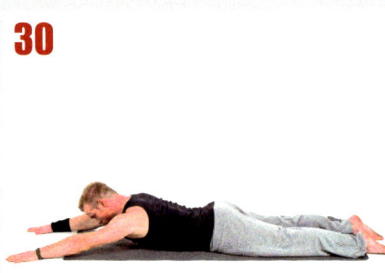

Langsam in die Bauchlage zurückkommen. Dann auf die andere Seite rollen. Übung auf jeder Seite 3 Mal wiederholen.

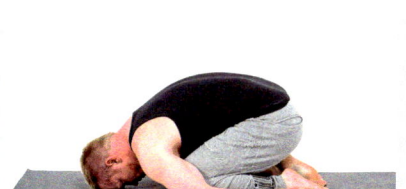

31

Übergang Fersensitz
(→ S. 138): Verweilen Sie hier
einen Moment.

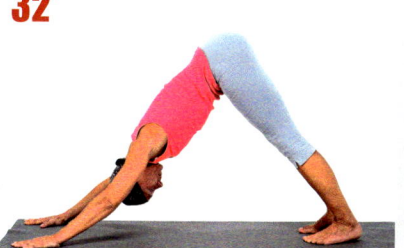

32

Umgekehrtes V (→ S. 55): die
bodyART-Uhr einmal dynamisch bis
zum umgekehrten V ausführen.

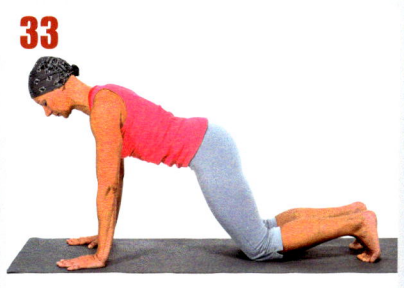

33

Vierfüßlerstand (→ S. 55):
über den Vierfüßlerstand in den
Sitz kommen.

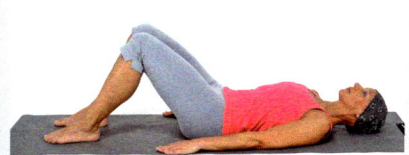

34

Rückenlage (→ S. 34): Es folgt
Energiephase 4.

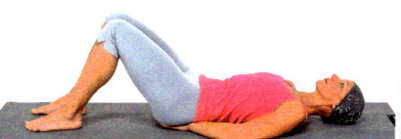

35

3. Gerader Crunch mit ge-
streckten Beinen (→ S. 128):
Hände unter das Becken schieben.

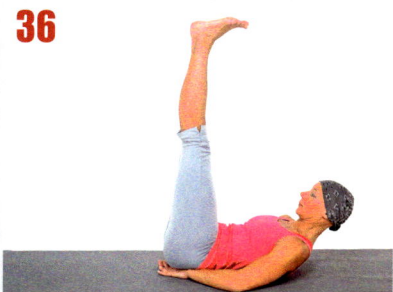

36

Einatmen und Knie vom Boden
lösen. Ausatmen und Beine senkrecht nach oben strecken, gleichzeitig Kopf, Schultern und Brustkorb
anheben. Position für 3 Atemzüge
halten.

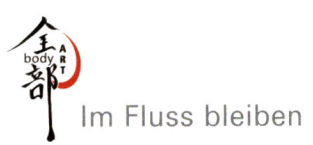

37

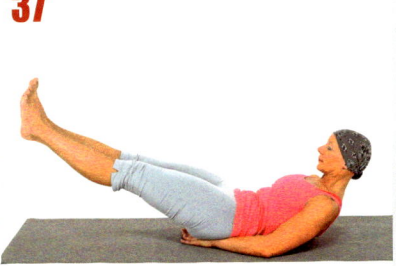
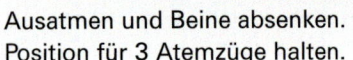

Ausatmen und Beine absenken.
Position für 3 Atemzüge halten.

38

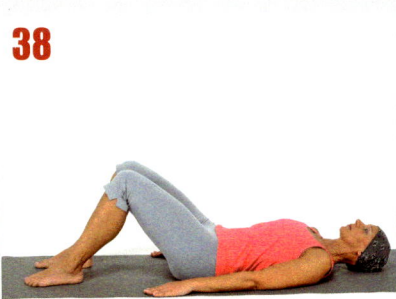

Übergang Rückenlage: Beine
beugen, abstellen und zurück in
die Rückenlage kommen. Übung
2 Mal wiederholen. Es folgt Energiephase 5.

39

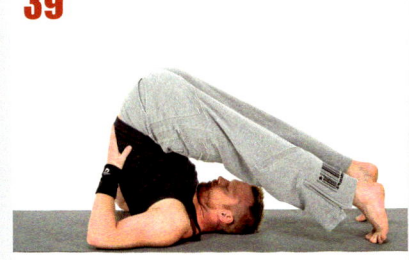

4. Pflug (→ S. 136): Mit den
Händen im unteren Rücken abstützen, Beine beugen, anheben und
über den Kopf nach hinten strecken.
Fußspitzen abstellen.

40

Übergang Rückenlage

41

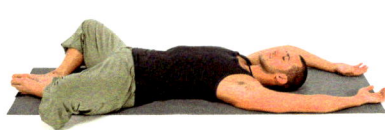

**5. Öffnende Hüftdehnung im
Liegen (→ S. 133):** Arme ent-
spannt hinter dem Kopf ablegen,
Fußsohlen aneinanderlegen. Drei-
Kammer-Atmung (→ Seite 66).
Verweilen Sie hier so lange, bis Sie
sich ganz entspannt fühlen.

MEINE ERFOLGSGESCHICHTE

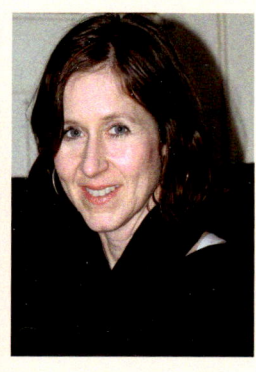

Catherine D. aus Amsterdam, 45 Jahre

Durch bodyART habe ich eine wirklich wohlgeformte Figur bekommen

Als ich jünger war, habe ich viele Jahre Ballett und Modern Dance getanzt und in den letzten fünf Jahren habe ich an Pilates-Stunden teilgenommen. Daneben habe ich auch verschiedene Formen von Yoga ausprobiert, wie Ashtanga- oder Kundalini-Yoga. Doch ich muss gestehen, dass mich Yoga nicht wirklich überzeugt hat, ich fand es sogar langweilig. Ich habe auch nicht geglaubt, dass die Übungen meinen Körper verändern würden. Dem ganzen Body-and-Mind-Gerede konnte ich nichts abgewinnen – bis ich durch Zufall zu bodyART kam.

Eines Tages hat mich eine Freundin dazu überredet, mit ihr eine bodyART-Stunde zu besuchen. Als ich die Stunde hinter mir hatte, war ich begeistert. Ich habe mich sofort in die fließenden Bewegungen verliebt und fand das Training anregend und ent-spannend zugleich. Das Beste aber war, dass ich schon nach wenigen Trainingseinheiten die lang ersehnte Veränderung an meinem Körper wahrgenommen habe: Meine Schulter- und Armmuskeln haben wieder Form angenommen, und meine Rückenmuskeln sind viel kräftiger geworden. Noch begeisterter war ich aber über meine Taille. Ich hatte nicht im Traum daran gedacht, dass sie jemals so toll aussehen könnte. BodyART ist anders als alle Formen von Yoga, die ich bisher ausprobiert habe. Es hat mich nicht nur körperlich fit gemacht, sondern hilft mir auch im Alltag, Stress besser zu bewältigen.

INTENSIVTRAINING FÜR ANSPRUCHSVOLLE

Dieser Trainingsplan erfordert schon eine gewisse Routine und etwas Erfahrung, damit die Bewegungsabläufe fließend ineinander übergehen, da er sehr komplex ist.

Beginnen Sie das Training mit Energiephase 1, also im Fersensitz. Dann folgt Energiephase 2 mit dem freien Aufwärmen. Im Anschluss an diese Phase können Sie die bodyART-Uhr in einem dynamischen Bewegungsablauf noch einmal kom-

plett ausführen, bevor sich Energiephase 3 anschließt. Die Aufwärmphase sollte zehn bis 15 Minuten dauern.

In Energiephase 3, der zirkulierenden Phase, werden die Übungen als Brücke (→ Kapitel 1, Seite 44 f.) in die bodyART-Uhr integriert. Beginnen Sie nach Energiephase 1 und 2 mit der bodyART-Uhr von vorn, bis Sie zum hohen Liegestütz kommen, Ihrer ersten Ausgangsposition in Energiephase 3.

1

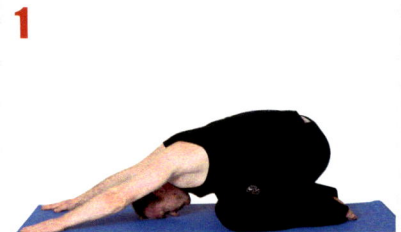

Mobilisation der Wirbelsäule, Bewegungsablauf I (→ S. 98): Beginnen Sie im Fersensitz. Verweilen Sie hier für ein paar Atemzüge.

2

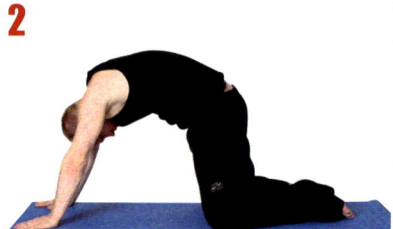

Einatmen. Kommen Sie in den Vierfüßlerstand, atmen Sie aus und ziehen Sie das Kinn zum Brustbein. Der Rücken wird rund.

3

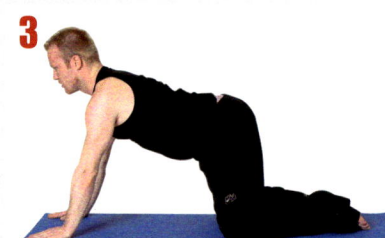

Einatmen. Kommen Sie zurück in den Vierfüßlerstand.

4

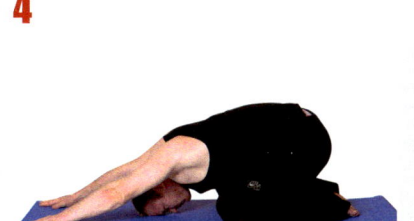

Ausatmen und zurück in den Fersensitz gehen. Bewegungsablauf 3–5 Mal wiederholen.

5

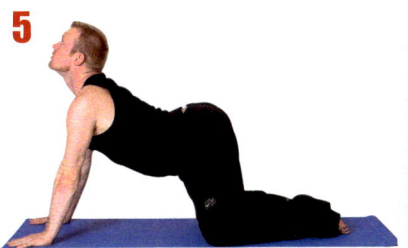

Bewegungsablauf II (→ S. 99): einatmen. Kommen Sie in den Vierfüßlerstand, die Wirbelsäule ist überstreckt.

6

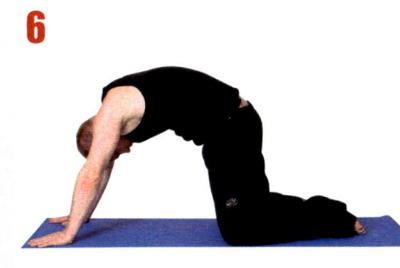

Ausatmen und Rücken rund machen. Bewegungsablauf 3 Mal wiederholen.

7

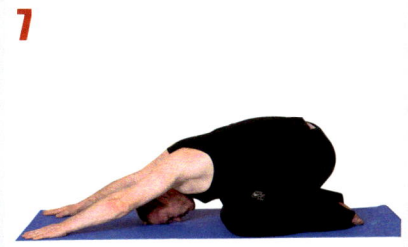

Bewegungsablauf III (→ S. 100): zurück in den Fersensitz gehen.

8

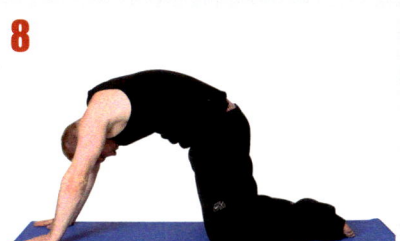

Einatmen. Kommen Sie mit rundem Rücken in den Vierfüßlerstand.

9

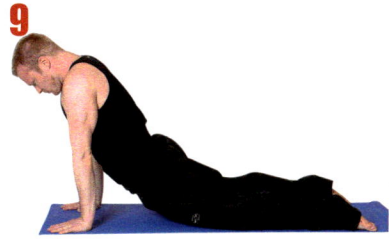

Ausatmen und Becken in Richtung Boden absenken.

10

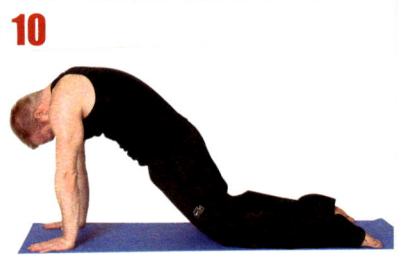

Einatmen und mit rundem Rücken wieder nach oben schieben.

11

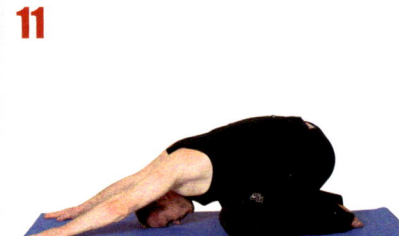

Ausatmen und zurück in den Fersensitz gehen. Bewegungsablauf 3 Mal wiederholen.

12

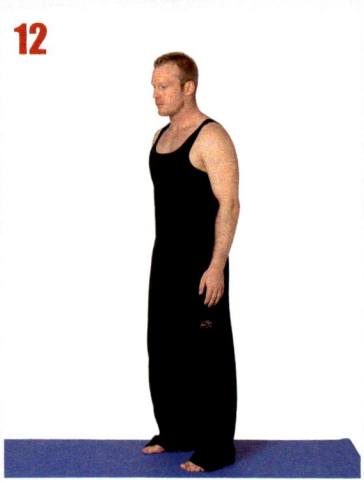

Übergang: Kommen Sie nach oben in das umgekehrte V, beugen Sie Ihre Knie und wandern Sie in mehreren Schritten nach vorn zu Ihren Händen. Rollen Sie sich in den neutralen Stand auf.

13

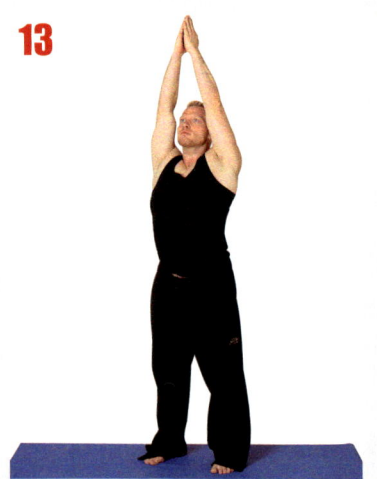

Freies Aufwärmen, Bewegungsablauf I (→ S. 102): einatmen und die Arme gestreckt über den Kopf heben, die Hände berühren sich.

14

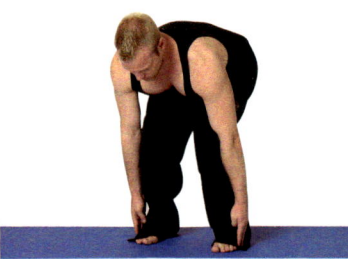

Ausatmen, Beine beugen, Arme absenken, tief kommen, die Fingerspitzen berühren die Fußknöchel. Bewegungsablauf 5 Mal wiederholen.

15

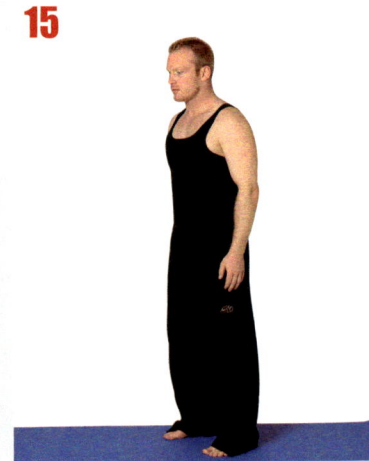

Ausatmen und neutralen Stand einnehmen.

156

16

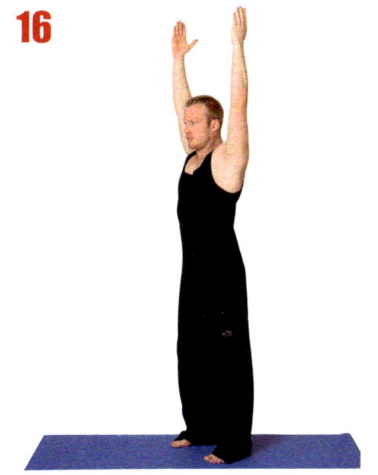

17

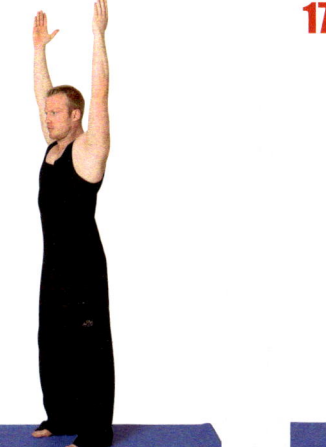

18

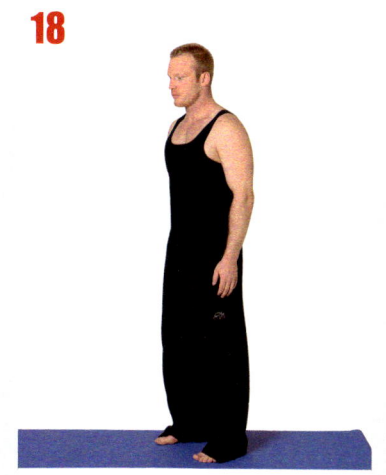

Bewegungsablauf II
(→ **S. 102**): einatmen und die Arme gestreckt über den Kopf heben, Arme parallel halten.

Ausatmen und Arme durchschwingen. Einatmen und wieder nach oben kommen. Bewegungsablauf 3 Mal wiederholen.

Einatmen und neutralen Stand einnehmen.

19

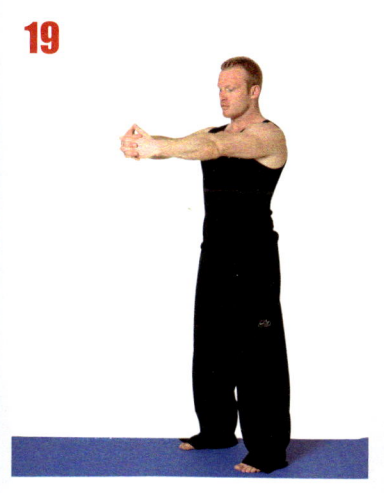

20

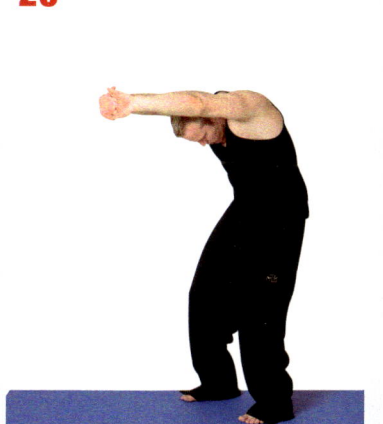

21

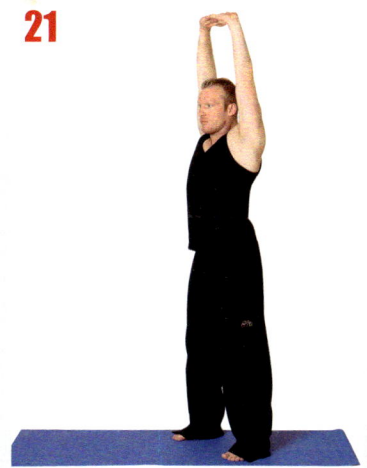

Bewegungsablauf III
(→ **S. 102**): einatmen, Hände verklinken und Arme gestreckt auf Brusthöhe anheben.

Ausatmen, Handflächen nach vorn drehen, Oberkörper einrollen, Beine leicht beugen.

Einatmen, Arme über den Kopf heben, Oberkörper aufrollen, Beine wieder strecken.

22

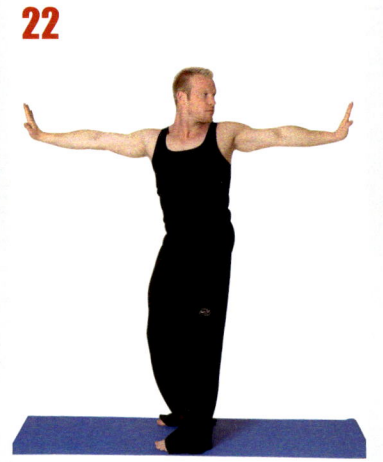

Ausatmen, Arme öffnen und Oberkörper zur Seite drehen. Einatmen und hinteren Arm nach vorn bringen, Finger wieder verklinken und von vorn beginnen. Übung auf beiden Seiten 5 Mal im Wechsel wiederholen.

23

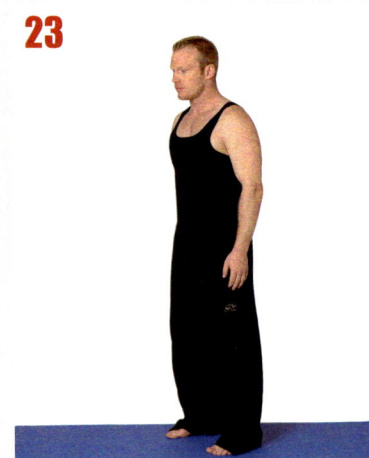

Übergang: beim nächsten Ausatmen zurück in den neutralen Stand kommen. Schließen Sie an Energiephase 2 noch einmal eine komplette bodyART-Uhr an und beginnen Sie wieder von vorn.

24

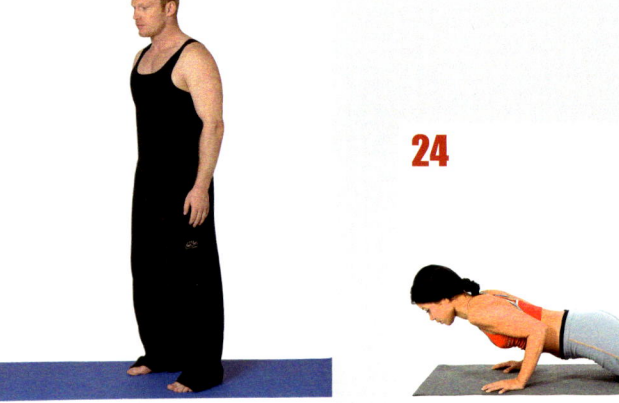

1. Hoher Liegestütz (dynamisch → S. 110): Legen Sie im hohen Liegestütz die Knie ab. Während des Ausatmens tief gehen, während des Einatmens wieder nach oben drücken. 4 Mal wiederholen.

25

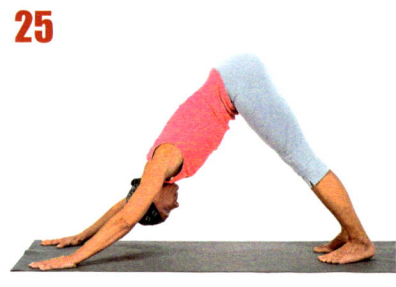

Übergang umgekehrtes V (→ S. 55): vom hohen Liegestütz in das umgekehrte V zurücksteigen, Beine beugen und in eine Grätsche springen.

26

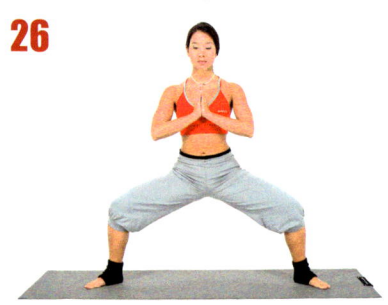

2. Reiterstellung mit Rotation (→ S. 109): Oberkörper aufrichten und Beine etwa im 90-Grad-Winkel beugen. Hände in Gebetsstellung vor die Brust führen. Einatmen.

27

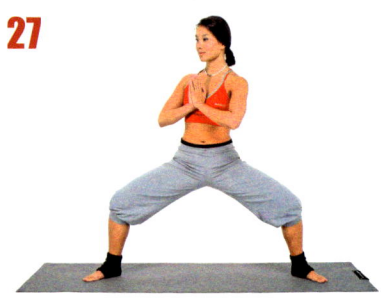

Ausatmen und Oberkörper nach rechts drehen.

28

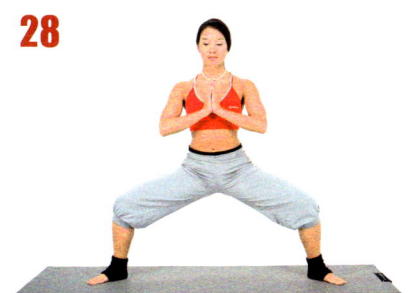

Einatmen und zur Mitte zurückdrehen. Beim nächsten Ausatmen
Seite wechseln.

29

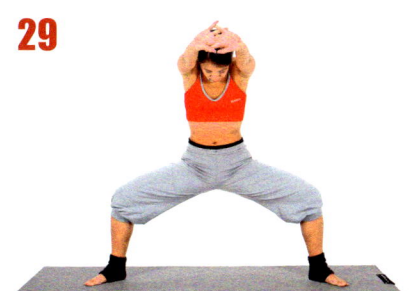

Ausatmen und Hände verklinken.
Einatmen und Hände vor die Brust
führen. Ausatmen, Handflächen
nach vorn schieben. Für 3–5 Atemzüge verweilen.

30

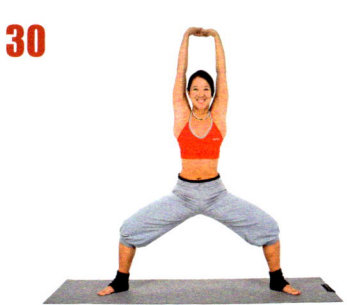

Einatmen und Arme gestreckt
über den Kopf heben, nochmals
für 3–5 Atemzüge verweilen.
Arme über die Seiten lösen, Beine
strecken und ausatmen. Bewegungsablauf 2 Mal wiederholen.

31

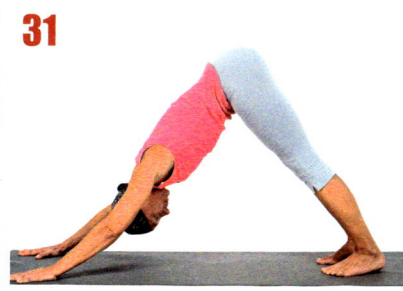

Übergang umgekehrtes V: Füße
parallel zueinander drehen, Knie
beugen und Hände schulterbreit auf
dem Boden platzieren. Dann in das
umgekehrte V steigen.

32

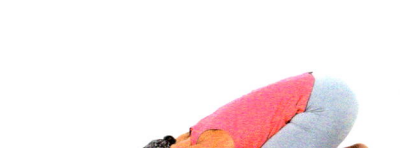

**Fersensitz mit gestreckten
Armen (→ S. 55):** Knie beugen
und in den Fersensitz mit gestreckten Armen gehen.

33

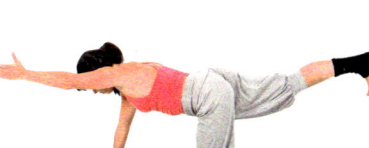

**3. Vierfüßlerstand mit Rumpf-
stabilisation (→ S. 115):** einatmen, linken Arm und rechtes Bein
ausstrecken. Position für 3–5 Atemzüge halten, dann Seite wechseln.

34

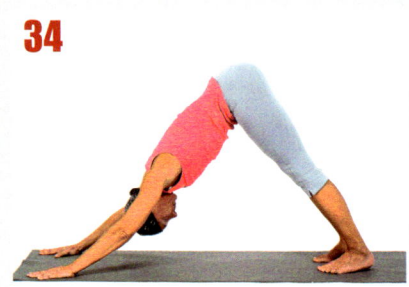

Übergang umgekehrtes V:
Führen Sie die bodyART-Uhr einmal dynamisch aus, bis Sie wieder im umgekehrten V sind.

35

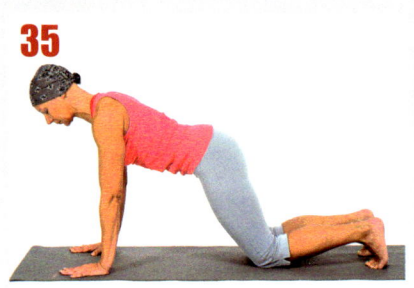

Vierfüßlerstand (→ S. 55)

36

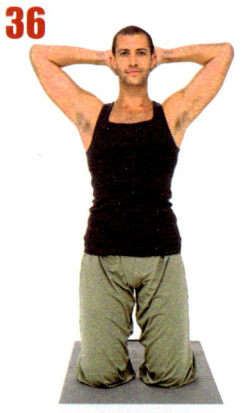

4. Kniestand aus dem Do-In (→ S. 118): Kniestand mit geöffneten Ellbogen einnehmen, einatmen.

37

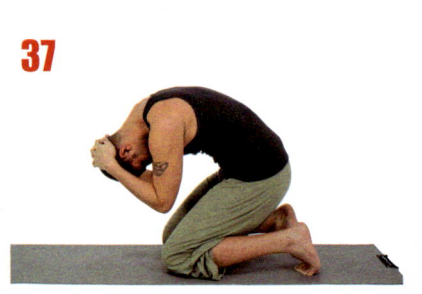

Ausatmen und Oberkörper einrollen, dabei Ellbogen in Richtung Oberschenkelmitte ziehen.

38

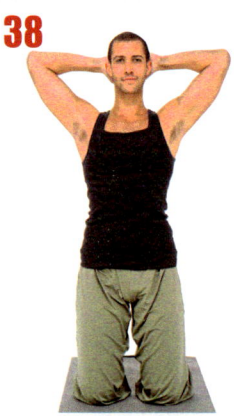

Einatmen und wieder nach oben rollen.

39

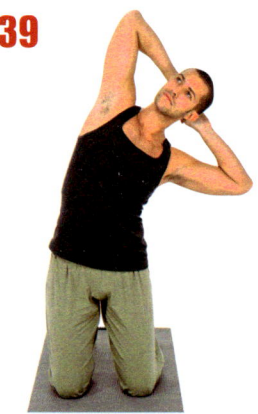

Ausatmen und Oberkörper zur Seite beugen. Beim Einatmen wieder zur Mitte kommen. Bewegungsablauf 2 Mal wiederholen.

40

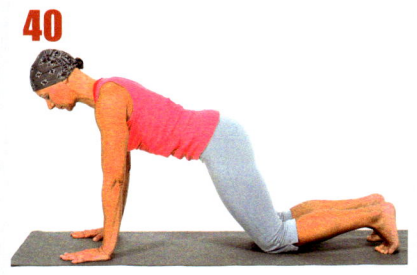

Übergang Vierfüßlerstand

41

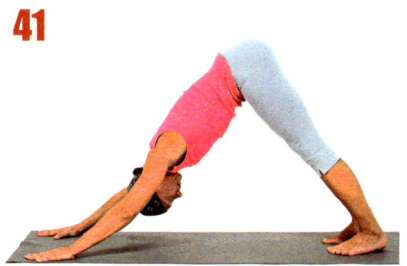

Umgekehrtes V: Beenden Sie die bodyART-Uhr.

42

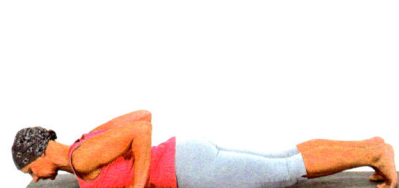

Bauchlage (→ S. 53): Beginnen Sie die bodyART-Uhr von vorn, bis Sie in der Bauchlage sind. Es folgt Energiephase 4.

43

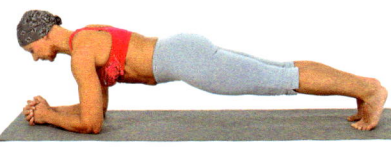

5. Seitlicher Crunch
(→ S. 126): Ellbogen unter den Schultern platzieren, Hände verklinken und Körper mit dem Ausatmen nach oben drücken.

44

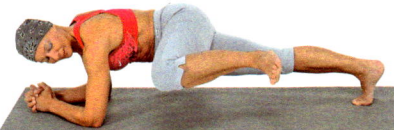

Einatmen und ein Bein anheben. Ausatmen und Knie über die Seite nach vorn ziehen.

45

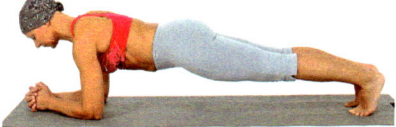

Einatmen und Bein wieder nach hinten abstellen. Seite wechseln und Bewegungsablauf pro Seite 2 Mal wiederholen.

46

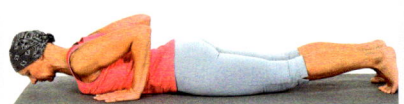

Übergang Bauchlage

47

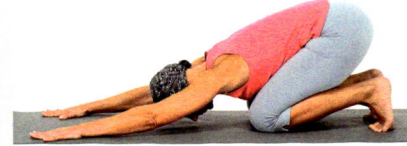

Fersensitz mit gestreckten Armen

48

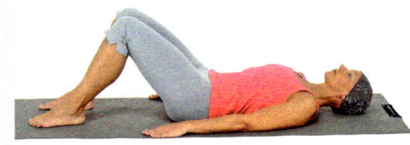

Rückenlage (→ S. 34): aufrichten und über den aufrechten Sitz in die Rückenlage kommen.

49

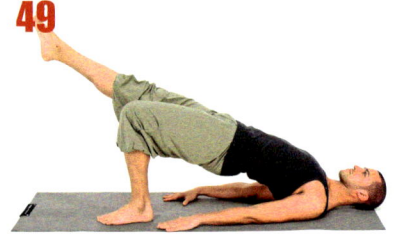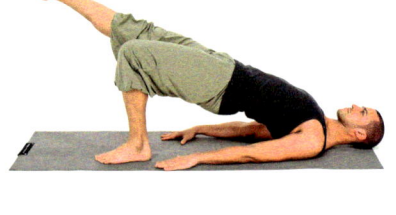

6. Schulterbrücke (→ S. 129): einatmen, Becken anheben und ein Bein ausstrecken. Position für 3–5 Atemzüge halten. Ausatmen, Becken absenken und Bein abstellen. Seite wechseln. Übung auf jeder Seite 3 Mal wiederholen.

50

Übergang Rückenlage: Beine hüftbreit aufstellen, Arme entspannt zur Seite ablegen. Es folgt Energiephase 5.

51

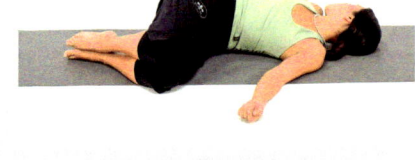

7. Passive Rotation im Liegen (→ S. 137): ausatmen und beide Knie zur Seite ablegen. 3–5 Atemzüge verweilen. Einatmen und Knie wieder aufstellen, dann Seite wechseln.

MEINE ERFOLGSGESCHICHTE

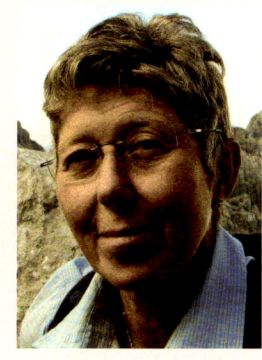

Susanne M. aus Ebersberg, 51 Jahre

Ich bin wieder voll einsatzfähig – und außerdem schmerzfrei!

Mit 50 Jahren wurde ich dreimal wegen Brustkrebs operiert; dabei wurden mehrere Lymphknoten entfernt. Danach musste ich mich einer Chemotherapie und einer Bestrahlung unterziehen. Wegen der OP war mein Brustmuskel verkürzt, sodass ich Probleme hatte, meinen linken Arm nach oben oder in Richtung Rücken zu strecken. In dieser Zeit habe ich verschiedene Artikel gelesen, in denen mehrmals wöchentlich Sport, also Ausdauertraining und Yoga, empfohlen wurde.

Als meine Therapie beendet war und ich wieder in Vollzeit arbeitete, suchte ich eine Sportart, die zu mir passte, und fand body-ART. Jeder Teilnehmer wird im Training individuell angeleitet; bei Schmerzen zeigt die Kursleitung zum Beispiel eine einfachere Variante. Das war für mich sehr wichtig, denn meine Ärzte hatten mir geraten, meinen Arm nicht zu stark zu belasten, um ein Lymphödem zu vermeiden. In Absprache mit meinem Physiotherapeuten trainierte ich also regelmäßig mit dem Theraband und versuchte, auch immer öfter die Übungen im body-ART-Training zu machen, bei denen ich mich abstützen musste. Es ging mit jeder Woche besser, und nach einem Jahr Training konnte ich meinen Arm wieder nach oben und weit nach hinten strecken. Selbst meine chronischen Wirbelsäulenbeschwerden sind Vergangenheit.

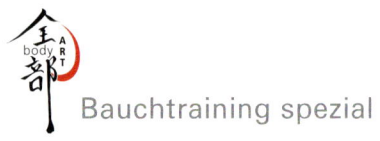

BAUCHTRAINING SPEZIAL

Die folgenden Übungen können Sie entweder als Energiephase 3 und 4 in einen Trainingsplan integrieren, also in ein oder mehrere bodyART-Uhren, oder als eigenständiges Training ausführen. Falls Sie die Übungen als eigenständiges Training ausführen möchten, beginnen Sie immer mit einer Aufwärmphase (Energiephase 1 und 2) von etwa fünf Minuten und beenden Sie das Training mit einer oder mehreren Übungen aus Energiephase 5, um sich zu entspannen.

1

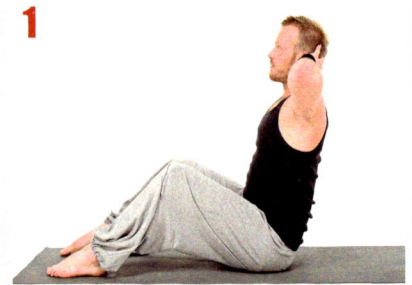

1. Hoch- und Tiefrollen mit Rotation (→ S. 124): Hände in der Sitzposition an den Hinterkopf legen und Becken aufrichten. Einatmen.

2

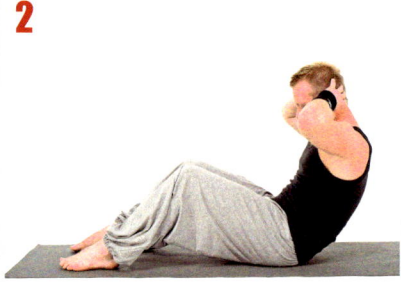

Ausatmen und Wirbel für Wirbel so weit nach hinten abrollen, bis die Schulterblattspitzen den Boden berühren.

3

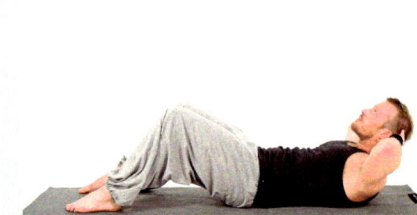

Blick nach oben richten und mit dem nächsten Einatmen wieder nach oben rollen.

4

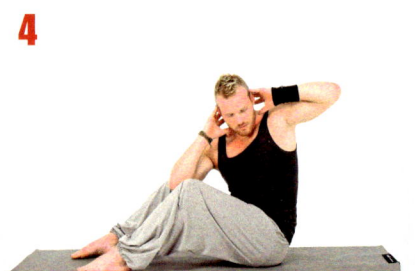

Ausatmen und Oberkörper nach links drehen. Der rechte Ellbogen berührt das linke Knie. Zur Mitte kommen. Bewegungsablauf wiederholen und Seite wechseln. 3 Mal pro Seite wiederholen.

5

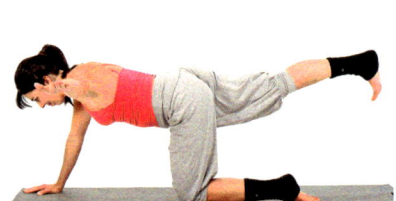

2. Vierfüßlerstand mit Rotation (→ S. 116): in der Sitzposition Beine zur Seite ablegen und in den Vierfüßlerstand kommen. Einatmen. Rechtes Bein und linken Arm strecken.

6

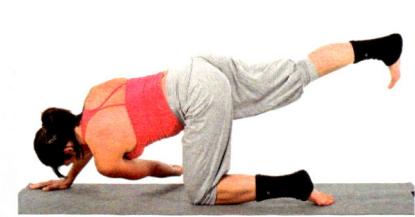

Ausatmen und linken Arm unter dem Körper hindurchführen, ohne die Schulter abzulegen. Einatmen und wieder zurückkommen. Bewegungsablauf 3–5 Mal wiederholen, dann Seite wechseln.

INFO **Muskelgruppen abwechselnd trainieren**

Die Übungen können jederzeit durch einfachere oder schwierigere Varianten ersetzt werden. Achten Sie jedoch darauf, dass Sie nicht dieselben Muskelgruppen hintereinander trainieren, sondern immer abwechseln. So können Sie auch eine Übung aus Energiephase 3 einbauen, wie im vorgeschlagenen Trainingsplan der Vierfüßlerstand mit Rotation, die es durch eine andere Ausgangsposition ermöglicht, einen anderen Teil der Bauch- und Rumpfmuskeln zu beanspruchen.

7

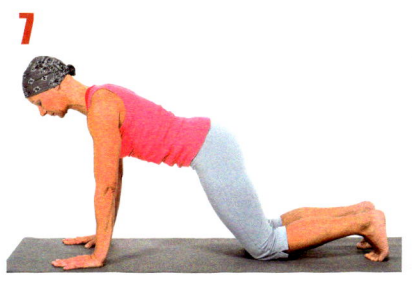

Übergang Vierfüßlerstand (→ S. 55): ein Bein zur Seite strecken, das andere unter dem Gesäß nach vorn ziehen und in eine aufrechte Sitzposition kommen.

8

3. Rudern (→ S. 125): Bauch-spannung aufbauen. Einatmen und Arme zur Seite ausstrecken.

9

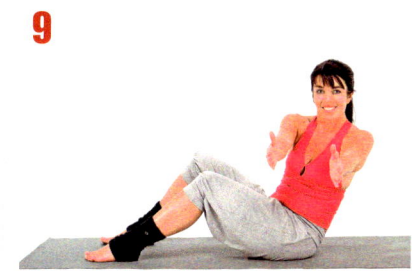

Ausatmen und rechten Arm parallel zum linken führen. Einatmen und wieder zurückkommen, dann Seite wechseln. Bewegungsablauf 3–5 Mal pro Seite wiederholen.

10

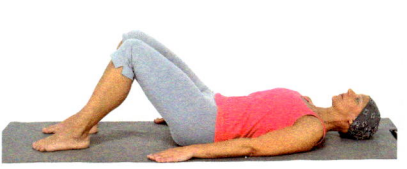

4. Gerader Crunch (→ S. 127): Rückenlage einnehmen. Arme seit-lich am Körper ablegen.

11

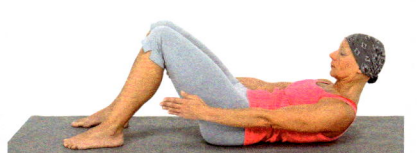

Bauchspannung aufbauen und Kopf, Schultern und Arme anheben.

12

Ein Bein senkrecht nach oben, das andere nach vorn ausstrecken. Einatmen, Oberkörper anheben, ausatmen, wieder absenken, aber nicht ablegen. 3–5 Mal wieder-holen, dann Seite wechseln.

KRAFT UND STABILITÄT FÜR DEN RUMPF

Wie das Bauchtraining spezial können Sie auch die Übungen für den Rumpf in einen Trainingsplan integrieren oder als eigenständiges Training durchführen. Führen Sie die Rumpfübungen als eigenständiges Training aus, beginnen Sie mit einer Aufwärmphase (Energiephase 1 und 2) von etwa fünf Minuten und beenden das Training mit einer oder mehreren Übungen aus Energiephase 5.

1

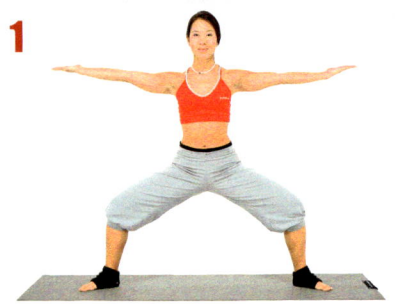

1. Reiterstellung (→ S. 108): Beine in doppelter Schulterbreite öffnen und Arme mit den Handflächen nach oben seitlich ausstrecken. Position für 5–10 Atemzüge halten.

2

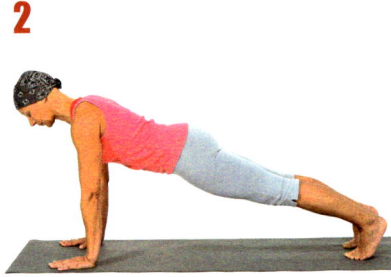

Übergang hoher Liegestütz (→ S. 53): Beine zum neutralen Stand schließen und über den hohen Liegestütz in die Bauchlage kommen.

3

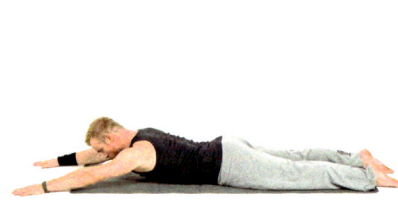

2. Käfer (→ S. 121): in der Bauchlage Arme und Beine ausstrecken, Fußspitzen ablegen.

4

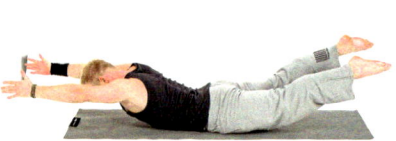

Einatmen und Arme und Beine vom Boden abheben, für 3 Atemzüge halten, ausatmen und wieder ablegen. 2 Mal wiederholen.

5

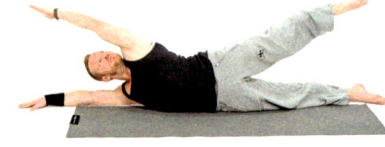

Einatmen, Arme und Beine anheben und auf die linke Rumpfseite rollen. Position für 3 Atemzüge halten.

6

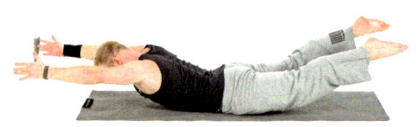

Ausatmen und langsam zurückrollen, nochmals für 3 Atemzüge halten.

7

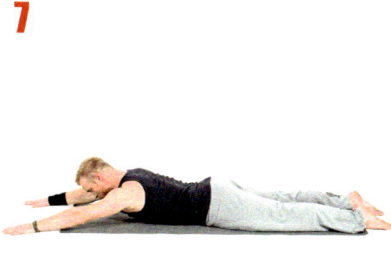

Arme und Beine wieder ablegen, dann von vorn beginnen und Seite wechseln. Bewegungsablauf pro Seite 3 Mal im Wechsel ausführen.

8

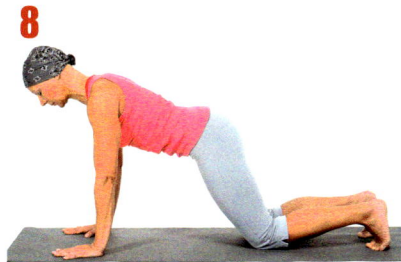

Übergang Vierfüßlerstand (→ S. 55): Kommen Sie von der Bauchlage in den Vierfüßlerstand.

9

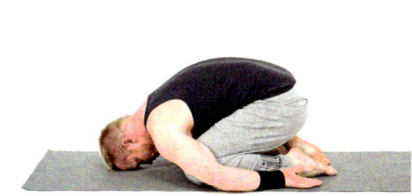

3. Fersensitz (→ S. 138): Gehen Sie in den Fersensitz und verweilen Sie hier für ein paar Atemzüge, bis Ihr Rücken entspannt ist. Gehen Sie erst dann zur nächsten Übung über.

10

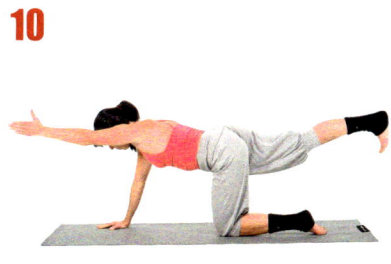

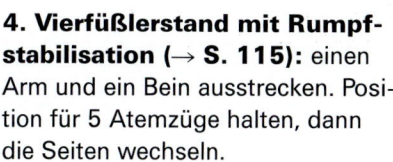

4. Vierfüßlerstand mit Rumpf-stabilisation (→ S. 115): einen Arm und ein Bein ausstrecken. Position für 5 Atemzüge halten, dann die Seiten wechseln.

11

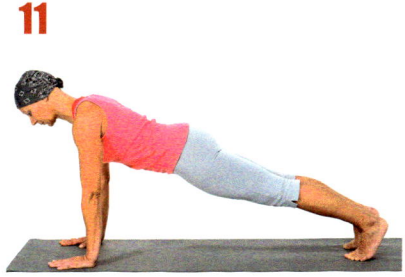

Übergang hoher Liegestütz (→ S. 53): Kommen Sie über den Vierfüßlerstand in den hohen Liege-stütz.

12

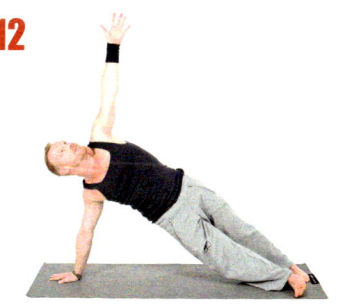

5. T-Stand (→ S. 112): Fersen nach rechts kippen und linken Arm nach oben strecken. Für 3–5 Atem-züge halten und in einer fließenden Bewegung auf die andere Seite wechseln. Bewegungsablauf pro Seite 3 Mal im Wechsel wieder-holen.

167

13

14

15

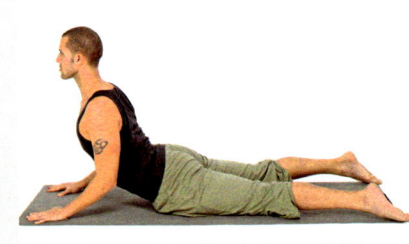

Übergang Fersensitz mit gestreckten Armen (→ S. 55): ausatmen, Knie absetzen und in den Fersensitz gehen (aktive Pause). 3 Mal tief ein- und ausatmen.

Bauchlage (→ S. 55): einatmen und in die Bauchlage kommen. Die Hände sind auf Brusthöhe platziert.

6. Kobra (→ S. 119): einatmen und Oberkörper so weit anheben, dass die unteren Rippenbögen den Boden nicht mehr berühren. Für 3 Atemzüge halten, dann wieder absenken. 3 Mal wiederholen.

16

17

18

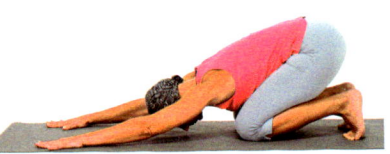

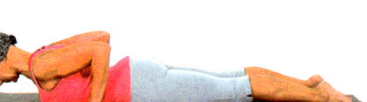

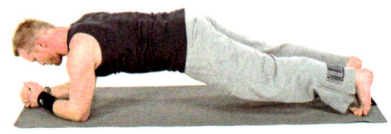

Übergang Fersensitz mit gestreckten Armen: Gehen Sie zurück in den Fersensitz und atmen Sie 3 Mal tief ein und aus.

Bauchlage (→ S. 55): Kommen Sie in einer fließenden Bewegung über den Vierfüßlerstand wieder in die Bauchlage.

7. Ellbogenstütz (→ S. 111): 5–10 Atemzüge halten, dann absenken und für 3 Atemzüge pausieren. 3 Mal wiederholen.

MEINE ERFOLGSGESCHICHTE

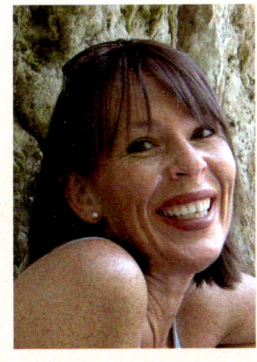

Elke D. aus Gaimersheim, 43 Jahre

Meine Körperspannung hat sich enorm verbessert

Als ich mit bodyART begonnen habe, fanden in meinem Leben relativ zeitgleich zwei für mich nicht unwichtige Dinge statt: Zum einen begann ich mit einer tanzpädagogischen Ausbildung, zum anderen war ich kurz zuvor zum fünften Mal Mutter geworden. Ich bin also Mutter von fünf Söhnen, und es erübrigt sich zu erwähnen, dass mein Bedarf an Entspannung und sogenannten Auszeiten nicht gerade gering ist. Als ich im neuen Programm meines Fitnessstudios bodyART las, machte mich schon allein das Wort ››Art‹‹ neugierig. Kunst mit dem Körper, das war zu dem Zeitpunkt für mich ausschließlich Tanz.

Eigentlich war mir schon nach der ersten Stunde klar, dass ich diese ››Körperkunst‹‹ als festen Bestandteil in mein wöchentliches Sportprogramm aufnehmen würde. Die Kombination aus Entspannung und körperlicher Anstrengung sorgte bei mir sofort für ein angenehmes Körper- und Geistgefühl. Dass mir bodyART darüber hinaus auch noch dabei helfen würde, die verschiedensten Tänze leichter zu erlernen, war mir zu diesem Zeitpunkt noch gar nicht bewusst. Ich hatte schon nach wenigen Stunden bodyART eine bessere Körperspannung, die ja besonders beim Ballett, Jazzdance und Modern Dance wichtig ist. Und meine Beweglichkeit wurde von Stunde zu Stunde besser, sodass ich selbst erstaunt darüber bin, dass ich mich mit 42 Jahren noch so verrenken kann.

RÜCKENTRAINING SPEZIAL

Die Übungen können Sie als Energiephase 3 in einen Trainingsplan integrieren oder als eigenständiges Training ausführen. Beginnen Sie mit einer Aufwärmphase (Energiephase 1 und 2) von etwa fünf Minuten und beenden Sie das Training mit einer oder mehreren Übungen aus Energiephase 5.

1

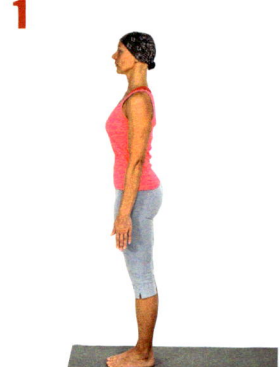

Öffnen Sie aus dem neutralen Stand die Beine in doppelter Schulterbreite.

2

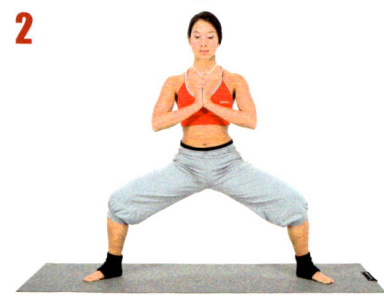

1. Reiterstellung mit Rotation (→ S. 109): Beine beugen, Knie stabilisieren und Hände in Gebetsstellung vor die Brust bringen.

3

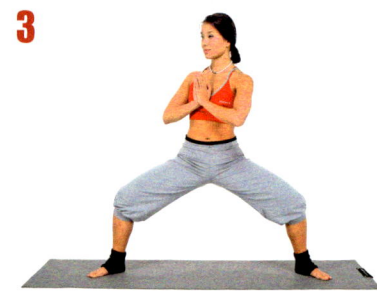

Ausatmen und Oberkörper nach rechts drehen. Einatmen und in die Mitte zurückkommen. Ausatmen und Seite wechseln.

4

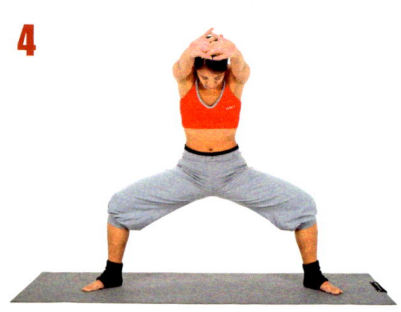

Einatmen und in die Mitte zurückkommen. Ausatmen, Hände verklinken und Handflächen nach vorn schieben.

5

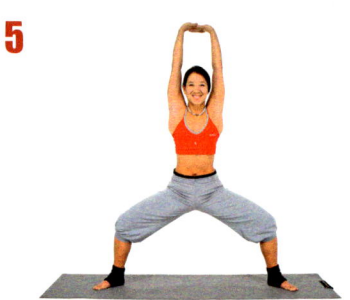

Einatmen und Arme über den Kopf führen. Ausatmen, Hände lösen und Arme über die Seiten senken. Beine strecken. Bewegungsablauf 5 Mal wiederholen.

6

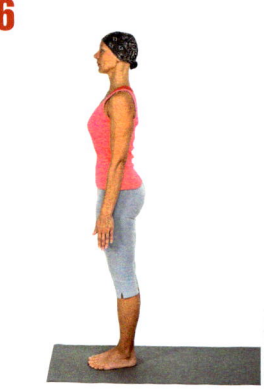

Übergang neutraler Stand (→ S. 48): Beine hüftbreit schließen.

Vorher den Arzt fragen

Dieses Training ist ein spezielles Aufbautraining bei Rückenproblemen. Falls Sie jedoch unter akuten Rückenschmerzen leiden, lassen Sie sich vorher ärztlich untersuchen und klären Sie zuerst mit Ihrem Arzt, welches Training für Sie geeignet ist und ob es bestimmte Bewegungen gibt, die Sie nicht ausführen dürfen.

7

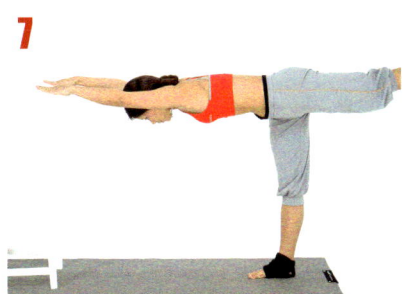

8

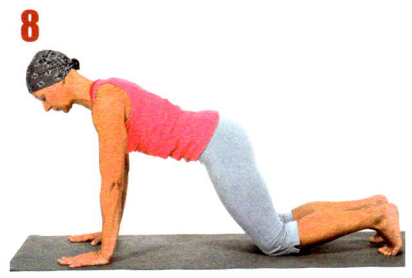

9

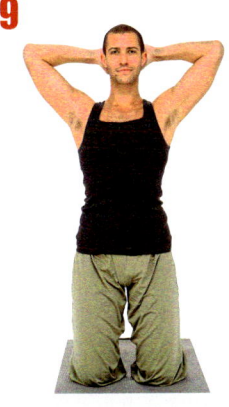

2. Standwaage (→ S. 107): ein Bein nach hinten und die Arme seitlich auf Schulterhöhe ausstrecken, der Fuß ist geflext. Für 3–5 Atemzüge halten, dann Bein wechseln und pro Seite 3 Mal wiederholen.

Übergang Vierfüßlerstand (→ S. 55): aus dem neutralen Stand in den Vierfüßlerstand gehen. Oberkörper aufrichten.

3. Kniestand aus dem Do-In (→ S. 118): Hände an den Hinterkopf legen, Bauchspannung aufbauen und einatmen.

10

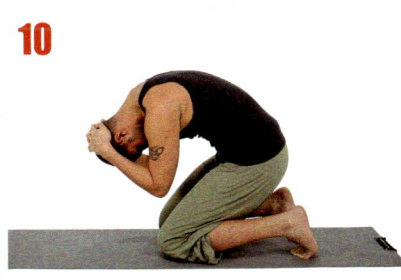

11

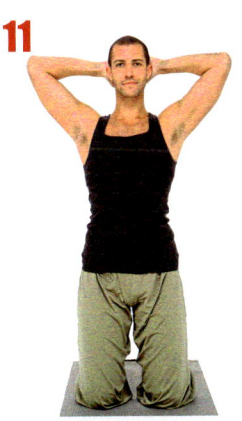

12

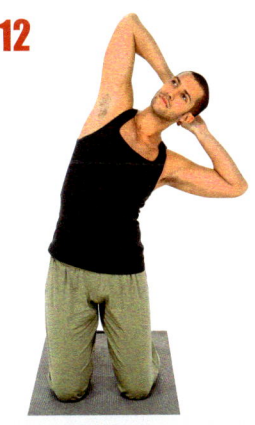

Ausatmen, Ellbogen nach vorn ziehen und Oberkörper so weit einrollen, bis die Ellbogen die Oberschenkel berühren. Balance halten.

Einatmen und wieder nach oben rollen. Ellbogen weit zur Seite öffnen.

Ausatmen und Oberkörper zur Seite neigen. Einatmen und zur Mitte zurückkommen. Von vorn beginnen und 3 Mal pro Seite wiederholen.

13

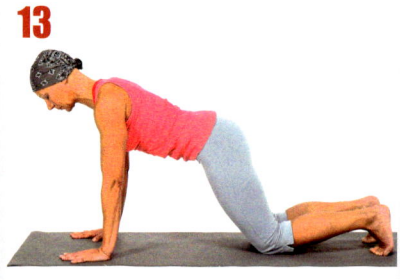

Übergang Vierfüßlerstand

14

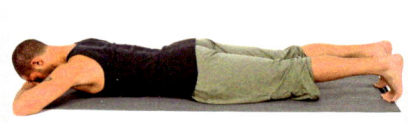

4. Rückenkräftigung in Bauch-lage (→ S. 120): Verweilen Sie für ein paar Atemzüge in der Bauch-lage.

15

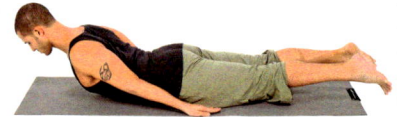

Arme seitlich an den Körper legen, Handflächen auf den Boden pres-sen. Oberkörper und Beine anheben, Fußspitzen strecken. Für 3–5 Atem-züge halten, dann ablegen, kurz pausieren und 3 Mal wiederholen.

16

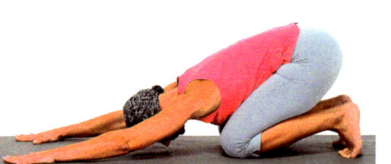

Übergang Fersensitz mit gestreckten Armen (→ S. 55): Hände auf Brusthöhe aufstützen, nach oben in den Fersensitz kom-men. Ein paar Mal tief ein- und ausatmen.

17

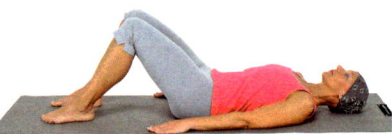

Rückenlage (→ S. 34): Im Vier-füßlerstand ein Bein zur Seite strecken, das andere unter dem Gesäß nach vorn ziehen. Vom auf-rechten Sitz nun in die Rückenlage kommen.

18

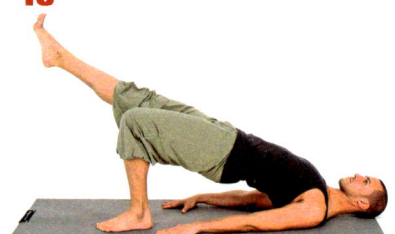

5. Schulterbrücke (→ S. 129): einatmen, Becken anheben und ein Bein ausstrecken. Für 3–5 Atem-züge halten, Becken wieder absen-ken und Seite wechseln. 3 Mal pro Seite wiederholen.

MEINE ERFOLGSGESCHICHTE

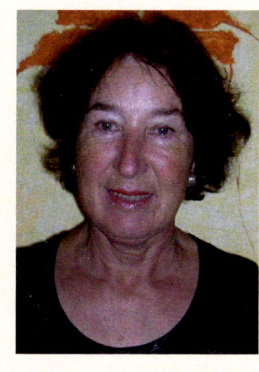

Elisabeth G. aus Hirschberg, 73 Jahre

Meine Arthrose hat sich verbessert

Mehrmals pro Woche nehme ich in meinem Fitnessstudio an den unterschiedlichsten Gymnastikstunden teil. Ich mache das nicht nur aus Freude an der Bewegung, sondern vor allem, um auch in meinem Alter – ich bin Jahrgang 1937 – fit und beweglich zu bleiben. Als ich schließlich vor ein paar Jahren zu bodyART kam, begann für mich etwas ganz Neues und Ungewohntes. Ich wusste gar nicht, dass solche langsamen Bewegungen so anstrengend sein können. Mit einigen Positionen habe ich natürlich in meinem Alter und auch arthrosebedingt zu kämpfen, und ich werde keineswegs die Bewegungen und Positionen jemals perfekt beherrschen. Die spezielle Atmung hilft mir aber enorm dabei, manche Positionen länger und besser zu halten. Ich merke auch, welch positiven Einfluss die Ganzkörperübungen bisher auf meine Arthrose in den Hüften und Knien haben. Durch die Bewegungen wird die Durchblutung gefördert, und durch die Dehnübungen bin ich viel flexibler geworden.

Das, was mich an bodyART fasziniert, ist nicht nur der harmonische Bewegungsablauf, sondern gleichzeitig die Kräftigung und Dehnung der Muskeln sowie die Verbesserung der Balance und Flexibilität. Aber das Schönste kommt für mich immer zum Schluss: Wohlbefinden!

ENTSPANNUNG FÜR KÖRPER UND GEIST

Nutzen Sie das Entspannungsprogramm, um Körper und Geist zur Ruhe zu bringen. Führen Sie es zum Beispiel abends nach einem langen Arbeitstag aus, oder schließen Sie es an einen der vorhergehenden Trainingspläne an. Diese Übungen entsprechen der Energiephase 5.

1

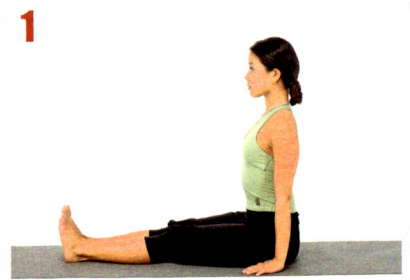

Beginnen Sie im aufrechten Sitz.

2

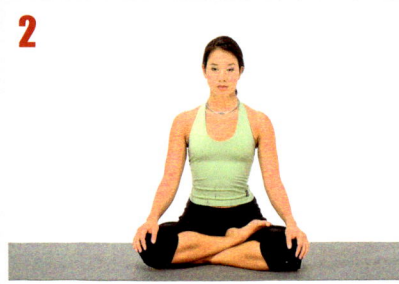

1. Einfache Oberkörperrotation im Sitzen (→ S. 132): Kreuzen Sie die Unterschenkel zum Schneidersitz oder lassen Sie die Beine gestreckt, wenn es bequemer für Sie ist.

3

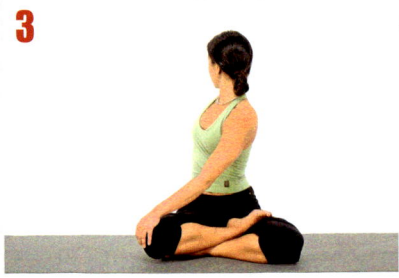

Rechte Hand hinter dem Rücken abstützen und Oberkörper zur Seite drehen. Für 3–5 Atemzüge verweilen, dann Seite wechseln.

4

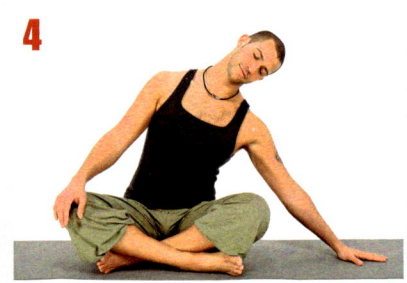

2. Seitliche Nackendehnung I (→ S. 134): mit einer Hand abstützen und Kopf zur Seite neigen. Für mehrere Atemzüge verweilen, dann die Seite wechseln.

5

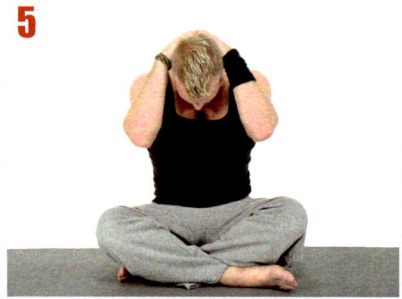

3. Nackendehnung mit Einrollen (→ S. 135): Hände am Hinterkopf verschränken, Ellbogen zeigen nach außen. Kinn zur Brust ziehen und Ellbogen schließen. Für 2–3 Atemzüge halten.

6

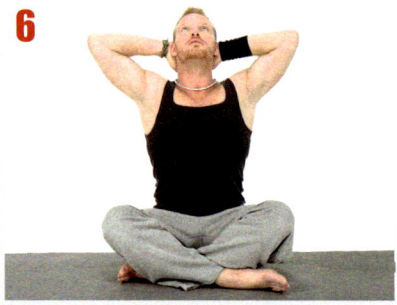

Einatmen und Kopf so weit aufrichten, dass der Blick nach oben geht. Ellbogen wieder öffnen. Für 2–3 Atemzüge halten. Noch 2 Mal wiederholen.

7

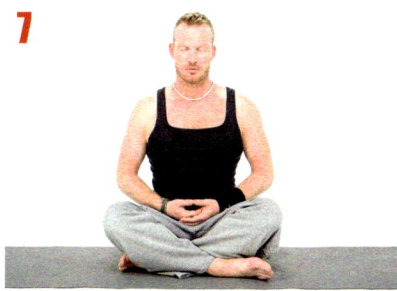

Energetische Sitzposition
(→ **S. 138**): Bleiben Sie für ein paar Atemzüge in dieser Position.

8

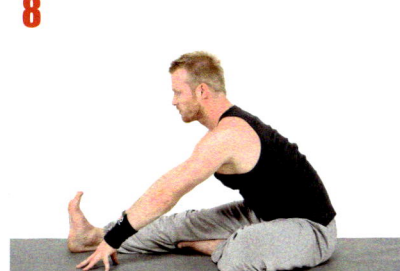

4. Einseitige Vorwärtsbeuge
(→ **S. 131**): Beine ausstrecken, ein Bein anwinkeln und Fußsohle an die Oberschenkelinnenseite des anderen Beins legen. Oberkörper über das gestreckte Bein neigen, 2–3 Atemzüge verweilen, wieder aufrichten und Seite wechseln.

9

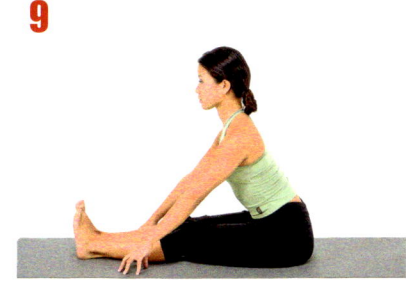

5. Vorwärtsbeuge im Sitzen
(→ **S. 130**): Bleiben Sie für 1–2 Minuten in dieser Position.

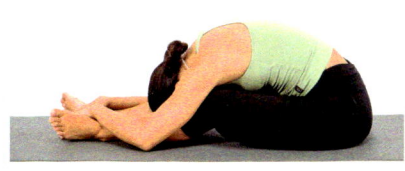

Senken Sie Ihren Oberkörper entspannt über die Beine, Füße nach außen kippen. Verweilen Sie für etwa 1 Minute in dieser Position. Tief ein- und ausatmen.

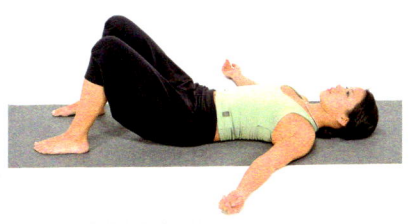

Übergang Rückenlage
(→ **S. 34**): Oberkörper aufrichten, nochmals für 3 Atemzüge verweilen, dann langsam in die Rückenlage kommen.

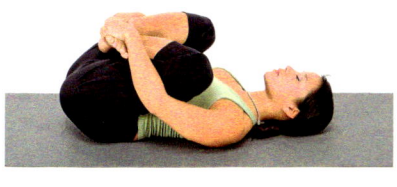

6. Unteren Rücken entspannen
(→ **S. 133**): Beine zur Brust ziehen, Unterschenkel kreuzen und Fußgelenke fassen. Etwa 1 Minute verweilen, dann Beine andersrum kreuzen.

175

13

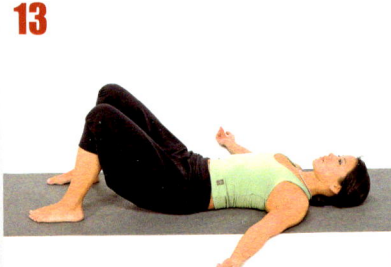

Übergang Rückenlage: Bleiben Sie für ein paar Atemzüge in dieser Position.

14

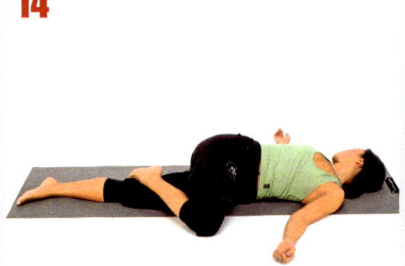

7. Passive Rotation im Liegen (→ S. 137): ein Bein ausstrecken. Das aufgestellte über das ausgestreckte Bein zur anderen Seite kippen. Für 3–5 Atemzüge so bleiben, dann die Seite wechseln.

15

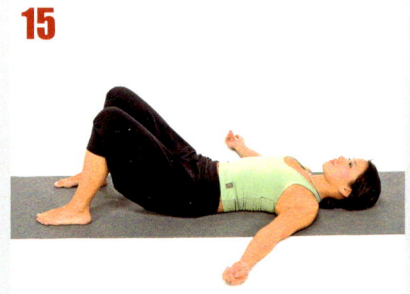

Bleiben Sie zum Schluss noch einen Moment entspannt liegen.

INFO   Nackendehnungen in den Alltag integrieren

Eine hohe Arbeitsbelastung, Stress und Fehlhaltungen führen oft zu Verspannungen in der Muskulatur. Besonders betroffen sind der Nackenbereich und der Rücken bei hauptsächlich sitzenden Tätigkeiten. Wechseln Sie deshalb häufiger Ihre Sitzposition oder stehen Sie zwischendurch auf und gehen Sie ein paar Schritte. Noch besser ist es, wenn Sie sich fünf Minuten Zeit nehmen, um ein paar einfache Dehnübungen auszuführen. Sie können jederzeit und überall in den Alltag integriert werden. Die Nackendehnung mit Einrollen (→ Seite 135) können Sie beispielsweise auch auf dem Stuhl ausführen. Setzen Sie sich dazu aufrecht auf das vordere Drittel der Sitzfläche und öffnen Sie Ihre Füße hüftbreit. Dann legen Sie die Hände an den Hinterkopf und fahren in der Bewegungsausführung fort wie im Übungsteil beschrieben. Schließen Sie die seitliche Nackendehnung I an (→ Seite 134), indem Sie, statt Ihre Hand auf dem Boden abzustützen, einen Arm aktiv strecken und um etwa 30 Grad anheben. Die Handfläche zeigt nach vorn, die Finger sind gespreizt. Der Rücken bleibt dabei aufrecht, der Kopf ist zur Seite geneigt. Halten Sie die Position für etwa 30 Sekunden. Lösen Sie dann den gestreckten Arm und rollen Sie den Kopf über die Brust zur anderen Seite.

MEINE ERFOLGSGESCHICHTE

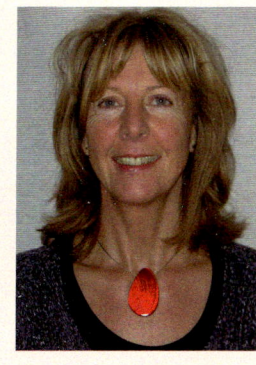

Elisabeth S. aus Stuttgart, 49 Jahre

BodyART gibt mir Energie für den Alltag

Als ich vor etwa eineinhalb Jahren an meiner ersten bodyART-Stunde teilnahm, wusste ich noch nicht, wie wichtig mir dieses Training einmal werden würde. Es ist eine Bereicherung in meinem Leben geworden, die ich nicht mehr missen möchte. Gerade nach einem hektischen und anstrengenden Arbeitstag tut mir bodyART besonders gut. Während des Trainings spüre ich meinen ganzen Körper mit allen Sinnen. Ich komme an die Grenzen meiner körperlichen Belastbarkeit, ohne jedoch meinen Körper zu überfordern, und während ich mich auf meine Atmung konzentriere, merke ich, wie jegliche Spannung von mir abfällt. Meine Muskulatur ist durch bodyART viel kräftiger und mein Körper insgesamt straffer geworden. In den letzten Monaten wurde ich sogar öfter auf meine positive Ausstrahlung angesprochen. Die Beweglichkeit meines Körpers erstaunt mich selbst immer wieder, und meine Trainerin nennt mich deshalb manchmal scherzhaft »Brezel«. Ich genieße die ruhigen, fließenden Bewegungsabläufe. Die statischen Positionen bringen meinen Geist und meine Seele zur Ruhe, die Entspannungsübungen lassen meine Gedanken fließen. Danach bin ich meist so voller Energie, dass ich Bäume ausreißen könnte. Ich wünsche mir von Herzen, dass mich bodyART noch viele Jahre in meinem Leben begleiten wird.

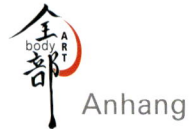

DANK

Wir möchten uns besonders bedanken bei unserer bodyART-Ausbilderin und Leiterin der internationalen bodyARTschool Julia Przybilka, die uns während der Manuskriptphase mit Rat und Tat zur Seite stand und sich für den Übungsteil als Model zur Verfügung gestellt hat.

Ein Dankeschön geht an Anita Buchauer und Marvin Foster, die sich ebenfalls als Models zur Verfügung gestellt haben, an Walter Seeholzer von Phiten für die Unterstützung beim Shooting, an Raphael Brand, der schon zahlreiche Fotostrecken der unterschiedlichsten bodyART-Events veröffentlicht hat, unter anderem auf www.muladhara.ch, und seine Fotos für dieses Buch zur Verfügung gestellt hat, und an Dr. Ronald Steiner (www.ashtangayoga.info) für die Bildstrecke zum traditionellen Sonnengruß auf Seite 33.

Ein Dankeschön geht auch an Petra Einhäuser, die für uns die Robert Steinbacher collection by Phuture entworfen hat, erhältlich unter www.suezzstoff.de.

Zu guter Letzt möchten wir Brigitte Saller, Geschäftsführerin der deutschen bodyARTschool, besonders danken. Sie hat maßgeblich zum Bekanntheitsgrad der bodyARTschool beigetragen und ist Organisatorin der bodyART-Events im deutschsprachigen Raum.

Mehr Informationen zum bodyART-Training und zur Ausbildung finden Sie unter
www.bodyartschool.com
www.rs-qualitytraining.com
www.bodyart-training.com

BILDNACHWEIS

Sämtliche Fotos von **Andreas J. Focke** (www.fockefoto.de), außer:
Brand, Raphael: 10, 11, 13, 19
Renate & Lisa/www.forster-martin.de: 28, 76, 140
fotolia/Danel: 61
fotolia/lunamarina: 16
fotolia/Vadim Cebaniuc: 18
fotolia/.shock: 69
iStockphoto/Bryngelzon: 21
iStockphoto/NightAndDayImages: 79
iStockphoto/Richard Rudisill: 80
iStockphoto/Sergey Borisov: 73

iStockphoto/Waltraud Ingerl: 70
iStockphoto/Wouter van Caspel: 86
iStockphoto/Zhang Bo: 23
Olonetzky, Nicolas: 98, 99, 100, 103, 142, 143 (außer rechts unten), 146, 147, 148, 149 (außer rechts unten), 154, 155, 156, 157, 158 oben links und Mitte
Portmann, Adrian: 179 rechts
Steiner, Ronald: 33
von Schillinger, Norbert: 179 links

Illustrationen Seite 65 und 67: riva Verlag

ÜBER DIE AUTOREN

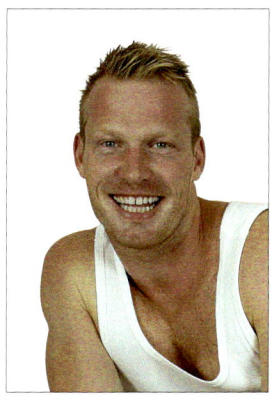

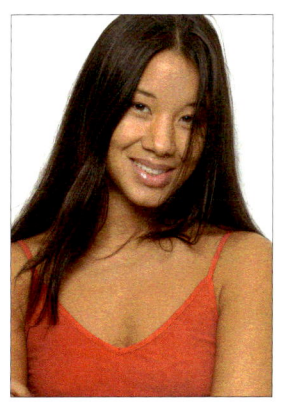

Robert Steinbacher, geboren 1977 in Bayern, trat bereits mit 13 Jahren als Kunstturner bei öffentlichen Veranstaltungen auf. Mit 14 begann er eine Trainerausbildung und wurde bereits ein Jahr später Presenter. Anschließend besuchte er eine Tanzakademie am New Yorker Broadway und ließ sich zum Bewegungstherapeuten für behinderte Kinder ausbilden. Vor 15 Jahren kreierte er das mehrfach ausgezeichnete bodyART™-Training und gründete die bodyARTschool™, aus der bis heute über 3000 zertifizierte bodyART™-Instruktoren hervorgingen. Des Weiteren rief er die Marke »RS – Quality Training by Robert Steinbacher« ins Leben, um neue Qualitätsstandards im Fitnesstraining zu setzen. Robert Steinbacher ist international mehrfach ausgezeichneter Presenter und hat mit seiner vielseitigen sportlichen Ausrichtung die Fitnessszene nachhaltig geprägt. Er lebt in Zürich.

Alexa Lê, geboren 1977 in der Schweiz, hat das bodyART™-Konzept mitentwickelt und arbeitet seit 1999 eng mit Robert Steinbacher zusammen. Neben ihrer Arbeit als Ausbilderin im bodyART™-Team leitet sie die Yoga-Ausbildung in der bodyARTschool™. Des Weiteren ist sie als diplomierte Körperarbeiterin, Shiatsu-Lehrerin und Esalen Massage Practitioner in eigener Praxis tätig. Sie gibt Kurse im QiMovement und hält Aus- und Weiterbildungen im European Institute of Esalen Massage, einer Fachschule für Massage und körperorientierte Therapien in der Schweiz. Sie lebt in Zürich.

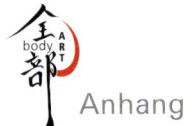
ÜBUNGSREGISTER

SACHREGISTER

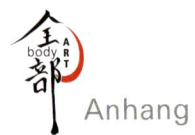

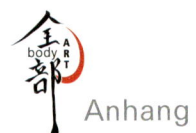

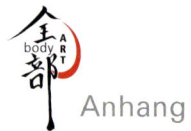

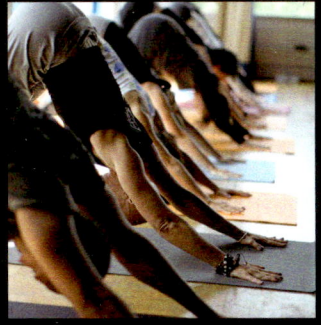
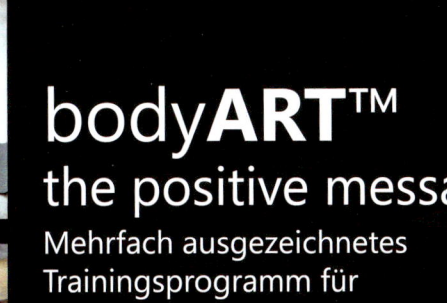
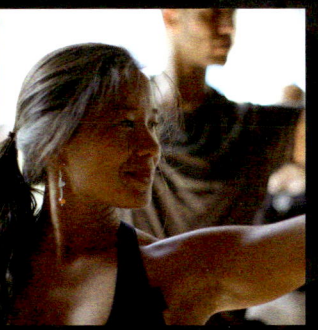
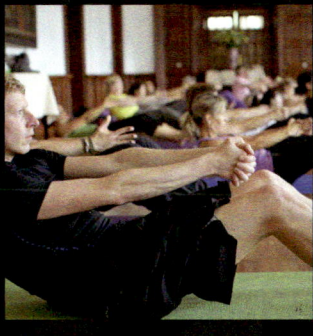
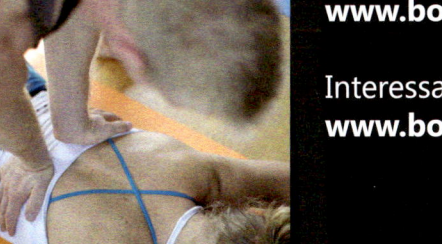
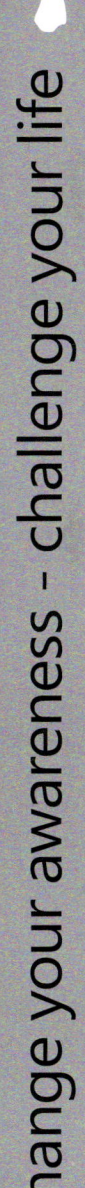

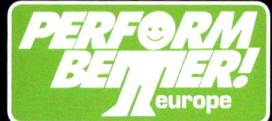
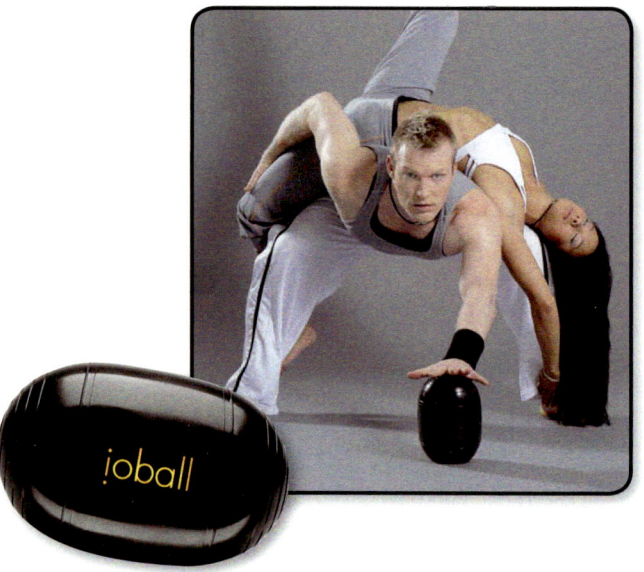
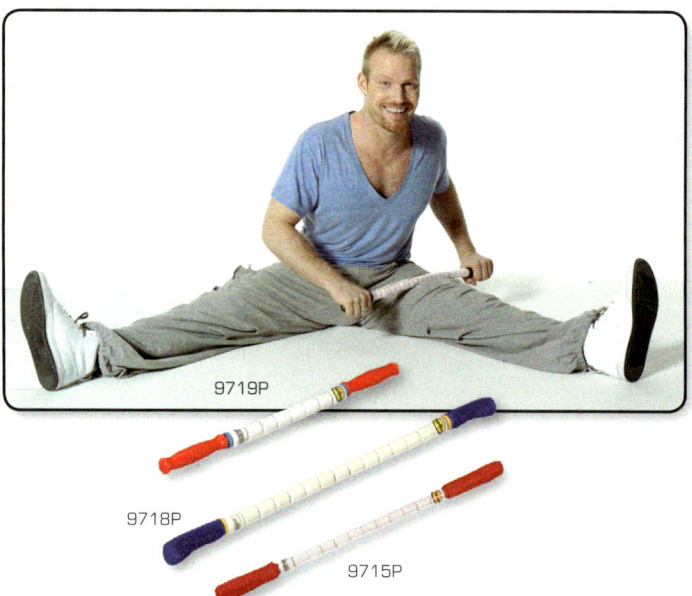

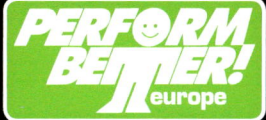

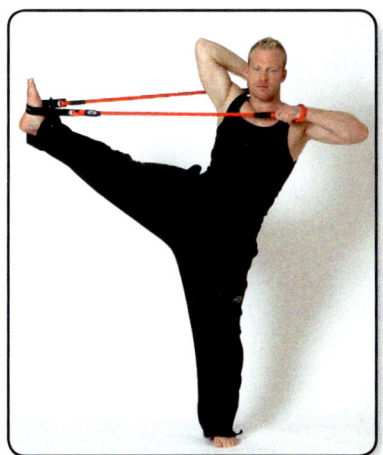

Stretch Rope

Muskelentspannung nach dem Workout!

- Perfekt für Regeneration und Stretching.
- Angenehmes, strapazierfähiges Material.
- Handlich, leicht transportierbar.
- Von Fitnessprofis und Sporttherapeuten empfohlen.

Bestellnr.	0110	Stretch Rope	34,90 €

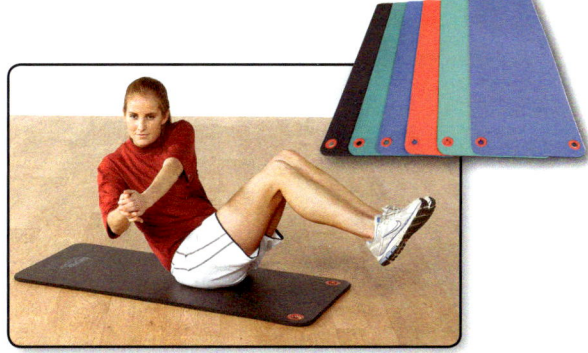

Club-Matten

- Strapazierfähige Schaumstoffmatten, ideal für alle Boden-übungen.
- Matten in verschiedenen Größen und Farben erhältlich.
- Passendes Mattenregal erhältlich.

Bestellnr.	2051P	Club-Matte schwarz (120 x 50 x 1 cm)	23,90 €
Bestellnr.	2051RP	Club-Matte rot (120 x 50 x 1 cm)	23,90 €
Bestellnr.	2043P	Club-Matte grün (140 x 60 x 1 cm)	29,90 €
Bestellnr.	2044P	Club-Matte blau (180 x 60 x 1 cm)	29,90 €

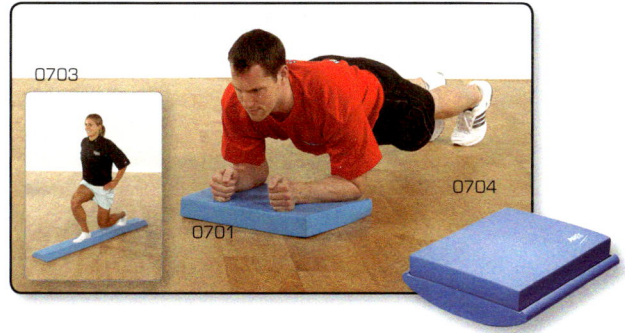

0703

0704

0701

Airex Balance Pads

Verbessert die Stabilität der Gelenke durch moderate Instabilität.

Der Hartschaum ist keimfrei, wasserabweisend und leicht zu reinigen.

- **Der Airex Balance Beam** kann zur Verbesserung der Körperwahrnehmung und der dynamischen Stabilität eingesetzt werden. Wenn Sie die breite Seite nach unten legen, erhalten Sie mehr Stabilität; ist die schmalere Seite unten, erhalten Sie erhöhte Instabilität.
- **Die softX-Koordinationswippe** ermöglicht eine noch größere Instabilität des Airex Balance Pad.

Bestellnr.	0701	Airex Balance Pad 50 x 41 x 6 cm	49,90 €
Bestellnr.	0703	Airex Balance Beam 160 x 24 x 6 cm	114,90 €
Bestellnr.	0704	SoftX-Koordinationswippe 50 x 45 x 9 cm	39,90 €

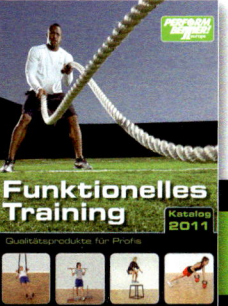

Funktionelles Training Katalog 2011
Qualitätsprodukte für Profis

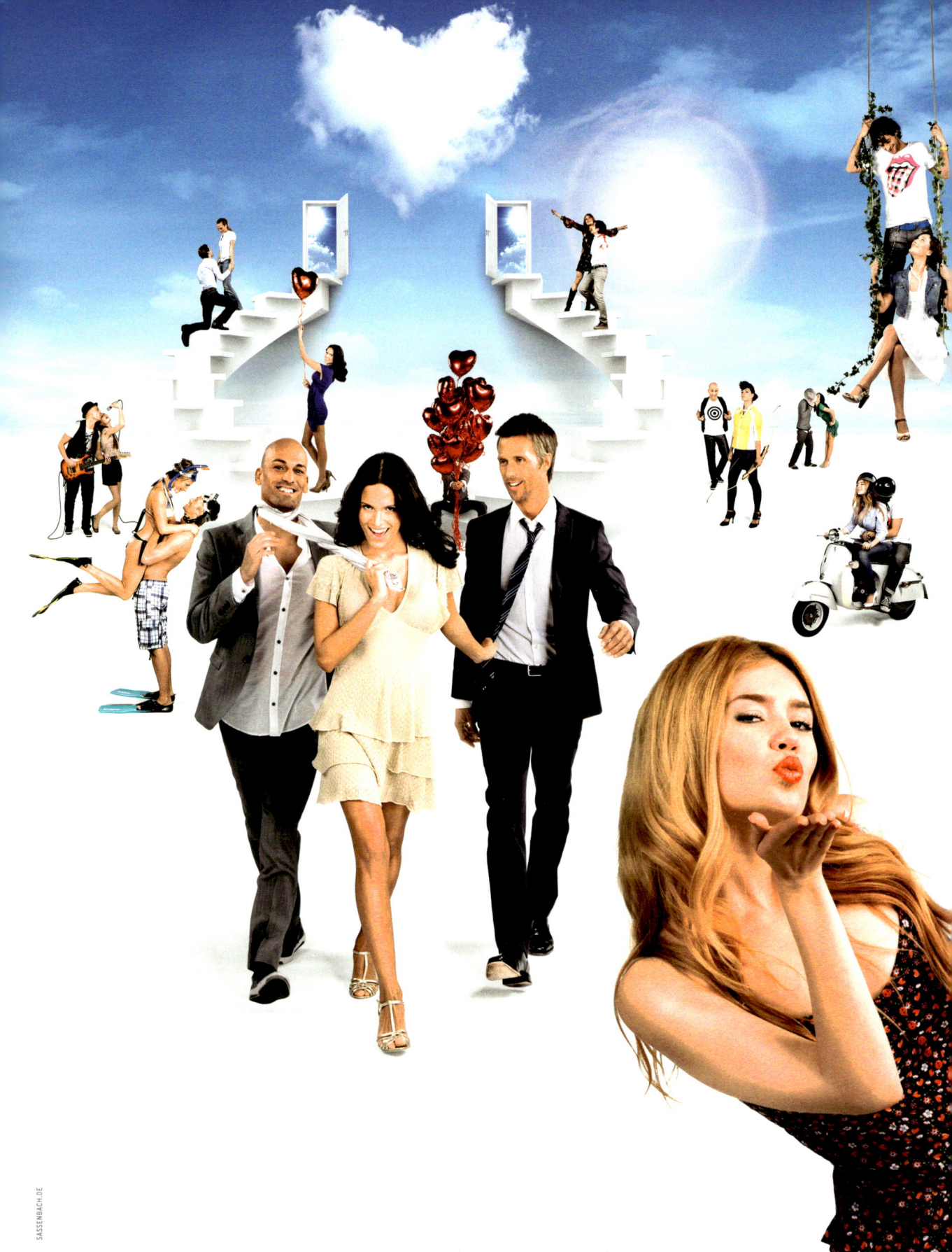

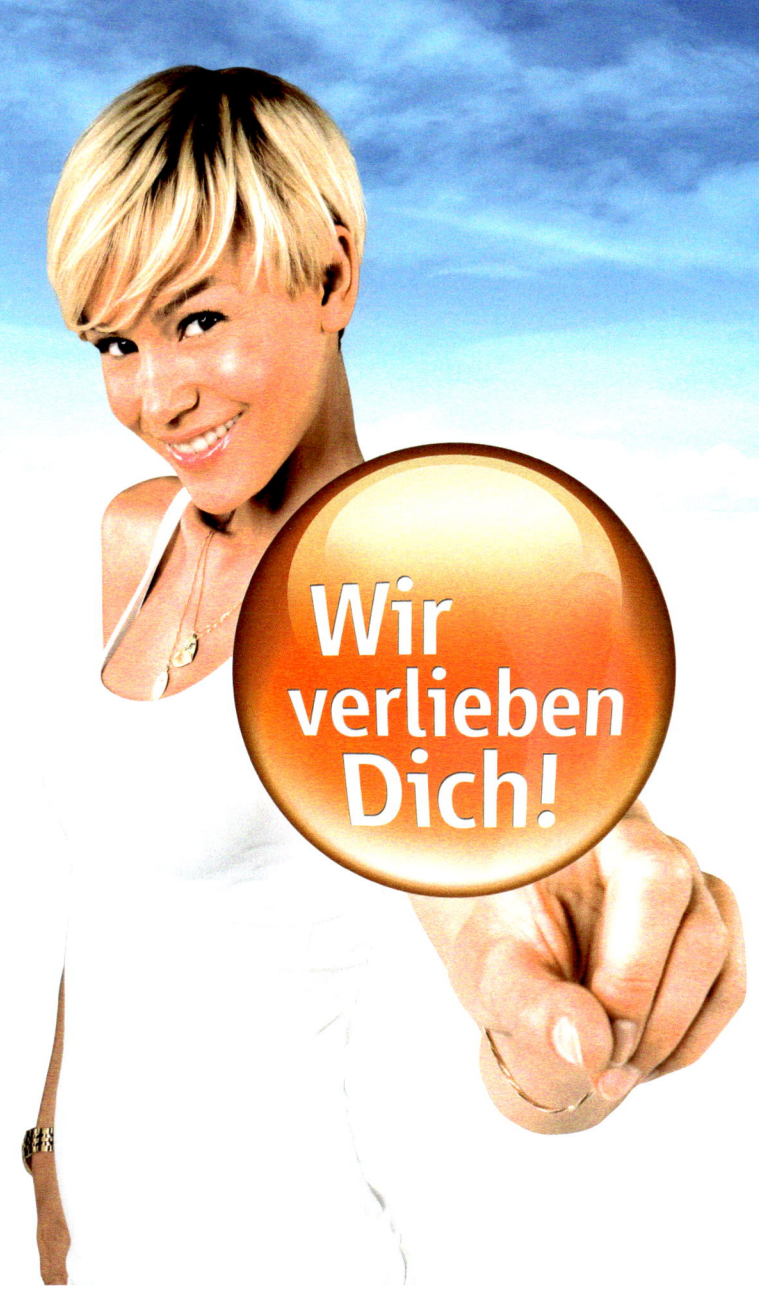

www.friendscout24.de

Flirten, daten, verlieben – bei Deutschlands Partnerbörse Nr. 1

FRIEND
SCOUT 24

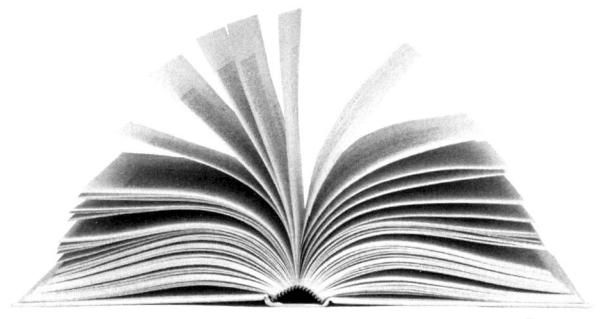